westermann

Ulrich Bunk

Herausgeber: Heinrich Greving, Dieter Niehoff

Psychiatrie

Heilerziehungspflege und Heilpädagogik

2. Auflage

Bestellnummer 04916

Die in diesem Produkt gemachten Angaben zu Unternehmen (Namen, Internet- und E-Mail-Adressen, Handelsregistereintragungen, Bankverbindungen, Steuer-, Telefon- und Faxnummern und alle weiteren Angaben) sind i. d. R. fiktiv, d. h., sie stehen in keinem Zusammenhang mit einem real existierenden Unternehmen in der dargestellten oder einer ähnlichen Form. Dies gilt auch für alle Kunden, Lieferanten und sonstigen Geschäftspartner der Unternehmen wie z. B. Kreditinstitute, Versicherungsunternehmen und andere Dienstleistungsunternehmen. Ausschließlich zum Zwecke der Authentizität werden die Namen real existierender Unternehmen und z. B. im Fall von Kreditinstituten auch deren IBANs und BICs verwendet.

Zusatzmaterialien zu Psychiatrie

Für Lehrerinnen und Lehrer

BiBox Einzellizenz für Lehrer/-innen (Dauerlizenz): 978-3-427-86991-7
BiBox Kollegiumslizenz für Lehrer/-innen (Dauerlizenz): 978-3-427-86988-7
BiBox Kollegiumslizenz für Lehrer/-innen (1 Schuljahr): 978-3-427-83097-9

Für Schülerinnen und Schüler

BiBox Einzellizenz für Schüler/-innen (1 Schuljahr): 978-3-427-86987-0
BiBox Klassensatz PrintPlus (1 Schuljahr): 978-3-427-81537-2

Druck und Bindung: Westermann Druck GmbH, Georg-Westermann-Allee 66, 38104 Braunschweig

ISBN 978-3-427-**04916**-6

Vorwort der Herausgeber

Die Schulbuchreihe „Heilerziehungspflege und Heilpädagogik“ stellt eine theoriegeleitete und gleichzeitig praxisbezogene Einführung in die grundlegenden Fächer und Themenfelder beider Bereiche dar. Die einzelnen Bände wenden sich sowohl an Studierende als auch an Lehrende und können als Arbeitsbücher für das eigenständige Handeln und (Weiter-)Lernen der Studierenden, aber auch als Handbücher für die Planung und Gestaltung des Unterrichts genutzt werden.

Die grundlegende Struktur der einzelnen Bände stellt die spezifischen Inhalte von zumeist zwei Themenbereichen und/oder Handlungsfeldern zusammen und bezieht diese aufeinander (wie z. B. „Praxis und Methodik“ u. Ä.). Schon hierdurch erfolgt in einem ersten Schritt eine interdisziplinäre Verortung und Ausrichtung der einzelnen Fächerinhalte. Darüber hinaus gibt es in dieser Reihe auch Bände, welche ein einzelnes Fach bzw. eine einzelne Methodik vorstellen (wie z. B. „Psychomotorik“).

In der Ausbildung im Bereich Heilerziehungspflege und Heilpädagogik ist die Kompetenzorientierung ein zentraler und relevanter Bezugspunkt. Diese ist in den Niveaus des Deutschen Qualifikationsrahmens (DQR) angelegt und wird sowohl im Qualifikationsprofil der Kultusministerkonferenz (KMK, Beschluss vom 16.12.2021) als auch in den Bildungsplänen einiger Bundesländer (so in Nordrhein-Westfalen) aufgegriffen und genutzt. Im Rahmen der Schulbuchreihe werden auf jeder Kapiteleinstiegsseite Fachkompetenzen (Wissen und Fertigkeiten) sowie personale Kompetenzen (Sozialkompetenz und Selbstständigkeit) formuliert, die auf der Grundlage der jeweiligen Kapitelinhalte erworben werden sollen. Die Aufgaben innerhalb der Kapitel knüpfen an die angestrebten Kompetenzen an.

In jedem Band werden die Lesenden von „Anna“ und „Jan“ begleitet, zwei „Profis“ der Heilerziehungspflege und Heilpädagogik, entworfen von dem Karikaturisten Phil Hubbe. Sie begegnen den Lehrinhalten in den exklusiv für diese Reihe entwickelten Karikaturen ernsthaft-konzentriert, stehen aber auch für die humorvollen Aspekte beider Berufe.

Phil Hubbe arbeitet als professioneller Zeichner u. a. für Tageszeitungen, Werbeagenturen und Online-Plattformen. 1985 erkrankte er an Multipler Sklerose und befasst sich in seinen Karikaturen seitdem mit dem Thema Behinderung. Seit 2004 veröffentlicht er „Behinderte Cartoons“.

Wir wünschen Ihnen mit den Bänden unserer Reihe viel Freude und Erfolg.

Heinrich Greving und Dieter Niehoff

Vorwort des Autors

„Wenn wir bedenken, dass wir alle verrückt sind, ist das Leben erklärt." *(Mark Twain [nachgesagtes Zitat])*

Die Wahrscheinlichkeit, im Laufe seines Lebens eine psychische Störung zu bekommen, ist bei allen Menschen in allen Altersgruppen relativ hoch. Es zeigt sich aktuell, dass Pandemie, Klimawandel und Krisen in der Welt dazu führen, dass Erschöpfung und psychische Erkrankungen sogar noch weiter zunehmen. Dies gilt auch für Menschen mit einer sogenannten „geistigen Behinderung", mit „intellektuellen Beeinträchtigungen" (DSM-5), „Intelligenzminderung" (ICD-10) oder „Störungen der Intelligenzentwicklung"(ICD-11). Verhaltensauffälligkeiten oder psychische Störungen sind allgemein mögliche menschliche Reaktionsweisen, die unabhängig vom Intelligenzniveau bei jedem Menschen entstehen können. Intelligenzminderung, körperliche Erkrankungen und andere Beeinträchtigungen erhöhen jedoch die Wahrscheinlichkeit, psychisch zu erkranken, und verändern zugleich die Äußerungsform seelischer Nöte derart, dass sie auch heute noch oft nur als Besonderheit und typische Ausdrucksweise einer Behinderung betrachtet werden. Bei Menschen mit Intelligenzentwicklungsstörungen wurden und werden psychische Störungen oftmals nicht als solche betrachtet. Psychische Störungen sind, wenn sie denn erkannt werden, in der Regel nur vorübergehend und gut behandelbar. Chronisch verlaufende Störungen hingegen sind prozesshaft zu sehen, aber mit medizinisch-therapeutischen Interventionen, pädagogischen Haltungen und pflegerischen Maßnahmen gut beeinflussbar.

Trotz der der Zusicherung einer Gesundheitsversorgung ohne Diskriminierung durch die UN-Menschenrechtskonvention gibt es im Bereich der psychiatrischen Versorgung noch erhebliche Barrieren. Eine Psychiatrie für Menschen mit intellektuellen Beeinträchtigungen galt schon immer als ein vernachlässigtes medizinisches Teilgebiet und ist es teilweise noch immer. Sicherlich auch begründet durch die menschenverachtenden historischen Erfahrungen einer Verwahrpsychiatrie, gibt es in Deutschland bis heute keine ausreichend gute psychiatrische und psychotherapeutische Versorgungsstruktur. Die Zunahme psychischer Störungen in der Gesamtbevölkerung macht es zusätzlich oft nahezu unmöglich, geeignete Kliniken und Therapieplätze zu finden. Aber es gibt Hoffnung und die zuständigen Stellen wie z. B. Gesetzgeber, Kostenträger und Berufsverbände nehmen sich der Problematik zunehmend an. Seit Anfang 2023 gibt es die deutschlandweit erste Professur für „Medizin für Menschen mit Behinderung – Schwerpunkt psychische Gesundheit". Die multidisziplinäre und multiprofessionelle ambulante Versorgung von erwachsenen Menschen mit schwerer intellektueller Beeinträchtigung findet zunehmend in regionalen „Medizinischen Behandlungszentren" (MZEB) statt. In Analogie zu den Sozialpädiatrischen Zentren werden hier neben ärztlichen Leistungen auch psychologische, therapeutische und psychosoziale Leistungen angeboten. So entsteht ganz nebenbei auch noch ein wichtiges neues Betätigungsfeld für heilerziehungspflegerisches und heilpädagogisches Fachpersonal. Eine Veränderung der Vergütungsstruktur für Psychotherapeutinnen und Psychotherapeuten bei der Behandlung von Menschen mit Intelligenzentwicklungsstörung und die ausdrückliche Möglichkeit der Einbeziehung von Bezugspersonen kann das Betätigungsfeld auf längere Sicht attraktiver und Hoffnung auf mehr Therapieplätze für diesen Personenkreis machen. Nicht zuletzt wächst über die Jahre die Erkenntnis, dass nicht nur ein rein pädagogisch-pflegerisches Problemlösen, sondern auch psychiatrisches und psychotherapeutisches Know-how bedeutsam für die Versorgung von Menschen mit intellektuellen Beeinträchtigungen ist.

Das vorliegende, grundlegend aktualisierte Buch dient dazu, das aktuelle Wissen aus dem medizinischen Fachbereich „Psychiatrie“ den in der Ausbildung befindlichen Berufsgruppen der Heilerziehungspflege und Heilpädagogik zur Verfügung zu stellen. Das Buch orientiert sich an den aktuellen curricularen Vorgaben der Berufskollegs und anderer Ausbildungsstellen. Zugleich ist es auch an Menschen in der Praxis gerichtet, da es neben psychiatrischem Grundlagenwissen zur Entstehung von psychischen Störungen, deren allgemeinen Ausprägungen und der Symptomatik bei Menschen mit Intelligenzentwicklungsstörungen vor allem praktische Hinweise für den Umgang mit Menschen mit Intelligenzminderung und einer psychischer Störung geben kann.

Grundlage dieses Buches ist das international gültige Klassifikations- und Diagnosesystem des „ICD-11“ und ergänzend des „ICF-WHO“. Beide Systeme, aber auch die in einer Übergangszeit noch amtlich gültige „ICD-10“ sowie der „DSM-5“ werden im Buch vorgestellt. Die Darstellung der einzelnen psychiatrischen Störungsbilder und die fachsprachlichen Bezeichnungen erfolgen nach dem „ICD-11“ in der aktuell vorliegenden deutschen Entwurfsfassung. Das hat Auswirkungen auf das gesamte Buch, insbesondere auf das Kapitel zu den Traumafolgestörungen und das zu den Persönlichkeitsstörungen. Darüber hinaus wird die 2. Auflage des Buches durch fachlich notwendige, in der ersten Ausgabe noch zurückgestellte Inhalte ergänzt, wie z. B. zur emotionalen Diagnostik (SEO).

Ulrich Bunk

Inhaltsverzeichnis

Die Entstehung psychischer Störungen

1 Gesundheit vs. Krankheit

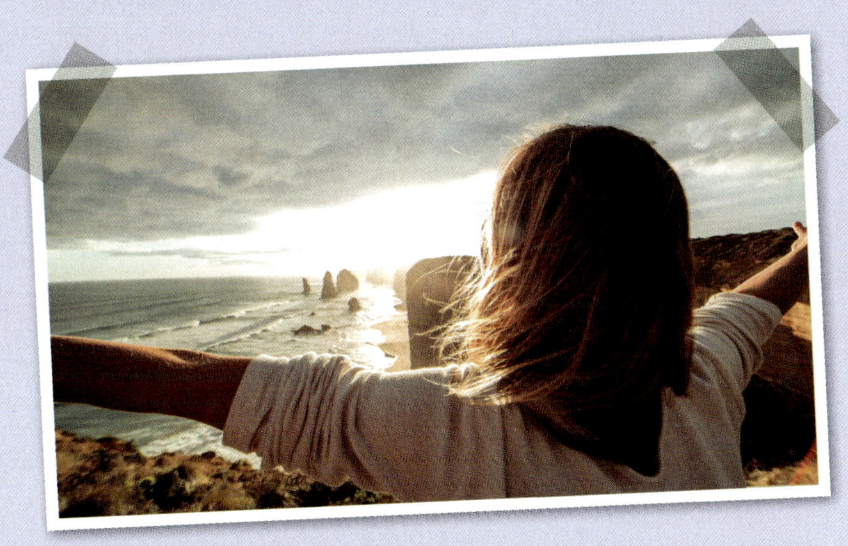

Angestrebte Kompetenzen

Fachkompetenz (Wissen und Fertigkeiten):

→ Wissen über unterschiedliche Gesundheits- und Krankheitskonzepte erlangen.

→ Grundverständnis für seelische Gesundheit und psychische Erkrankung entwickeln.

→ Die häufigsten psychischen Störungen in der Bevölkerung kennen.

Personale Kompetenz (Sozialkompetenz und Selbstständigkeit):

→ Psychische Störungen und Leidensdruck von betroffenen Menschen grundsätzlich erkennen und einordnen können.

→ Krankheiten und psychische Störungen auch als Ergebnis sozialer Aushandlungsprozesse betrachten.

„Hauptsache gesund!" – diese Floskel ist wohl schon jedem Menschen über die Lippen gekommen, und viele Menschen drücken damit aus, dass **„Gesundheit"** für sie das höchste Gut ist. Daraus erwächst dann auch der Wunsch, dass alles menschlich und medizinisch Notwendige getan werden muss, damit jeder Mensch selbstverständlich gesund leben kann. Eine maximale Diagnostik und Therapie für die Gesundheit eines oder einer jeden Einzelnen ist in unserer Gesellschaft bereits als gesellschaftliche Pflichtaufgabe verankert, allerdings mit der Folge, dass das **Gesundheitssystem** stets vor dem ökonomischen Zusammenbruch steht. Der Arzt und Psychiater Manfred Lütz meint, dass der Wunsch nach Gesundheit krankhaft werde (vgl. Lütz, 2012, S. 1) und verweist dabei auf den Trend einer Fitnessgesellschaft mit einer „Gesundheitsreligion", die den unmotivierten, kranken oder beeinträchtigten Menschen zunehmend ausgrenzt und als Sonderfall stigmatisiert. Interessant dabei ist, dass es eine allgemeingültige, kulturübergreifende und wissenschaftlich anerkannte Definition des Begriffs „Gesundheit" nicht gibt. Es ist also nicht ausreichend geklärt, was Gesundheit wirklich ist, geschweige denn, ob diese überhaupt realisierbar oder bloße Utopie ist.

➔ AUFGABEN

1. Notieren Sie auf ein großes Blatt Papier, was Ihnen rund um den Begriff „Gesundheit" einfällt.
2. Was verstehen Sie persönlich unter dem Begriff „Gesundheit"?
3. Kennen Sie bereits eine Definition des Begriffs? Wie würden Sie „Gesundheit" definieren?

An dieser Stelle geht es um eine Annäherung an den für den Menschen offensichtlich so bedeutsamen Begriff „Gesundheit".

Eine einfache und eher einseitige Definition liefert hierzu Sigmund Freud (1856–1939). Der Wiener Arzt und Psychoanalytiker soll **Gesundheit als die Fähigkeit zu lieben und arbeiten zu können** definiert haben.

➔ AUFGABEN

1. Was halten Sie von Freuds Aussage? Ist diese Definition für Sie ausreichend?
2. Erstellen Sie eine kurze Liste: Welche Fähigkeiten sind Ihnen noch wichtig und über welche Fähigkeiten verfügen gesunde Menschen außerdem?
3. Wie gelingt es Ihnen, gesund zu bleiben?

Die **Medizinsoziologie** betrachtet Gesundheit vor allem im Hinblick auf die Leistungsfähigkeit eines Menschen als Basis dafür, die Rollen und Aufgaben zu erfüllen, für die er erzogen worden ist.

Die Weltgesundheitsorganisation (WHO) fasst dagegen den Gesundheitsbegriff sehr weit, indem sie definiert:

> „Die Gesundheit ist ein Zustand des vollständigen körperlichen, geistigen und sozialen Wohlergehens [...]."
> *(Quelle: WHO, 1948, S. 1)*

Die WHO-Definition macht ganz deutlich, dass das ausschließliche Fehlen oder die Abwesenheit von Krankheit nicht die Gesundheit eines Menschen ausmacht. Eine vollkommene Gesundheit ist letztlich eine utopische und kaum erreichbare Vorstellung. So bewegt sich jeder Mensch auf einem Kontinuum zwischen „völlig gesund" und „krank". Der Gesundheitszustand wird darüber hinaus geprägt durch das Eigenverhalten und Engagement des oder der Einzelnen für seine oder ihre Gesundheit. Der Begriff des „Wohlbefindens" in der WHO-Erklärung verdeutlicht, dass es nicht nur um „objektive" medizinische Befunde (wie z. B. die Leberwerte einer Person) geht, sondern auch um die ganzheitliche und einfache subjektive Feststellung: „Es geht mir gut".

Deutlich wird in der vorliegenden Definition außerdem, dass Integration und Teilhabe und die Fähigkeit des Individuums, in der menschlichen Gemeinschaft eine angemessene Rolle spielen zu können, ebenso von gesundheitlicher Bedeutung sind. Die Erhaltung von Gesundheit durch Eigenengagement, Prävention, Diagnostik und eine angemessene Behandlung ist daher nicht nur eine individuelle und medizinische, sondern auch eine gesellschaftliche Aufgabe.

> „Gesund sein ist so schön, wenn man nicht allein sein muss."
> *(Quelle: Freud, 1968, S. 146: Brief vom 29.04.1885 an Martha Bernays)*

Eine komplexe Sichtweise auf den Gesundheitsbegriff bietet der **ICF („Internationale Klassifikation der Funktionsfähigkeit, Behinderung und Gesundheit")**, der im Jahr 2001 als Ergänzung zum ICD-10 von der WHO verabschiedet wurde und mittlerweile auch im deutschen Sozialgesetzbuch als verbindlich aufgenommen wurde. Im ICF (vgl. ICF, 2016, S. 51) ist die biologische und medizinische Sichtweise auf Behinderung und Gesundheit durch die Begriffe **Aktivität**, **Partizipation** und **Kontextfaktoren** erweitert worden. Trotz eingeschränkter oder krankhafter Körperfunktionen oder -strukturen kann ein Mensch sich mit entsprechenden Hilfen dann als hinreichend „gesund" erleben, wenn er all das tun kann, was eine Person ohne dieses Gesundheitsproblem auch tun könnte (Aktivität) und wenn er an den verschiedenen Lebensbereichen teilhaben kann (Partizipation). Dabei sind die sogenannten Kontextfaktoren von großer Bedeutung: So können ausreichende Hilfen vom Umfeld und von der Gesellschaft bereitgestellt werden und mögliche Barrieren und Hemmnisse (z. B. in Gebäuden oder im öffentlichem Nahverkehr) beseitigt werden, sodass auch einem Menschen mit Beeinträchtigung ein „gesundes Leben" und ein subjektiv zufriedenstellendes Maß an Lebensqualität möglich ist.

TIPP

Für in der Heilerziehungspflege und Heilpädagogik Tätige ist es unumgänglich, sich intensiv mit dem ICF zu beschäftigen. Hierzu gibt es mittlerweile ausreichend Literatur. Zum Einstieg in die Thematik eignen sich folgende Internetseiten:
https://www.bfarm.de/DE/Kodiersysteme/Klassifikationen/ICF/struktur.html [05.03.2024]
https://www.rehadat-icf.de/de/klassifikation/ [05.03.2024]

➔ AUFGABE

Was sagen folgende Aussagen über den Begriff „Krankheit" aus? Was fällt Ihnen auf?

- „Ich bin krank, ich kann nicht zur Arbeit kommen."
- „Ich habe Asthma."
- „Ich bin erkältet."
- „Mir ist übel."
- „Stell dich nicht so an! Damit kannst du wohl zur Schule gehen, oder?"
- „Ich bin depressiv."
- „Du solltest besser zu Hause bleiben, so wie du hustest."
- „Der Diabetes auf Zimmer 9 meldet sich schon wieder!"
- „Ich fühl mich irgendwie nicht so gut."
- „Mein Herz schlägt so komisch."
- „Du bist ja irre, du hast sie ja nicht mehr alle!"
- „Der macht heute blau."
- „Ich sollte mehr Sport machen."

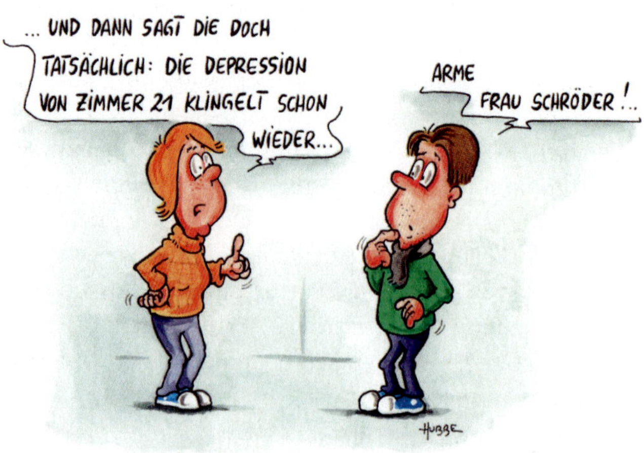
... UND DANN SAGT DIE DOCH TATSÄCHLICH: DIE DEPRESSION VON ZIMMER 21 KLINGELT SCHON WIEDER...
ARME FRAU SCHRÖDER!..
HUBBE

Ebenso unklar wie der Gesundheitsbegriff ist der Begriff **„Krankheit"**. Auch hier zeigt sich bei genauer Betrachtung, dass ein allgemeingültiger Krankheitsbegriff nicht erkennbar ist. Wie die oben genannten Aussagen zeigen, kann sich Krankheit auf verschiedenen Ebenen (vgl. Schweitzer/Schlippe, 2015, S. 15 ff.) zeigen:

- **Biologische Ebene**: Das Zusammenspiel von Genen, Hormonen, Viren usw. führt zu krankhaften Prozessen und Funktionsstörungen, die von Laien oder medizinischen Fachleuten als „krankhaft“ diagnostiziert werden – *„Ich bin krank.“*
- **Psychische Ebene**: Gefühle und Gedanken, aber auch bestimmte Kognitionen und Erinnerungen interagieren miteinander und führen zu folgendem Selbsterleben – *„Ich fühle mich krank.“*
- **Soziale Ebene:** Aus der Fülle der biologischen und psychischen Aspekte werden im sozialen Miteinander nur die Aspekte sichtbar, die in die Kommunikation, in das Gespräch mimisch, gestisch und verbal einfließen und vom Gegenüber bewertet werden – *„Ich zeige mich krank.“*

Diese drei Ebenen spiegeln sich auch in der **amerikanischen Übersetzung** des deutschen Begriffs der „Krankheit“ wider (vgl. Schweitzer/Schlippe, 2015, S. 16):

- **„Disease“** meint die biomedizinische objektive Erkrankung.
- **„Illness“** bezeichnet die erlebte und gefühlte Erkrankung.
- **„Sickness“** ist die mitgeteilte und von anderen Menschen wahrgenommene und zugebilligte Erkrankung.

➔ AUFGABE

Ordnen Sie die in der Aufgabe auf Seite 16 aufgeführten Aussagen den oben beschriebenen Krankheitsebenen und den amerikanischen Begriffen „Disease“, „Illness“ und „Sickness“ zu.

Wenn wir also von „Krankheit“, insbesondere auch von psychischer Erkrankung sprechen, sollte deutlich sein, dass „Krankheit“ nicht nur rein medizinisch, biologisch oder als naturgegeben zu betrachten ist. Krankheit ist das Ergebnis von interagierenden biologischen Faktoren, aber auch von gesellschaftlichen Erwartungen, Gedanken und Gefühlen der Person und somit immer auch das **Ergebnis sozialer Aushandlungsprozesse**. Aus systemischer Sicht kann man also sagen, dass Krankheiten sozial „konstruiert“ werden. Dies gilt vor allem bei psychischen Krankheiten, deren Ursachen und Behandlungsmöglichkeiten in vielen Fällen noch nicht bis ins Letzte erforscht worden sind und deren Bewertung etwas mit gesellschaftlichen Strömungen zu tun hat. Die folgenden Aufgaben sollen verdeutlichen, wie stark äußere Einflüsse das persönliche Empfinden beeinflussen können.

➔ AUFGABEN

1. Stellen Sie sich vor, Sie kämen morgens zur Schule oder zum Arbeitsplatz. Eigentlich geht es Ihnen ganz gut, vielleicht sind Sie etwas unausgeschlafen, aber im Großen und Ganzen fühlen Sie sich gut. Als eine Mitschülerin oder eine Arbeitskollegin Sie morgens sieht, sagt sie zu Ihnen: „Sag mal, wie siehst du denn aus? Mein Gott, du solltest lieber zu Hause bleiben!“ Was denken Sie jetzt? Was werden Sie nun tun? Was hat sich verändert?
2. Sie sitzen im Flugzeug auf dem Weg zu Ihrem Urlaubsziel im Süden. Sie sind guter Dinge und albern mit ihren mitreisenden Freunden herum, voller Vorfreude auf den gemeinsamen Urlaub. Doch dann lesen Sie in der Zeitung vom Absturz eines Verkehrsflugzeugs mit mehreren Toten in Lateinamerika. Was passiert jetzt? Welche Gefühle stellen sich ein?

1.1 Psychisch gesund?

➔ AUFGABE

Lesen Sie den folgenden Text. Über welche gesunden psychischen Eigenschaften verfügt Marco? Ergänzend können Sie zur Bearbeitung den ICF („Körperfunktionen: mentale Funktionen") hinzuziehen.

Fragmente einer gesunden Psyche

Marco ist 19 Jahre alt, er hat die Schule mit der Mittleren Reife verlassen und absolviert eine Ausbildung zum KFZ-Mechatroniker bei der Firma Auto-Schulte. Mit seiner Freundin Claudia ist er seit zwei Jahren zusammen, die beiden haben kürzlich ihre erste gemeinsame Wohnung bezogen.

Marco ist nicht der geborene Frühaufsteher und liebt, genau wie seine Freundin, das lange Ausschlafen am Wochenende mit einem gemütlichen ausführlichen Frühstück. Doch unter der Woche beginnt sein Arbeitstag um 8.00 Uhr morgens in der Werkstatt bei Auto-Schulte. Marco muss dementsprechend früh aufstehen und außerdem dafür Sorge tragen, dass er am Abend vorher nicht so lange ausgeht und feiert, dass er am nächsten Morgen körperlich ausgelaugt ist. Den frühen Weckruf seines Uhrenradios liebt er zwar nicht gerade, doch er ist noch nie zu spät zur Arbeit erschienen und schafft es jeden Morgen, sich zumindest soweit zum Frühstücken zu zwingen, dass er bei der körperlich anstrengenden Arbeit in der Werkstatt keine Probleme bekommt. Sowohl sein Chef, der Besitzer des Reparaturbetriebes, als auch der Meister, der seine Ausbildung beaufsichtigt, wissen Marcos Zuverlässigkeit zu schätzen und haben ihm bereits in Aussicht gestellt, nach dem Ende der Ausbildung eine feste Stelle im Betrieb antreten zu können. Bestärkt werden sie in dieser Entscheidung durch das Urteil von Marcos Berufsschullehrern, die sich nicht an unentschuldigte Fehlstunden des Schülers erinnern können und ihm außerdem Aufmerksamkeit und Lernwillen attestieren.

Wenn Marco abends nach Hause kommt, ist er oft müde, und auch Freundin Claudia kommt nicht immer bestens gelaunt von ihrer Stelle als Arzthelferin zurück. Was Marco aber – neben vielen anderen Dingen – so an seiner Claudia schätzt (und sie an ihm), ist die Tatsache, dass sie sich Gedanken über seinen Tagesablauf macht und Rücksicht auf seine Bedürfnisse nimmt. Er verhält sich umgekehrt genauso, und so gelingt es ihnen meistens, ohne unnötige Streitereien durch die Woche zu kommen. Beide sind in ihrer Freizeit in unterschiedlichen Dingen engagiert, Marco hilft in seiner Kirchengemeinde bei der Organisation von Jugendfreizeiten und ähnlichen Veranstaltungen, Claudia gibt Nachhilfestunden im Gitarrespielen. Natürlich haben Marco und Claudia auch ab und zu Streit, es fällt schon mal das eine oder andere unbedachte Wort, und jeder von beiden hat seine ganz eigenen Marotten.

Unser Beispielpärchen ist also keineswegs perfekt und funktioniert programmierungsgemäß wie eine Maschine. Worauf es hier ankommt, ist Folgendes: Beide besitzen die psychischen Eigenschaften, um ihr Leben gut zu meistern und im Einklang mit den gesellschaftlichen Anforderungen zu leben.

(Quelle: Winterhoff, 2008, S. 74 f.)

Der Begriff „psychische Gesundheit" bezieht sich auf das „Innenleben" einer Person, d. h., darauf, wie der Mensch denkt und fühlt oder handelt. Psychische Gesundheit ist laut WHO ein Zustand des seelischen und geistigen Wohlbefindens oder Gleichgewichtes. Dieser Zustand ermöglicht es einem Menschen, wie z. B. Marco im Beispiel oben, in idealer Weise seine Potenziale und Ressourcen voll auszuschöpfen. Offensichtlich kann Marco mit unvermeidbaren Belastungen und auch größeren Stresssituationen des alltäglichen Lebens gut umgehen und diese bewältigen. Dank einer gesunden Psyche kann sich ein junger Mensch wie Marco in seinen Funktionsbereichen (z. B. Schule, Arbeit) leistungsfähig zeigen und erfolgreich sein. Er ist darüber hinaus in der Lage, einen positiven Beitrag zum Leben in seinem sozialen Umfeld zu leisten.

Auch ein Mensch mit einer Intelligenzminderung oder einer anderen Beeinträchtigung kann selbstverständlich psychisch gesund leben, wenn eine harmonische Persönlichkeitsentwicklung trotz der frühen Schädigungen möglich ist, wenn der betroffene Mensch sich selbst in der Interaktion mit der Umwelt positiv wahrnimmt und von ihr angemessen wahrgenommen wird. Wenn der Mensch trotz seiner Einschränkungen Gelegenheit für psychische und physische Aktivität bekommt, sich dadurch selbstwirksam und wertvoll erlebt und eine Zukunftsperspektive erhält, wird sich ein Zustand des Wohlfühlens unabhängig vom Entwicklungsniveau und dem Grad der Abhängigkeit einstellen können.

Psychische oder seelische Gesundheit bedeutet nicht einfach die Abwesenheit psychischer Belastungen oder Störungen. Es gibt an dieser Stelle kein „Alles-oder-nichts-Prinzip" und keine klaren Grenzziehungen, denn die meisten Menschen befinden sich die meiste Zeit ihres Lebens sozusagen in der Mitte zwischen „psychisch gesund" und „psychisch belastet" oder auch „psychisch krank". Was als normal und nicht mehr normal, als gesund oder krank gilt, ist stets davon abhängig, welche gesellschaftlichen Normen und Wertvorstellungen vorherrschen.

1.2 Psychisch krank – wenn die Seele leidet

„Wer in der Psychiatrie arbeiten will, muss sich mit dem auseinandersetzen, was dort unter krank, abweichend, verrückt und irre verstanden wird."

(Quelle: Bock/Kluge, 2019, S. 43)

Sowohl die körperliche als auch die psychische Gesundheit eines Menschen schwankt von Zeit zu Zeit. Bei sehr starken Belastungen – etwa nach dem Verlust des Arbeitsplatzes oder nach der Trennung von einer nahen Bezugsperson – ist es für die betroffenen Menschen nicht immer einfach, eine gesunde seelische Balance zu halten. Menschen mit psychischen Problemen erleben unterschiedliche Anzeichen (Symptome) in wechselnder Intensität und mit mehr oder weniger großen Beeinträchtigungen des Alltags und ihrer Funktionsfähigkeit. Häufige Reaktionen auf die genannten Belastungssituationen sind z. B. Gefühle der Traurigkeit, Angst oder der inneren Anspannung, die für eine gewisse Zeit auch sehr stark ausgeprägt sein können. Eine üblicherweise zu erwartende und anerkannte Reaktion auf Stress oder Verlust gilt nicht als psychische Störung. Diese Symptome verschwinden auch in der Regel nach einer gewissen Zeit. Wenn die Symptome jedoch länger andauern, und zwar über mehrere Wochen und Monate, und noch weitere Symptome hinzukommen – wie z. B. Panikattacken, Suizidgedanken, Selbstverletzungen oder Wahnvorstellungen – und diese zu immer größeren funktionellen Einschränkungen, zu individuellen Leiden und Problemen im Alltag führen, dann sprechen wir von einer „psychischen Störung“. Nach einer fachgerechten Diagnostik benötigen Menschen mit einer psychischen Störung eine angemessene professionelle Begleitung.

Sozial abweichende Verhaltensweisen, z. B. politischer, religiöser oder sexueller Art, sind in der Regel keine psychischen Störungen, es sei denn, sie verursachen seelisches Leiden, gefährden andere oder sind gesetzlich verboten.

MERKEN

Symptome sind objektive und subjektive Zeichen einer Funktionsstörung im Organismus eines Menschen. Objektive Symptome können von anderen Menschen gemessen oder beobachtet werden können (z. B. Fieber, Kurzatmigkeit). Subjektive Symptome wie Schmerzen, Lustlosigkeit oder Antriebsmangel basieren hingegen auf Erfahrungen und Empfindungen und sind von außen weder direkt sichtbar noch messbar. Im Bereich der Psychiatrie spielen subjektive Symptome eine wichtige Rolle.

→ AUFGABE

Die Grenzen für normales und nicht normales Verhalten sind nicht klar gezogen und je nach Sichtweise der Gesellschaft sowie ihrer Normen und Wertvorstellungen sehr unterschiedlich. Ist es „gesund“, wenn ein Mensch nach dem Tod eines anderen geliebten Menschen wochenlang in einen depressionsartigen Trauerzustand gerät? Ist es immer noch „psychisch gesund“, wenn sich dies nach zwei Jahren nicht geändert hat? Finden Sie weitere Beispiele, in denen die unterschiedlichen Beurteilungen von Verhalten deutlich werden.

1.3 „Psychische Störung" – Definition und Begriffsklärung

MERKEN

Im DSM-5, im derzeit noch gültigen ICD-10 und im aktuellen ICD-11 wird der Begriff der „psychischen Störung" verwendet. Er ersetzt den in der Alltagssprache häufig verwendeten Begriff „psychische Krankheit", der als zu stigmatisierend betrachtet wird.

DEFINITION

Psychische Störung
Eine psychische Störung ist definiert als Syndrom (Kombination verschiedener Krankheitssymptome), welches durch bedeutsame Störungen in den Kognitionen, in der Emotionsregulierung und im Verhalten einer Person charakterisiert ist. Diese Störungen sind Ausdruck von gestörten psychologischen, biologischen oder entwicklungsbezogenen Prozessen, die psychischen und seelischen Funktionen zugrunde liegen. Psychische Störungen sind in der Regel mit Stress oder Beeinträchtigungen in persönlichen, familiären, gesellschaftlichen, schulischen, beruflichen oder anderen wichtigen Funktionsbereichen verbunden (vgl. DSM-5, 2015, S. 26 und ICD-11, Entwurfsfassung).

Psychische Störungen beeinflussen das Verhalten und die Leistungsfähigkeit eines Menschen gleichbleibend und situationsunabhängig über einen längeren Zeitraum hinweg. Das eigene Erleben wird vom betroffenen Menschen als deutlich verändert beschrieben („So kenne ich mich eigentlich gar nicht ..."). Das Selbstwertgefühl wird als vermindert wahrgenommen und der betroffene Mensch ist mitunter auch nicht mehr in der Lage, sich selbst zu versorgen. Nicht selten kommt es zusätzlich zu einer Eigen- und Fremdgefährdung der betroffenen Person.

Beim betroffenen Menschen verursachen psychische Störungen einen erheblichen Leidensdruck hinsichtlich seiner sozialen Interessen und Aktivitäten, betroffen sind darüber hinaus zentrale Bereiche wie Ausbildung oder Beruf und sonstige Interessen. Aber auch Angehörige wie beispielsweise der Lebenspartner oder die Lebenspartnerin und vor allem Kinder psychisch erkrankter Eltern leiden mit.

Veränderungen bei einer psychischen Erkrankung

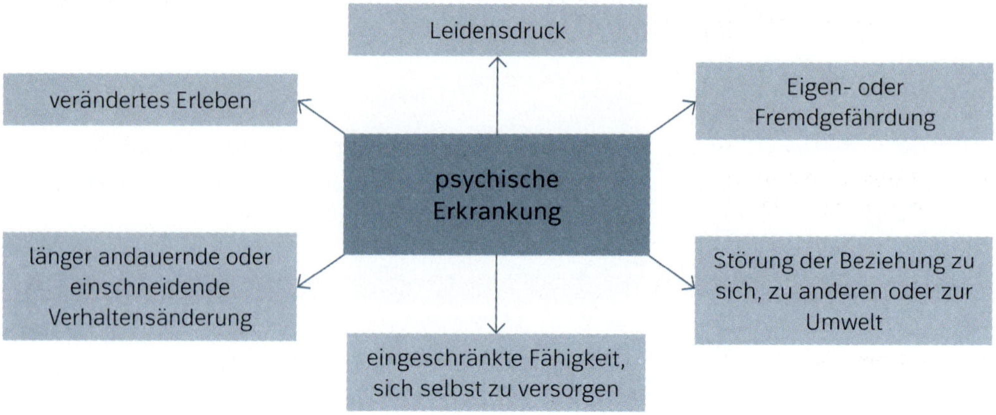

(Quelle: Stricker-Jannan, 2015, S. 14)

➔ AUFGABE

Tauschen Sie sich in der Kleingruppe über folgende Fragen aus:

- Kennen Sie einen Menschen, dessen Verhalten in Ihren Augen psychisch gestört war oder ist?
- Haben Sie selbst Lebenssituationen erlebt, in denen ihr Verhalten auffällig war? Versuchen Sie herauszufinden, warum trotz der Veränderung möglicherweise keine psychische Störung vorlag.
- Kennen Sie eine Person aus Ihrem Praktikum oder Berufsfeld, bei der eine psychische Störung diagnostiziert wurde? Welche Symptome erkennen Sie wieder?

MERKEN

Psychische Störungen können tatsächlich *jeden* Menschen treffen, und zwar in jedem Alter. Auch Menschen mit intellektuellen Beeinträchtigungen können hiervon betroffen sein. Weltweit leiden nach WHO Angaben etwa eine Milliarde Menschen unter einer psychischen Erkrankung. Psychische Störungen sind alltäglicher, als man in der Regel denkt. Die Wahrscheinlichkeit, im Laufe des Lebens psychisch zu erkranken, liegt in Europa bei etwa 43 %, d. h., fast jeder zweite Deutsche erkrankt in seinem Leben an einer psychischen Störung. Jedes Jahr weisen 33,3 % der Bevölkerung eine oder mehrere psychische Störungen auf (s. Grafik). Krisen wie die Corona-Pandemie oder auch der Klimawandel haben die Wahrscheinlichkeit von psychischen Erkrankungen deutlich erhöht. 2021 waren psychische Erkrankungen die häufigste Ursache für stationäre Krankenhausbehandlungen von älteren Kindern (10 bis 17 Jahre). Psychische Störungen können jedoch mit professioneller Hilfe meist wirksam behandelt werden.

Was sind die häufigsten psychischen Störungen?

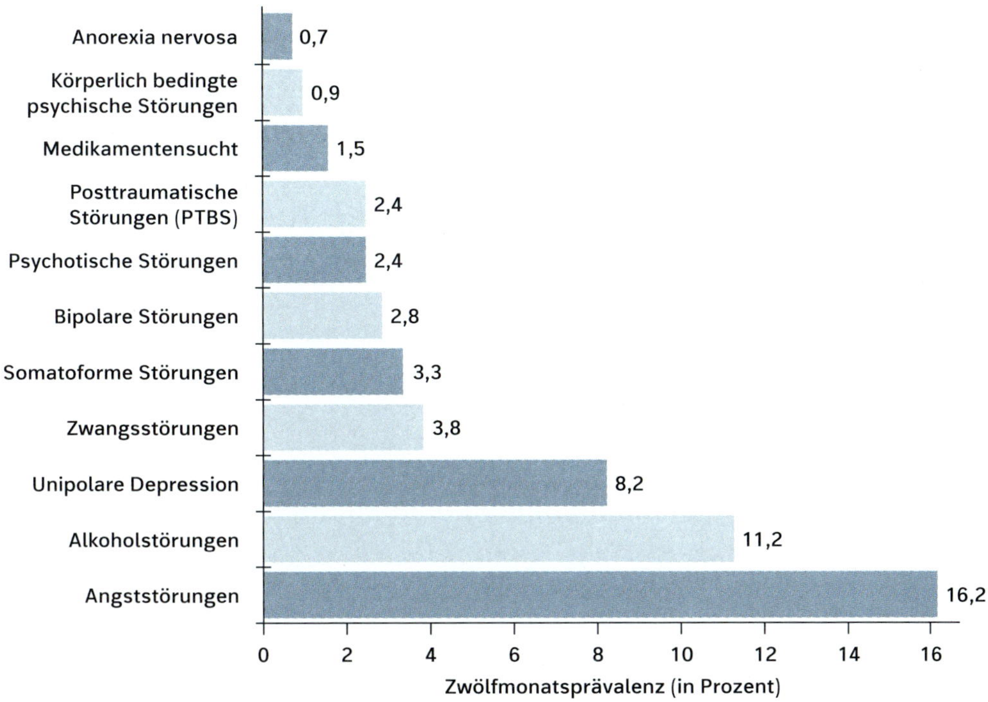

(Quelle: Jachertz, 2013, S. 61/Robert Koch-Institut, Berlin)

➔ AUFGABEN

1. Seit 2013 hat sich die Reihenfolge und Häufigkeit einzelner Störungen nur leicht verändert. Recherchieren Sie selbst: Welche psychischen Störungen sind bei Kindern und Jugendlichen aktuell am häufigsten?
2. Das Robert Koch-Institut in Berlin erfasst regelmäßig neue Daten zur psychischen Gesundheit in Deutschland (s. auch unter: www.rki.de [09.02.2024]). Untersuchen Sie: Gibt es Unterschiede zwischen Männern und Frauen sowie zwischen Erwachsenen, Kindern und Jugendlichen bezüglich der Häufigkeit psychischer Störungen?

Die Übergänge psychischer Störungen zu **Verhaltensproblemen oder Verhaltensauffälligkeiten** sind fließend. Verhaltensauffälligkeiten, wie z. B. ein aggressiv herausforderndes Verhalten, werden in der Regel als Lösungs- und Bewältigungsversuch des Menschen bei andauerndem Stress oder Konfliktlagen, z. B. innerhalb einer Familie, bewertet. Sie können aber zugleich auch spezifische Verhaltensweisen eines genetisch definierten Syndroms oder die Symptome einer psychischen Störung sein oder psychische Störungen auslösen. Verhaltensauffälligkeiten entstehen also nicht zwingend aufgrund eines krankhaften Prozesses, sondern sind situationsabhängige Anzeichen einer **unzureichenden Passung** zwischen den Möglichkeiten und Potenzialen eines Menschen und seiner sozialen oder physischen Umwelt. Auffälliges Verhalten wird also als eine individuelle Reaktion auf eine Problemstellung gesehen und stellt einen

Bewältigungsversuch einer unbefriedigend gelösten und erlebten Situation bzw. nicht befriedigter emotionaler Bedürfnisse dar.

BEISPIELE

Rania, 22 Jahre, hat eine Intelligenzentwicklungsstörung und fühlt sich aufgrund ihrer Beeinträchtigung in Situationen, die eine besondere Selbstständigkeit verlangen, oft unsicher. Sie erlebt diese als gefährlich. Rania entwickelt daher ein sehr auffälliges Verhalten, indem sie exzessiv nach Aufmerksamkeit sucht, sich schlägt oder laut schreit.
Ben, 19 Jahre, hat eine schwere Intelligenzminderung. Ben wirkt oftmals körperlich wie zusammengefallen, erschlafft und abwesend. Er zeigt phasenweise kaum Reaktionen auf das Gruppengeschehen. Sein „Ausklinken" und „Vor-sich-Hinträumen" werden als Überforderung und Ausdruck seiner schweren hirnorganischen Funktionsstörungen betrachtet.
Konrad, 15 Jahre, hat das Noonan-Syndrom, eine seltene genetische Störung, die sich auf die körperliche Entwicklung und das Verhalten in (phäno-)typischer Weise auswirkt. Konrad zeigt deutliche Verzögerungen in der kognitiven Entwicklung, die zu Lernschwierigkeiten in der Schule führen. Es fällt ihm außerdem schwer, soziale Signale und nonverbale Kommunikation richtig einzuschätzen. Im Schulalltag und in sozialen Interaktionen kommt es daher immer wieder zu Herausforderungen und Missverständnissen, auf die Konrad mit impulsiven und aggressiven Verhaltensweisen reagiert.

ZUSAMMENFASSUNG

Der Begriff „Gesundheit" ist schwer fassbar; einzig die WHO versucht, sich mit ihrer Definition dem Begriff allgemeingültig, allerdings mit utopischem Anspruch, zu nähern. Pragmatisch umsetzbar erscheint hingegen der Gesundheitsbegriff im ICF. Doch auch der Krankheitsbegriff wirkt bei genauer Betrachtung unklar. Denn Krankheit ist immer auch das Ergebnis sozialer Aushandlungsprozesse und somit nicht nur auf ein medizinisches Problem zu reduzieren. Psychische Gesundheit zeigt sich darin, dass ein Mensch seine Potenziale ausleben und alltägliche Belastungen gut bewältigen kann. Der Übergang zur psychischen Störung ist fließend. Eine psychische Störung zeigt sich in bedeutsamen anhaltenden Störungen der Kognition, der Emotionsregulierung und im Verhalten eines Menschen.

2 Wie entstehen psychische Störungen?

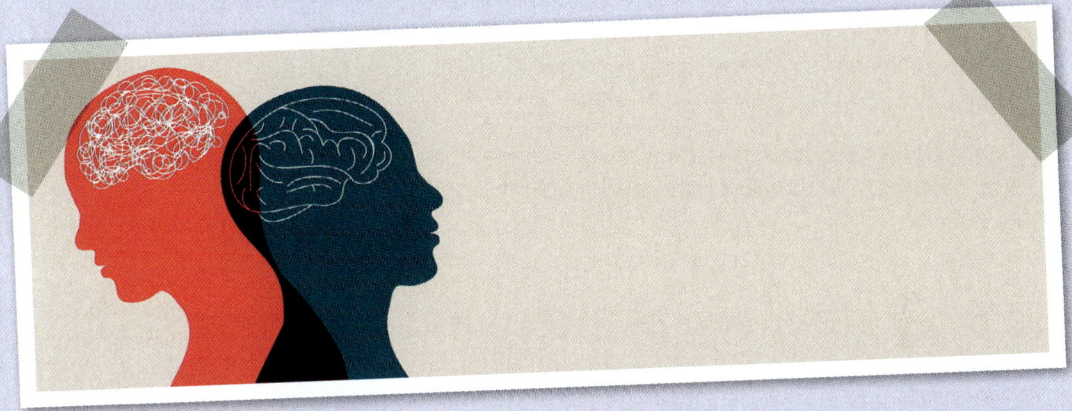

Angestrebte Kompetenzen

Fachkompetenz (Wissen und Fertigkeiten):

→ Ein grundlegendes Verständnis von den verschiedenen Ursachen, der Ätiologie und Pathogenese einer psychischen Störung entwickeln.

→ Wissen über positive Einflüsse und Ressourcen, die das Risiko der Ausprägung einer psychischen Störung vermindern, erlangen.

→ Die unterschiedlichen, teils auch konkurrierenden Krankheits- und Störungs- sowie Therapiemodelle kennen.

Personale Kompetenz (Sozialkompetenz und Selbstständigkeit):

→ Auf Grundlage eines soliden Verständnisses der Entstehung von psychischen Störungen Menschen mit besonderen Bedürfnissen im heilerziehungspflegerischen Arbeitsfeld fachgerecht und angemessen unterstützen und begleiten können.

→ Protektive Faktoren kennen und dadurch gezielt an den Stärken der zu betreuenden Menschen arbeiten können.

→ Anhand der Kenntnisse über unterschiedliche Erklärungsmodelle zur Entstehung psychischer Störungen zielgenauere pflegerische und pädagogische Intervention durchführen können.

Wenn Sie einen Menschen mit einer diagnostizierten psychischen Störung kennenlernen, sehen Sie zunächst nur die Momentaufnahme eines bereits abgeschlossenen Krankheitsverlaufs. Die (Lebenswelt-)Bedingungen, die die Störung derzeit aufrechterhalten, können jedoch ganz andere sein als jene, welche die Depression, die Schizophrenie oder die Ängste des Menschen zum Ausbruch gebracht haben. Schwere seelische Belastungen, biologische oder soziale Risikofaktoren und der Mangel an schützenden Faktoren im Laufe eines Lebens können einen Menschen verwundbar machen, zu Fehlanpassungen im menschlichen Gehirn führen und sich erst später in psychiatrischen Störungen zeigen.

Im Folgenden werden einzelne Faktoren, die wesentlich zur Entstehung einer psychischen Störung beitragen oder aber davor schützen, vorgestellt.

2.1 Protektive Faktoren und Resilienz

Von besonderer gesundheitsförderlicher Bedeutung sind die Widerstandsressourcen eines Menschen, die als **„Resilienz“** bezeichnet werden.

DEFINITION

Resilienz
Mit Resilienz wird das positive Potenzial eines Menschen umschrieben, das aus dem Zusammenspiel individueller und sozialer Schutzfaktoren resultiert, die sich im Laufe eines Lebens entwickelt haben.

Resiliente Menschen erkranken demnach sehr viel seltener als andere Menschen an einer psychischen Störung – auch wenn sie den gleichen Stressbelastungen ausgesetzt sind. Resilienz beschreibt die Fähigkeit eines Menschen, Negativeinwirkungen und kurzzeitige Störungen zu überwinden und wieder in einem psychisch ausgeglichenen Gesundheitszustand zurückkehren zu können. Schützend („protektiv“) sind dabei lebensbegünstigende Eigenschaften, Faktoren oder Prozesse, die dem Menschen helfen, unter Risikobedingungen und in der Interaktion mit eventuellen **Vulnerabilitätsfaktoren** (z. B. besonderen familiären Belastungssituationen, s. Seite 33) sich vor einer negativen Entwicklung zu schützen und unauffällig zu entwickeln. Darüber hinaus können günstige Umwelt- und Lebensbedingungen, z. B. tragfähige Beziehungen, helfen, aktuell erlebte Negativerfahrungen und schwere Belastungen immer wieder auszugleichen. Im Rahmen umfassender Untersuchungen bei einer Vielzahl von Menschen über die gesamte Lebenszeit hinweg (z. B. in der „Kauuai-Studie“ von Emmy Werner, 1992) wurden protektive bzw. schützende Faktoren und Belastungs-/Risikofaktoren herausgearbeitet, welche die psychische Entwicklung eines Menschen beeinflussen.

Die folgenden protektiven Faktoren lassen sich unterscheiden (vgl. Resch, 1996, S. 22):

- **Individuelle Faktoren:** „gutes“ angeborenes Temperament und mittleres Erregungsniveau, eine ansprechende Wirkung auf andere Menschen, Intelligenz, Kompetenz im sozialen Bereich, die Fähigkeiten zur Kommunikation (Sprache, Lesen),

die Fähigkeit, sich selbst zu helfen, sowie Selbstvertrauen und Handlungskontrolle, spezielle Interessen und Hobbys u. a.
- **Affektive Bindungen innerhalb und außerhalb der Familie:** umfassende Aufmerksamkeit im ersten Lebensjahr, emotionale Sicherheit, emotionale Unterstützung durch weitere Fürsorgepersonen neben der Mutter/dem Vater (z. B. durch Geschwister, Großeltern, Verwandte), Strukturen und Regeln im Haushalt, geteilte Werte und Sinn für Zusammengehörigkeit usw.
- **Soziale Unterstützung und soziales Netzwerk:** Integration in Gruppen, Schule, Arbeitsfeld, Zugang zu Gemeindeangeboten (Gesundheits-, Erziehungs- und Sozialdienste)

2.1.1 Temperament

Wenn Kinder auf die Welt kommen, unterscheiden sie sich in einer Reihe individueller Merkmale, z. B. in der Rhythmizität ihrer biologischen Faktoren (Schlaf-Wach-Rhythmus, Fütterintervalle usw.), in der Reaktion auf fremde und unvertraute Reize, in der sensorischen Reizschwelle oder der Intensität ihrer Reaktionen auf bestimmte Sinnesreize.

DEFINITION

Temperamentseigenschaften
Temperamentseigenschaften sind relativ durchgängige, grundlegende und individuelle Dispositionen, die durch biologische oder genetische Faktoren beeinflusst werden.

Kinder mit einem eher „schwierigen" Temperament gelten als anfälliger für psychische Störungen. Durch ihre starke Unruhe, den Mangel an Rhythmizität sowie Regulationsprobleme und eine starke Reaktivität auf äußere Reize ist eine Bindungssicherheit nur unter erschwerten Bedingungen und mit viel elterlicher Gelassenheit und Anpassung herzustellen. Dies ist z. B. bei sogenannten „Schreikindern" der Fall. Manche Kinder reagieren von klein auf äußerst schreckhaft: Die Vermutung liegt nahe, dass Ängste hier nicht nur in der Kindheit, sondern das ganze Leben lang als mehr oder weniger schwierige Züge der Persönlichkeit ein Thema sein werden.

2.1.2 Kohärenzsinn („Salutogenese")

Von gesundheitsstabilisierender Bedeutung ist nach Aaron Antonovsky die Fähigkeit, Lebensbedingungen oder Herausforderungen zu verstehen, diese zu bewältigen und darüber hinaus in seinem Leben Sinn zu entdecken oder zu stiften. In diesem Zusammenhang spricht man von **„Kohärenzgefühl"**. Der Glaube an die Sinnhaftigkeit oder Bedeutsamkeit des eigenen Lebens und die Kompetenz, Stress, kritische Situationen u. a. als sinnvolle Herausforderungen für das persönliche Wachstum betrachten zu können, gelten als wichtige Schutzfaktoren einer Person. Körperliche Gesundheit und Widerstandskraft, eine gesunde Portion Lebensoptimismus, aber auch ein realistischer

Blick auf die Dinge, ein positives Selbstwertgefühl sowie das Vertrauen in die eigene Fähigkeit, schwierige Lebenssituationen zu meistern oder Lebensumbrüche flexibel handhaben zu können **(„Coping“)**, sind wichtige individuelle Eigenschaften, die einen Menschen davor schützen, unter bestimmten Bedingungen psychisch oder körperlich zu erkranken. Die **Entwicklung des Kohärenzgefühls** eines Menschen ist das Ergebnis eines individuellen aktiven Lernprozesses und wird stark durch die jeweiligen Beziehungserfahrungen und soziokulturellen Einflüsse geprägt. Wie unterschiedlich diese Ressource bei einer Person entwickelt sein kann, sollen die folgenden Beispiele verdeutlichen.

BEISPIELE

Alexander, 17 Jahre, ist der Meinung, dass sein gegenwärtiges Leben sinnvoll ist. Er ist überzeugt davon, dass er sein großes Ziel, „Entwicklungshelfer in Afrika“ zu werden, eines Tages schaffen wird. Er ist überzeugt, den Ausbildungsabschluss zu schaffen: „Es ist nicht einfach, und ich muss mich eben echt anstrengen, aber dann wird's wohl klappen!“ Alexander hat sich aktiv in seinem Leben Bereiche geschaffen, in denen er sich gut fühlt, ob in seiner Clique oder auch beim Handballverein.
Leah, 16 Jahre, empfindet ihren Alltag als langweilig: „Man könnte einen beliebigen Tag aus meinem Leben herausstreichen, man würde es nicht merken, es wäre egal.“ Wünsche oder Träume für ihre weitere Zukunft kann sie nicht formulieren. Sie sieht nur ihre Defizite und kaum ihre Stärken. Ihre offensichtliche Attraktivität kann sie selbst nicht sehen und ihre guten schulischen Leistungen betrachtet sie als Zufall oder Entgegenkommen der Lehrkräfte. Sie ist sich sehr unsicher darüber, was in ihrem Leben als Nächstes geschehen wird: „Was weiß ich denn? Man kann sich nicht sicher sein, was passiert. Vielleicht werde ich krank oder meine Eltern kommen mir schräg ...“

→ AUFGABEN

1. Was glauben Sie, warum die Einstellungen der beiden jungen Menschen so unterschiedlich sind?
2. Um die große Bedeutung der protektiven (schützenden) Faktoren für den weiteren Lebensverlauf ermessen zu können, sollen Sie sich nun vorstellen, dass Alexander und Leah jeweils in schwierige Lebenssituationen geraten: Wie reagieren die beiden auf das Scheitern einer Beziehung oder Freundschaft bzw. den Verlust einer nahen Bezugsperson? Wie unterschiedlich gehen die beiden jungen Menschen wohl mit einem schweren Unfall und/oder einer drohenden lebenslangen Behinderung um?
3. Formulieren Sie Kompetenzen, die Leah benötigt, um Krisen bewältigen zu können. Wie könnten diese Fähigkeiten möglicherweise entwickelt werden?

2.1.3 Bindungstheorie

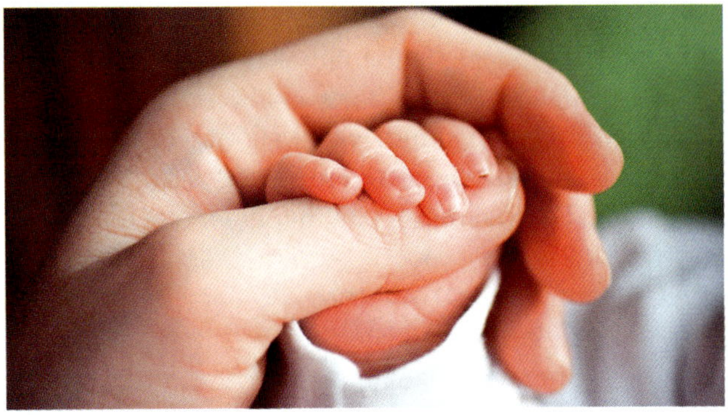

Zuwendung von Anfang an

In den letzten Jahren wurde als bedeutsame Ressource und als Schutzfaktor die **„Bindung“** eines Menschen wieder stärker in den Blick genommen. Eine gute und sichere Bindung zwischen einem Kind und einer Bezugsperson scheint in einem besonderen Maße vor einer psychischen Störung, insbesondere im Kindes- und Jugendalter, zu schützen. Sicher gebundene Menschen zeigen sich in der Regel offener und aufgeschlossener für Sozialkontakte, sie können Konflikte besser lösen und damit verbundene Emotionen offener zum Ausdruck bringen (vgl. Oerter/Montada, 2002, S. 199 ff.). Das Erleben früher Geborgenheit stärkt den Menschen lebenslang. Eine sichere Bindung schützt vor stressinduzierten körperlichen Erkrankungen und stabilisiert das Immunsystem. Der Körper stößt dann unter Stress weniger Kortisol aus, und Werte wie Puls, Blutdruck u. a. normalisieren sich nach einer Aufregung schneller. Menschen, die in ihrer Kindheit keine sichere Bindung erfahren haben, sind psychisch verletzbarer, häufiger übergewichtig, sie greifen öfter zu Alkohol, Zigaretten und anderen Drogen, um emotionale Überforderung zu kompensieren.

DEFINITION

Bindung
Unter Bindung versteht man die besondere Gefühlsbeziehung zwischen dem Kind und einer Bezugsperson.

Die von John Bowlby (1907–1990) und Mary Ainsworth (1913–1999) begründete Bindungstheorie beschreibt die angeborene Tendenz des Individuums zu einer starken Bindung und die Bevorzugung einzelner Personen der Umgebung. Während eine gute Bindung und eine feinfühlige Unterstützung der Bezugsperson die Autonomieentwicklung des Kindes fördert, kann eine unsichere Bindung die Entwicklung des Menschen nachhaltig negativ beeinflussen. Ainsworth hat in ihren experimentellen Untersuchungen verschiedene Bindungsarten und -stile unterschieden: die unsicher vermeidende Bindung, die sichere Bindung, die unsicher-ambivalente Bindung und die unsicher-desorganisierte Bindung (vgl. Resch, 1996, S. 60 ff.).

2.1.4 Die psychischen Grundbedürfnisse

So wie jeder Mensch über körperliche Grundbedürfnisse verfügt, existieren auch psychische Bedürfnisse, die für das Wohlergehen eines Menschen gleichermaßen befriedigt sein müssen. Bereits Sigmund Freud (1856–1939) beschäftigte sich mit den Grundbedürfnissen, deren Nichtbefriedigung zu seelischen Problemen führen kann. Der sexuellen Lebenstrieb („Eros") und alles, was noch der Lustgewinnung (z. B. Essen, Bewegung, Freude) dient, bestimmen nach Freud wesentlich das Verhalten des Menschen. Der Psychoanalytiker Alfred Adler (1870–1937) bezeichnet das Machtstreben als Hauptantrieb des Menschen, welches dem Selbst dazu dient, erlebte Minderwertigkeit auszugleichen, sich jedoch auch zur Neurose und Geltungssucht entwickeln kann. Der amerikanische und humanistisch geprägte Psychologe **Abraham Maslow** (1908–1970) entwarf ein Modell zur Hierarchisierung von menschlichen Bedürfnissen und Motivationen, die sogenannte **Bedürfnispyramide.**

Manche Bedürfnisse, z. B. körperliches Wohlbefinden oder Sicherheit, erscheinen demnach grundlegender als andere oder müssen durchlaufen werden, damit andere vermeintlich höherstehende Bedürfnisse wie Wertschätzung und Anerkennung Raum bekommen. Werden diese Bedürfnisse nicht erfüllt, ging er davon aus, dass auch höherstehende Bedürfnisse unbefriedigt bleiben und sich psychische Störungen wie beispielsweise Ängste oder Zwänge entwickeln können.

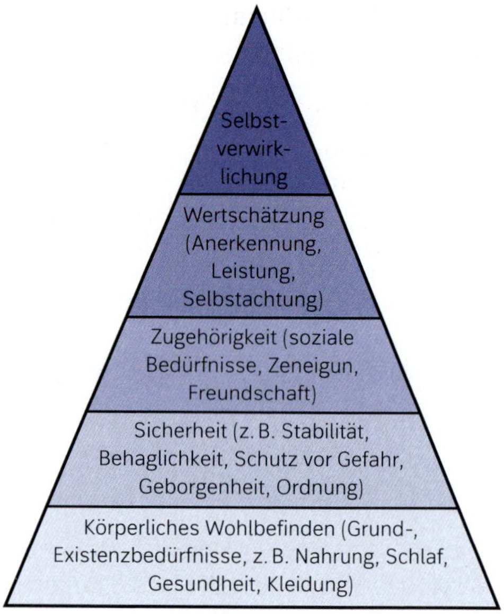
Selbst-
verwirk-
lichung
Wertschätzung (Anerkennung, Leistung, Selbstachtung)
Zugehörigkeit (soziale Bedürfnisse, Zeneigun, Freundschaft)
Sicherheit (z. B. Stabilität, Behaglichkeit, Schutz vor Gefahr, Geborgenheit, Ordnung)
Körperliches Wohlbefinden (Grund-, Existenzbedürfnisse, z. B. Nahrung, Schlaf, Gesundheit, Kleidung)

Bedürfnispyramide nach Maslow

Die statische Stufen- und Pyramidendarstellung widerspricht jedoch der Erfahrung, dass es im Leben immer wieder Situationen gibt, in denen frühe Bedürfnisse erneut hohe Bedeutung erlangen. Ereignisse wie eine schwere Krankheit oder Traumata lassen die Bedürfnisse nach körperlicher Sicherheit bei jedem Menschen erneut in den Vordergrund treten.

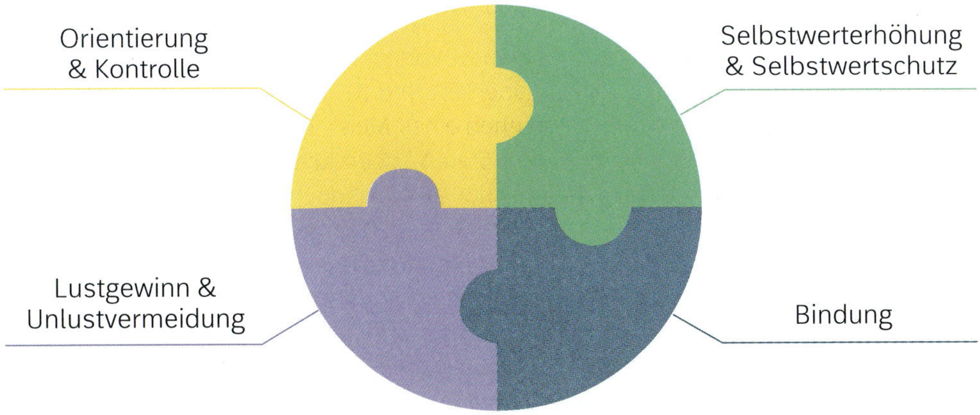

Grundbedürfnisse nach Grawe

Der Psychologe und Psychotherapeut Klaus Grawe (1943–2005) geht von **vier zentralen Grundbedürfnissen** aus, die das menschliche Verhalten regulieren (vgl. Grawe, 2004, S. 183 ff.):

1. **Lustempfinden und Unlustvermeidung:** Von Geburt an strebt der Mensch danach, angenehme Situationen aufzusuchen und unangenehme Erfahrungen zu vermeiden. Menschen brauchen es, dass sie unbeschwert sein können. Da aber nicht alles im Leben angenehm gestaltet sein kann, vermitteln nahe Bezugspersonen bereits früh das Erlernen von Unlusttoleranz und Belohnungsaufschub. Feinfühlige Bezugspersonen belohnen diese Anstrengung mit angemessener Zuwendung und Lob und bewirken so eine lebenslang wirksame Selbstwerterhöhung des Kindes. Strukturelle Gegebenheiten wie ein fremdbestimmter Tagesablauf, Personalmangel oder wechselnde und wenig feinfühlende Bezugspersonen führen dazu, dass bestimmte Vorlieben sowie Lustgewinn und Spaß nicht erfahren werden. Belohnungsaufschub kann dann oftmals nicht ertragen werden. Kognitive und kommunikative Einschränkungen bei Menschen mit Intelligenzminderung erschweren zusätzlich die Möglichkeit, diejenigen Aktivitäten auszuwählen, die als angenehm erfahren werden.
2. **Orientierung und Kontrolle:** Jeder Mensch erwartet, dass sich die Dinge im Leben entsprechend der eigenen Erwartung entwickeln werden und man selbstbestimmt darauf Einfluss nehmen kann. Heranwachsende müssen im Lebensverlauf Toleranz entwickeln und lernen, dass nicht alle Bedürfnisse voll befriedigt werden können. Sie erfahren daher Regeln und in den frühen Lebensjahren entscheiden andere mal mehr und mal weniger über sie. Menschen mit Beeinträchtigungen machen jedoch oft lebenslang die Erfahrung der Unkontrollierbarkeit und mangelnden Selbstwirksamkeit. Durch Bevormundung und Beschränkung der Kontrolle und Entscheidungsfreiheit wird die Autonomieentwicklung erheblich eingeschränkt.

3. **Bindung:** Das Bedürfnis nach Bindung ist dem Menschen angeboren und besteht ein Leben lang. Menschen brauchen liebevolle stabile Beziehungen zu anderen, die verlässlich für sie da sind. Die Bezugsperson wird bei kindlicher Verunsicherung, Belastung, Überforderung oder Bedrohung als stabiler und „sicherer Hafen" aufgesucht und sichert das Überleben. Im späteren Leben übernimmt häufig ein Partner oder eine Partnerin diese Rolle in ähnlicher Weise, jedoch ebenbürtig. Für Menschen mit Beeinträchtigungen bedeuten Bindungen oft ein lebenslanges enges Abhängigkeitsverhältnis und Schutz vor Ablehnung und Ausgrenzung durch andere Menschen.
4. **Selbstwerterhalt und Selbstwerterhöhung:** Jeder Mensch möchte von sich selbst die Einschätzung haben, „gut" oder „in Ordnung" zu sein. Menschen benötigen vor allem in jungen Jahren wertschätzende Rückmeldungen durch ihre Bezugspersonen. Ständige Kritik, Abwertung oder Beschimpfung hingegen verletzen dieses Bedürfnis. Die daraus erwachsene Selbsteinschätzung, nur ungenügend, schlecht oder minderwertig zu sein, führt verständlicherweise zu psychischen Beeinträchtigungen. Menschen mit Beeinträchtigungen erhalten oftmals wenig Anerkennung für ihr Sosein und ihr Handeln. Damit ist die Erlangung eines positiven Selbstbildes im erheblichen Maße erschwert und psychische Störungen werden wahrscheinlicher.

Menschen mit einer Intelligenzminderung haben die gleichen Bedürfnisse wie jeder andere Mensch auch. Sie versuchen diese nach ihren Möglichkeiten zu befriedigen oder zu schützen. Es ist allerdings davon auszugehen, dass die Grundbedürfnisse von Menschen mit Beeinträchtigungen weitaus häufiger unbefriedigt bleiben und damit zu Verhaltensproblemen und psychischen Störungen führen

2.2 Risikofaktoren

Den protektiven Faktoren stehen eine Reihe von Risikofaktoren entgegen, die einen Menschen besonders vulnerabel, also verletzlich machen.

2.2.1 Vulnerabilitätskonzept

DEFINITION

Vulnerabilität
Unter Vulnerabilität (Verletzlichkeit) wird die individuelle Bereitschaft (Disposition) eines Menschen verstanden, unter Risikobedingungen einen negativen Entwicklungsverlauf zu nehmen und psychisch zu erkranken.

Die Vulnerabilität ergibt sich aus Risikokonstellationen und bestimmten biopsychosozialen Strukturen des Individuums, die jedoch nicht direkt zu psychischen Störungen führen müssen. Aufgrund ihrer prä-, peri- oder postnatalen Hirnschädigung sind Menschen mit Intelligenzminderung besonders vulnerabel. Die Wahrscheinlichkeit einer psychischen Beeinträchtigung ist dadurch deutlich erhöht.

Im Laufe der menschlichen Entwicklung steigern folgende Faktoren das Risiko für eine psychische Störung (vgl. Oerter/Montada, 2002, S. 713 ff.; Resch, 1996, S. 17 ff.):

- **Biologische Risikofaktoren:** genetische Weitergabe von Dispositionen (z. B. erkennbar an der familiären Häufung bestimmter Eigenschafts- und Verhaltensmerkmale, wie ein „schwieriges" Temperament), Genveränderungen (z. B. auf einzelnen Chromosomen), pränatale Schädigungen (z. B. Schwangerschaftskomplikationen), perinatale Risikofaktoren (z. B. Frühgeburt, Geburtskomplikationen), postnatale Schädigungen (z. B. Schädelhirntraumen, Infektionen)
- **Psychosoziale Risikofaktoren:** Störungen der innerfamiliären Beziehung (z. B. mangelnde „Wärme", Ablehnung, Misshandlung, sexuelle Gewalt), psychische Störungen oder Behinderungen in der Familie, verzerrte innerfamiliäre Kommunikation, Erziehungsprobleme (z. B. Überfürsorge, mangelnde Aufsicht und Förderung, unangemessene Forderungen), Heimerziehung, akut belastende Lebensereignisse, Diskriminierung, chronische Belastungen in Schule und Berufsleben

Grundsätzlich ist davon auszugehen, dass das menschliche Gehirn nicht zwischen angemessenen und schädlichen Einflüssen unterscheidet. Ob der Mensch für ein Examen lernt oder bestimmte Risikoerfahrungen erlebt, der Lernmechanismus ist stets derselbe. Das Gehirn speichert in gleicher Weise auch das Unerwünschte, die Störungen, die Ablehnung oder das Mobbing ab, was einen Menschen für spätere Belastungen besonders verwundbar machen kann. Sogenannte **„Life events"** bzw. Einzelereignisse von besonderer Dramatik, wie z. B. ein Unfall, führen in der Regel allein selten zu Beeinträchtigungen oder psychischen Störungen. Die aus den erlebten Einzelereignissen erwachsenen chronisch ungünstigen Lebensbedingungen, der tägliche Stress oder die andauernden psychosozialen Belastungen wirken sich auf die Gesundheit des Menschen weit mehr aus (s. auch Burnout, Seite 158). Chronischer Stress erschwert es z. B. Kindern, von den Erwachsenen zu lernen, mit Freude die Welt zu erkunden und schädlichen Impulsen zu widerstehen. Die frühe Erfahrung von zu wenig Gelassenheit und Ruhe im familiären Umfeld kann beim Kind zu Störungen der Selbstregulation, zu Problemen in der Konzentration, der Motivation und Selbstdisziplin führen.

2.2.2 Diathese-Stress-Modell

Die Wechselwirkung zwischen Risiko- und Schutzfaktoren bestimmt den Grad der Vulnerabilität einer Person und damit ihre Anfälligkeit („Diathese" oder „Disposition") für psychische Auffälligkeiten und Störungen. Überwiegen die Risiko-, Belastungs- und Stressfaktoren, denen ein Mensch ausgesetzt ist, gegenüber den protektiven Faktoren, dann ist die Wahrscheinlichkeit, psychische Auffälligkeiten oder Störungen zu entwickeln, erhöht. Nach dem Diathese-Stress-Modell müssen zu der prinzipiellen Anfälligkeit aufgrund der genannten Risikofaktoren jedoch noch weitere Stressoren aus der Umwelt auf einen Menschen einwirken, um letztlich eine Störung in der Entwicklung zu bewirken.

MERKEN

Das **Diathese-Stress-Modell** ist ein psychologisches Modell mit der zentralen Annahme, dass zur Entwicklung einer psychischen Störung sowohl Diathese (Anfälligkeit und Disposition) als auch Stress notwendig sind.

DEFINITION

Stress
Stress ist eine unspezifische Reaktion des Körpers auf jede Art von Beanspruchung. Stress führt zu wesentlichen Reaktionen in den Bereichen des menschlichen Verhaltens, der Emotion, Physiologie und Kognition.

Jede Reaktion auf einen Stressor beginnt mit einer unspezifischen Aktivierungs- und **Alarmreaktion** des Körpers („arousal") durch spezifische Hirntätigkeit und Hormonausschüttung). Im Rahmen einer kontrolliert erlebten Stresserfahrung kommt es dann in der Regel zu einer beruhigenden Gegenreaktion und **Widerstandsphase** durch Ausschüttung stressmindernder Hormone. Bei anhaltenden oder unkontrolliert erlebten Stressereignissen tritt die Alarmreaktion erneut auf und es kann zu einer **Erschöpfungsphase** kommen. Anhaltender Stress (z. B. im Beruf oder durch Mobbing) bereitet schließlich dem Körper des Menschen Energiebereitstellungsprobleme mit erheblichen Langzeitfolgen für das Immunsystem, der Gefahr von Herz-Kreislauf-Erkrankungen usw.

Während **kontrollierte oder bewältigte Stresserfahrungen** in der Regel stabilisierend auf das Gehirn wirken können, hat ein **unkontrolliert erlebter Stress** (z. B. ein schwerer Autounfall, der plötzliche Tod einer Bezugsperson) destabilisierende Auswirkungen auf das Gehirn und kann bei der betroffenen Person zu psychischen Störungen führen (vgl. Hüther, 1999, S. 30).

Bestimmte Lebensereignisse, Traumen oder chronische psychosoziale Umstände betreffen nicht jeden Menschen in gleicher Weise, sondern treffen auf eine genetisch und biografisch formierte Persönlichkeit. Eine bestimmte Disposition kann einen Menschen anfällig machen, bei spezifischen Umweltstressoren, mitunter auch bei geringfügigen Anlässen oder neu zu bewältigenden Aufgaben bzw. Entwicklungsaufgaben, mit psychischen Auffälligkeiten und Symptomen zu reagieren.

Sind hingegen bei einem Menschen trotz der Stressbelastungen ausreichende Widerstandsressourcen vorhanden, erhöht sich die Wahrscheinlichkeit, insgesamt in der Lebensspanne gesund und psychisch unauffällig zu bleiben.

Entwicklungsaufgaben

In jedem Alters- oder Lebensabschnitt gibt es spezifische Entwicklungs- oder Anpassungsaufgaben, deren erfolgreiche Bewältigung zu einer harmonischen Weiterentwicklung des Individuums führt. Die Entwicklungsaufgaben sind in den Lebenslauf des Menschen eingebettet, sie sind voraussehbar und man kann sich in der Regel mithilfe naher Bezugspersonen darauf vorbereiten (vgl. Schneider/Lindenberger, 2018, S. 141 ff.; Resch, 1996, S. 18; Oerter/Montada, 2002, S. 272 f.). Ungelöste Entwicklungsaufgaben können die Entstehung psychischer Störungen begünstigen. Die folgende Tabelle bietet einen Überblick über die wichtigsten Entwicklungsaufgaben von Kindern, Jugendlichen und jungen Erwachsenen.

Lebensalter	Entwicklungsaufgaben
0–3. Lebensjahr	Essen, Schlafen, Verdauung, Sensomotorik, Bindung, Sprache, Sauberkeit, Sicherheitsregeln u. a.
3.–5. Lebensjahr	Selbstkontrolle, Selbststeuerung, Beziehungen zu Gleichaltrigen, soziale Kooperation u. a.
6.–11. Lebensjahr	Schulfertigkeiten, Leistung, Hobbys, einfache Verpflichtungen u. a.
12.–20. Lebensjahr	Sexualität und Partnerschaft, Freundeskreis aufbauen, Ablösung von der Familie u. a.
ab 20. Lebensjahr	Partnerwahl, Familiengründung, Berufseinstieg usw.

Derartige Stufenmodelle zu Entwicklungsaufgaben (oder die „Identitätsentwicklung“ nach Erikson) sind nach wie vor bewährte Annäherungen an die Lebenswirklichkeit. Mittlerweile haben sich die Entwicklungsaufgaben gerade im jungen Erwachsenenalter ab etwa 18 Lebensjahren jedoch zeitlich recht deutlich ausgedehnt, sie werden aufgeschoben und sind vielfältiger (s. „Postadoleszenz“ oder „emerging adulthood“, Seiffge-Krenke, 2023).

Kritische Lebensereignisse

Neben den altersgemäßen Entwicklungsaufgaben sind im Leben immer auch Krisen oder kritische Lebensereignisse („Life events") zu bewältigen. Krankheiten, Unfälle, Tod oder der Verlust naher Bezugspersonen, Arbeitslosigkeit, Berufs- und Ortswechsel oder die Geburt eines Kindes mit Beeinträchtigung machen die Umstellung von Lebensplänen und Routinen notwendig. Das gilt aktuell auch für die Bewältigung der Folgen des Klimawandels. Der Klimawandel hat erhebliche Folgen auf das Mensch-Umwelt-System und wirkt sich in direkter und indirekter Form nicht nur auf die physische, sondern auch auf die psychische Gesundheit aus. Die Bewältigung solcher Lebensereignisse und -bedingungen kann einen betroffenen Menschen positiv beeinflussen, wenn es ihm gelingt, angemessene und zufriedenstellende Lösungen zu finden oder bestimmte Verluste gut zu verarbeiten. Eine Krise, Stress oder emotionale Belastung im Leben des Menschen entsteht jedoch dann, wenn er dieses Lebensereignis nicht meistern oder ausreichend verarbeiten kann. Das erhöht schließlich das Risiko, eine dauerhafte psychische Störung zu entwickeln.

Zusammenfassend lässt sich nun ein **„allgemeines mehrfaktorielles Modell zur Entstehung von psychischen Störungen"** darstellen:

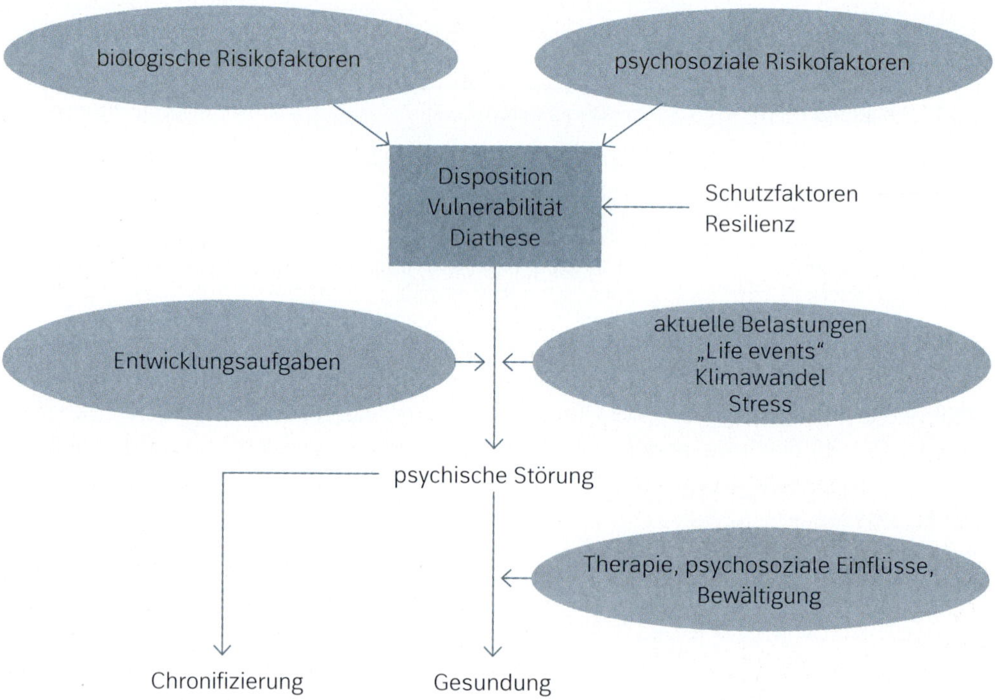

Allgemeines mehrfaktorielles Modell zur Entstehung von psychischen Störungen (vgl. Rahn u. a., 2005, S. 46)

BEISPIEL

Herr Adler lebt im Haus seiner Eltern und arbeitet in der Tischlerei einer Werkstatt für Menschen mit Behinderung (WfbM). Herr Adler hat eine leichte Störung der Intelligenzentwicklung und zeigt jetzt im Alter von 32 Jahren deutliche Anzeichen einer schizophrenen Erkrankung.
Im Rahmen einer daraufhin veranlassten psychiatrischen Untersuchung wird festgestellt, dass in der Familie von Herrn Adler eine familiäre genetische Vorbelastung erkennbar ist. Der Großvater und der Onkel von Herrn Adler hatten jeweils auch eine psychische Störung, die stationär behandelt werden musste.
Herr Adler hat infolge einer frühkindlichen Hirnschädigung durch eine nicht näher beschriebene Geburtskomplikation eine leichte Intelligenzminderung (IQ 60) und zeigt deutliche Defizite in seiner sozialen Anpassungsfähigkeit.
In einem anamnestischen Gespräch wurde deutlich, dass die Mutter von Herrn Adler im vergangenen Monat plötzlich verstorben ist. Nach dem Tod der Mutter zog sich Herr Adler im Elternhaus immer mehr zurück.
Der betagte und schwer erkrankte Vater von Herrn Adler veranlasste daraufhin, dass nach einem Wohnheimplatz für Herrn Adler gesucht wurde. Herr Adler wurde von seinem Vater darüber entsprechend informiert.
In den folgenden Tagen wurden Anzeichen einer schizophrenen Störung bei Herrn Adler deutlich. So erzählte Herr Adler sehr aufgebracht einer Mitarbeiterin der WfbM davon, dass er immer wieder Stimmen hören würde, die ihn beschimpften. Teilweise könnte er aber auch nicht verstehen, was sie genau sagten. Darüber hinaus sei er sich sicher, dass in den Fernsehnachrichten täglich über ihn berichtet würde.
Der Vater äußert im psychiatrischen Gespräch ferner, dass sein Sohn bereits früher gelegentlich über Stimmenhören geklagt hätte, dies ihn jedoch im Alltagsleben nicht weiter beeinträchtigt und den Vater nicht besorgt gemacht hätte.

→ AUFGABE

Erläutern Sie nach Ihrem theoretischen Wissensstand und in eigenen Worten die möglichen Ursachen für die psychische Störung von Herrn Adler.

2.3 Weitere Erklärungsmodelle zur Entstehung psychischer Erkrankungen

Auf die Frage, wie die Entstehung psychischer Störungen zu erklären sei, gibt es historisch betrachtet eine Reihe sehr unterschiedlicher Antworten, die durch die jeweiligen Vorstellungen über die Natur des Menschen („Menschenbild") und die differenten Wissenschaftsrichtungen und -methoden beeinflusst werden. Da ein Modell nur selten das komplexe Geschehen der Entstehung einer psychischen Störung erklären kann, ist man heute der Überzeugung, dass man die verschiedenen Theorieansätze miteinander verbinden oder integrieren müsse. Trotzdem werden hier noch einmal in Kürze die über eine lange Zeit konkurrierenden Erklärungsmodelle zur Entstehung psychischer Erkrankungen vorgestellt, da diese auch die Grundlage für bestimmte Therapie- und Behandlungskonzepte sind.

2.3.1 Das biologische Modell

Beim biologischen Modell vermutet man körperliche oder organische Ursachen für eine psychische Störung (vgl. Tölle, 2014; Fegert/Eggers/Resch, 2012).

Man beschäftigt sich daher mit genetischen, neuropathologischen, neurophysiologischen und neurochemischen Fragen zur Entstehung psychischer Störungen, in der Hoffnung darauf, bessere medizinische Therapieansätze und Medikamente entwickeln zu können. So legt z. B. die hohe familiäre Häufung bestimmter psychopathologischer Verhaltensmuster eine **genetische Mitverursachung** bestimmter psychischer Störung (z. B. Schizophrenie) nahe. In Zwillings- und Adoptivstudien konnten z. B. hohe Übereinstimmungen bezüglich depressiver Merkmale festgestellt werden. Psychische Störungen werden daher als anlagebedingt oder endogen verursacht betrachtet, wodurch eine ausschließlich medikamentöse Behandlung der Störungen begründet wird. Durch die Erforschung von Hirnfunktionen und durch die Untersuchung der Kommunikation der Nervenzellen untereinander mit den sogenannten Neurotransmittern (Botenstoffe wie Dopamin, Serotonin) versucht man, psychische Störungen wie z. B. kindliche Aufmerksamkeitsdefizitstörungen zu erklären. Durch die Neurotransmitteruntersuchungen konnten bestimmte Psychopharmaka entwickelt werden, deren Wirkungsweisen und Nebenwirkungen gut nachgewiesen werden konnten.

➡ **Therapie:** pharmakologische Therapie und Behandlung mit Antidepressiva, Neuroleptika oder Benzodiazepinen

2.3.2 Das psychodynamische Modell

Auf Grundlage der verschiedenen tiefenpsychologischen Denkmodelle werden in diesem Modell psychische Belastungen vor allem in der „Tiefe“ der eigenen Lebensgeschichte als ursächlich für eine psychische Störung betrachtet (vgl. Hoffmann/Hochapfel, 2019, S. 29 ff.). Wichtige Vertreter dieser Richtung sind Sigmund Freud (1856–1936), Carl Gustav (C. G.) Jung (1875–1961) u. a.

Neben den „äußeren“ Belastungen (z. B. Stress im Beruf, Trennungen) sind es aus psychodynamischer Sicht vor allem die „inneren“ Belastungen bzw. die meist tiefer liegenden unbewussten Konflikte, vor allem in frühen Lebensphasen, die eine psychische Störung auslösen können. Ein innerer Konflikt entsteht dann, wenn in einem Menschen gleichwertige Motive oder Strebungen unvereinbar gegenüberstehen und einen Entscheidungsdruck auslösen. So kann sich ein Mensch beispielsweise eine Veränderung seiner Lebensumstände wünschen, aber zugleich die damit verbundenen Umstellungen in seiner Familie oder Arbeitsstelle fürchten. Die vielgestaltigen Konflikte und Frustrationen in den verschiedenen Lebensphasen eines Menschen, vor allem aber in der frühen Kindheitsentwicklung, können durchaus situationsgerecht bewältigt und in das Gesamterleben des Menschen gut integriert werden. Ein Kleinkind kann z. B. erfahren, dass es etwas will, jedoch diejenigen, auf welche es angewiesen ist, etwas anderes wollen. Bei hinlänglich feinfühligen Eltern kann dieser Konflikt durchaus gelöst werden. Wird jedoch ein Kind in seinem Streben nach Eigenständigkeit und Selbstbehauptung im Zuge seiner Persönlichkeitsentwicklung, z. B. durch ein sehr rigides und kontrollierendes Umfeld, dauerhaft gehindert, kann es zur Ausbildung eines pathologischen oder ungelösten Konflikts kommen. Das Kind bewältigt den bestehenden Konflikt, indem es die eigenen emotionalen Wünsche („Ich kann das allein!") zurückstellt und die Anforderungen und Ansichten der Eltern übernimmt („Du kannst das nicht!"). Der ursprünglich zwischenmenschliche Konflikt wird nun zu einem innerpsychischen Konflikt zwischen den triebhaften „Es"-Impulsen und den „Über-Ich"-Ansprüchen des Kindes sowie den Forderungen der Realität. Das Kind entlastet sich von der aufkommenden Konfliktspannung oder Angst unbewusst durch sogenannte Abwehrmechanismen, die das Leben zunächst erträglicher machen („Ach, das ist ja auch nicht so wichtig!"), welches aber meist mit einer Verengung oder Verzerrung des Bildes von sich und der Umwelt verbunden ist. Eine derartige dauerhafte Zurückstellung der eigenen Affektinteressen wird jedoch nach diesem Modell die Funktionsfähigkeit des Menschen mehr oder weniger beeinträchtigen und sich möglicherweise zu einem späteren Zeitpunkt als psychische Störung zeigen.

➡ **Therapie:** psychoanalytische Therapie, tiefenpsychologische Therapie

2.3.3 Das lernpsychologische und kognitive Modell

Psychische Störungen werden in diesem psychologischen Modell als im Lebensverlauf eines Menschen verfestigtes Fehlverhalten infolge eines falschen oder fehlenden Lernprozesses oder verfestigter kognitiver Muster (Denkmuster) betrachtet. Wichtige Vertreter sind Iwan Petrowitsch Pawlow (1849–1936), Burrhus Frederic Skinner (1904–1990), Aaron T. Beck (1921–2021) u. a.

Die Entscheidung für eine bestimmte Verhaltensweise und Verhaltensänderungen werden nach dieser Auffassung wesentlich durch situative Reize und Konsequenzen auf das gezeigte Verhalten gesteuert. Diese Lernvorgänge folgen dabei bestimmten Lerngesetzmäßigkeiten („Lerntheorien") und werden im Laufe des Lebens vom Menschen habitualisiert. Hat ein Mensch z. B. die Erfahrung gemacht, dass sein aggressives Verhalten sein persönliches Umfeld in seinem Sinne positiv beeinflussen kann, er hierdurch mehr Zuwendung erfährt oder aber eigene Ängste abbauen kann oder nicht spüren muss, dann wird er dieses aggressive Verhalten auch verstärkt zeigen und möglicherweise auf andere Situationen übertragen („Verstärkungslernen").

Möglicherweise ist aber das aggressive Verhalten durch eigene schmerzhafte Erfahrungen oder sehr eindrücklich beobachtete Erfahrungen naher Bezugspersonen begründet („Modelllernen"). Psychische Störungen wie z. B. Ängste oder depressive Verstimmungen lassen sich aber auch durch einseitige oder verzerrte und sehr selektive Wahrnehmungen des Menschen begründen, die zu fehlgeleiteten Kognitionen, Glaubenssätzen, Zuschreibungen oder Überzeugungen führen und durch eine Art „Tunnelblick" den Blick für die Realität verstellen können.

➡ **Therapie:** Verhaltenstherapie, kognitive Therapie

2.3.4 Das soziologische Modell

Das soziologische Modell betrachtet eine psychische Störung als Ergebnis eines sozialen Prozesses, durch den ein Tatbestand oder die Eigenschaft eines Menschen interpretiert bzw. problematisiert wird oder durch den ein negatives Etikett („Stigma") verliehen wird. Ein wichtiger Vertreter dieser Richtung ist z. B. der kanadische Soziologe Erving Goffman (1922–1982).

Im Verlauf der lang andauernden Typisierung durch die Gesellschaft akzeptiert der betroffene Mensch schließlich eine bestimmte Etikettierung und übernimmt sie in sein Selbstverständnis und Handeln. Soziale Problemgruppen, soziokulturell benachteiligte Gruppen, z. B. Menschen mit Beeinträchtigungen, sind von derartigen Stigmatisierungen besonders betroffen. Wenn man über Jahre hinweg durch das nahe Umfeld als minderwertige Randgruppe, als krank, hilflos und unselbstständig betrachtet und behandelt wird, dann fällt es schwer, selbstbewusst eigene Entscheidungen zu treffen und selbstbestimmt zu handeln. Behinderungen, Arbeitslosigkeit, Armut, Migration, ein niedriger Bildungsstand, unsichere Wohnverhältnisse und schwierige Familienbeziehungen können zu Benachteiligungen, Veränderungen der familiären und sozialen Rolle, zu Einschränkungen der gesellschaftlichen Teilhabe, Selbstverwirklichung und Entwicklung führen und dadurch Krankheiten, chronischen Krankheitsverläufe und psychische Störungen wie Depressionszustände, Schlafstörungen oder Drogenmissbrauch begünstigen.

➡ **Therapie:** sozialpolitische und rechtliche Einflussmöglichkeiten, soziale Arbeit vor Ort, Milieutherapie u. a.

2.3.5 Das Modell der humanistischen Psychologie

Die Handlungsansätze der humanistischen Psychologie (Gesprächstherapie nach Carl R. Rogers, themenzentrierte Interaktion nach Ruth Cohn u. a.) betrachten den Menschen als aktives Wesen und Subjekt, welches nach persönlichem Wachstum und verbesserten Umweltbeziehungen strebt. Jeder Mensch möchte sich selbst verwirklichen und entwickelt durch vielfältige Umwelt- und Beziehungserfahrungen sowie durch Vergleiche und Selbstbewertungen ein **Selbstkonzept**. Menschen mit einem normal entwickelten Selbstkonzept können ihre Fähigkeiten realistisch einschätzen und werden sich weitgehend im Einklang mit der Um- und Mitwelt wahrnehmen.

Zu psychischen Störungen kann es nach diesem Modell kommen, wenn ein Mensch Erfahrungen macht, die mit seinem Selbstkonzept nicht mehr übereinstimmen, und er auf diese neuen Erfahrungen nur sehr unflexibel reagieren kann. Um diese spannungsreiche Unvereinbarkeit zu lösen, wird derjenige versuchen, die Realität nun so umzuinterpretieren oder zu verzerren, dass Selbstbild und Realität wieder übereinstimmen können.

BEISPIEL

Wer das Selbstbild von sich hat, dass er unmusikalisch sei, dann aber unerwartet positive Rückmeldungen über seine Sangeskünste erhält, wird dies zunächst als Zufall oder Inkompetenz der Zuhörer wahrnehmen.

Sind jedoch die Unterschiede zwischen Selbst- und Fremdbild bzw. Realität und idealen Zielvorstellungen eines Menschen dauerhaft zu groß und letztlich unvereinbar, werden die Konflikte durch Verzerrungen und Verleugnungen überhandnehmen, wodurch es zu psychischen Störungen kommen kann.

➡ **Therapie:** Gesprächspsychotherapie

2.3.6 Das systemische Modell

Aus systemischer Sicht werden psychische Störungen nicht als „naturgegeben", sondern als **Teil eines größeren Interaktionsprozesses** betrachtet.

Ob z. B. eine Störung im Erleben oder Verhalten eines Menschen als Krankheit wahrgenommen wird, ist nach diesem Modell immer auch Ergebnis eines sozialen Aushandlungsprozesses (**„Konstruktion"**). Somit sind die Ursachen psychischer Störungen im systemischen Modell nicht geradlinig zu klären, vielmehr werden die Rahmenbedingungen, die eine Störung möglicherweise aufrechterhalten, aufgezeigt. Es wird nach Möglichkeiten der Veränderungen von Kommunikationsprozessen und Bedürfnisregulationen, z. B. innerhalb einer Familie oder einer Wohngruppe, gesucht. Ein Mensch mit Intelligenzminderung wird mit seiner plötzlich auftretenden Verhaltensstörung aus systemischer Sicht als **„Symptomträger"** in seinem Bezugssystem betrachtet. Zu einer „Entstörung" kann es dann kommen, wenn es gelingt, im direkten Umfeld, z. B. in der Wohngruppe und mit dem Betreuerteam, die Verhaltensweisen und sich aufschaukelnden Kommunikationsstrukturen („Teufelskreise") herauszuarbeiten, die diese Verhaltensstörung chronifizieren und aufrechterhalten (vgl. Schweitzer/Schlippe, 2015).

➡ **Therapie:** Familientherapie, systemische Therapie

ZUSAMMENFASSUNG

Aus der Wechselwirkung von Anlagen und psychosozialen Erfahrungen entsteht die Disposition zur Entwicklung einer psychischen Störung. Ein Mangel an protektiven Faktoren erhöht die Wahrscheinlichkeit eines krankhaften Verlaufs.

In der Folge eines besonderen Ereignisses, eines Lebensereignisses und besonderer Belastungen (Stress) und vor dem Hintergrund der zu leistenden altersgemäßen Lebens- und Entwicklungsaufgaben kommt es schließlich zur Entwicklung einer psychischen Störung. Wird diese nicht in fachgerechter Weise behandelt und werden keine psychosozialen Bewältigungsmöglichkeiten angeboten, kann sie sich chronifizieren.

Neben diesem mehr allgemeinen Konzept zur Entstehung psychischer Störungen existieren eine Reihe weiterer Erklärungsmodelle und Störungskonzepte, die jedoch jedes für sich allein meist keine ausreichenden Erklärungen für das komplexe Geschehen bieten. Sie sind Grundlage für die sehr unterschiedlichen Therapiekonzepte zur Behandlung psychischer Störungen.

Grundlagen der Psychiatrie

1 Das psychiatrische Fachgebiet

Angestrebte Kompetenzen

Fachkompetenz (Wissen und Fertigkeiten):

- → Wichtige Fachbegriffe im psychiatrischen Arbeitsfeld kennen.
- → Sich über das Hilfesystem und die verschiedenen psychiatrischen Einrichtungen informieren.
- → Über die regionale Versorgungsstruktur für Menschen mit Intelligenzminderung und psychischen Störungen Bescheid wissen.
- → Die Anforderungen an Heilerziehungspfleger und -pflegerinnen im psychiatrischen Arbeitsfeld kennen.

Personale Kompetenz (Sozialkompetenz und Selbstständigkeit):

→ Sich im regionalen psychiatrischen Versorgungssystem orientieren, sich vernetzen sowie kompetente Ansprechpersonen und Institutionen für psychiatrische Problemstellungen finden können, um diese zur bestmöglichen Unterstützung des jeweils betroffenen Menschen einzubinden.

→ Hohe persönliche Anforderungen im psychiatrischen Arbeitsfeld und bei der Bewältigung von Krisensituationen oder in psychiatrischen Notfällen rechtzeitig erkennen und darüber reflektieren können.

Psychiatrie ist für die meisten Menschen ein unbekanntes und mitunter auch unheimliches und mit vielen Vorurteilen behaftetes Fachgebiet. Im Folgenden werden einige relevante Begriffe erläutert und differenziert.

„Psychiatrie ist ein Fachgebiet der Medizin, befasst sich mit der Diagnostik, Therapie und Prävention seelischer Krankheiten des Menschen einschließlich der Forschung und Lehre. Weil bei seelischen Krankheiten auch körperliche Störungen auftreten und weil psychische und soziale sowieso somatische Bedingungen an der Entstehung beteiligt sind, muss Psychiatrie sowohl psychologische als auch biologische Methoden berücksichtigen."

(Quelle: Tölle/Windgassen, 2014, S. 2)

Die **Psychopathologie** ist ein Teilgebiet der Psychiatrie und beschäftigt sich mit den Veränderungen und Störungen im Befinden, Erleben und Verhalten des Menschen.

Mit den seelischen Störungen im Alter befasst sich die **Gerontopsychiatrie**, die ein Teilgebiet der Geriatrie ist.

Die **forensische Psychiatrie** beschäftigt sich mit der Anwendung von Rechtsbestimmungen und Rechtsprechung (z. B. Sozialrecht, Betreuungsrecht, Unterbringungsrecht, Fragen der Geschäfts- und Schuldfähigkeit usw.) auf psychisch kranke Menschen. Der sogenannte **Maßregelvollzug** leistet eine fachgerechte Behandlung und sichere Unterbringung von Straftätern, die z. B. aufgrund ihrer psychischen Störungen (Suchterkrankungen, antisoziale Persönlichkeitsstörungen o. Ä.) das Unrecht ihrer Straftat nicht einsehen können und von Gerichten als nicht oder nur vermindert schuldfähig angesehen wurden. Die Betroffenen werden in forensisch-psychiatrische Kliniken und nicht wie andere schuldfähige Straftäterinnen und Straftäter in übliche Justizvollzugsanstalten eingewiesen.

MERKEN

Menschen mit psychischen Störungen begehen prozentual betrachtet nicht mehr Straftaten als Menschen, bei denen keine psychische Erkrankung vorliegt.

Die **Kinder- und Jugendpsychiatrie** ist ein selbstständiges medizinisches Fachgebiet. Behandelt werden psychische Störungen von Kindern und Jugendlichen bzw. jungen Erwachsenen, wobei das soziale Umfeld und die relevanten Bezugspersonen in die Therapie miteinbezogen werden. Wichtige Einflüsse sind die Pädiatrie (Kinderheilkunde), Psychiatrie und Neurologie sowie Entwicklungspsychologie und Heilpädagogik.

Die **Psychosomatik** ist die Lehre von körperlich in Erscheinung tretenden Erkrankungen, die psychisch bedingt oder mitbedingt sind. In psychosomatischen Kliniken oder Abteilungen werden vor allem Patienten mit Essstörungen, mit posttraumatischen Belastungsstörungen und anderen psychischen Störungen, die mit körperlichen Beschwerden wie Missempfindungen oder Schmerzen einhergehen, behandelt.

Psychologie ist die wissenschaftliche Lehre von den „normalen" seelischen Vorgängen. Sie beschreibt menschliches Erleben und Verhalten und forscht nach dessen Ursachen. Die klinische Psychologie ist ein Teil der angewandten Psychologie, hier geht es nicht um „Klinik oder Krankenbehandlung", sondern beispielsweise um Persönlichkeitsdiagnostik oder um die Beratung von Menschen in ihren verschiedenen Lebenslagen (z. B. Erziehungs-, Schul-, Berufs-, Familien- oder Suchtberatung).

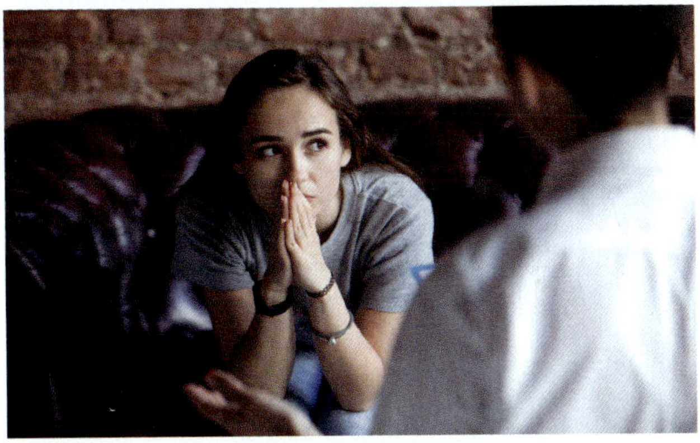

Ambulante Psychotherapie mit jugendlicher Patientin

Die **Psychotherapie** ist die Behandlung von psychisch erkrankten Menschen mit psychologischen Mitteln. Psychotherapeutinnen und -therapeuten haben bisher nach einem Medizin- oder Psychologiestudium eine langjährige Zusatzausbildung absolviert. 2020 ist eine weitreichende Reform des Psychotherapeutengesetzes (PsychThG) in Kraft getreten, mit der die Ausbildung auf ein Direktstudium mit psychotherapeutischer Ausrichtung umgestellt wurde. Wichtige Grundlagen der Psychotherapie bilden die Psychodynamik (Tiefenpsychologie), die Lern- oder Verhaltenstherapie oder systemische Theorien.

Die Lehre der organischen Erkrankungen des zentralen, peripheren und vegetativen Nervensystems wird als **Neurologie** bezeichnet. Neurologie und Psychiatrie sind jeweils selbstständige medizinische Fachbereiche, die aber in Deutschland lange Zeit als „Nervenheilkunde" bezeichnet wurden.

1.1 Das psychiatrische Versorgungssystem

Menschen mit psychischer Erkrankung benötigen entsprechend ihrer Beeinträchtigungen und des individuellen Hilfebedarfs ein umfassendes gemeindenahes Hilfesystem. Die psychiatrische-psychosoziale Versorgung ist gesetzlich verankert (nach PsychKG, SGB V) und muss sich an den Bedürfnissen der einzelnen betroffenen Menschen und ihrer Angehörigen orientieren. Ziele und Aufgaben der jeweiligen Maßnahmen sind u. a. eine Diagnosestellung, die allgemeine Verbesserung der Symptomatik, die Wiederherstellung der Arbeitsfähigkeit und der Selbstständigkeit im Alltag, die Verbesserung von Bewältigungsstrategien in psychischen Krisen sowie die Verbesserung der Beziehungsfähigkeit und die Unterstützung der Angehörigen. Es geht auch um den Schutz vor Selbstverletzung, Selbstschädigung und suizidalem Verhalten und auch darum, die Gesellschaft vor fremdschädigenden Verhalten des psychisch kranken Menschen zu schützen. Weitgehendes Ziel ist jedoch die Integration, Inklusion und Teilhabe von Menschen mit einer chronischen psychischen Störung.

In einer gemeindenahen psychiatrischen Versorgung (für etwa 150000 Menschen) stehen in der Regel folgende psychiatrische Institutionen in den jeweiligen Städten oder Landkreisen bereit:

Stationärer und teilstationärer Bereich (Erwachsene/Kinder und Jugendliche)

Dieser Bereich wird durch die großen Kliniken für Psychiatrie und Psychotherapie sowie durch psychiatrische Universitätskliniken und psychiatrische Abteilungen der Allgemeinkrankenhäuser abgedeckt. Einrichtungen der stationären psychiatrischen Versorgung verfügen in der Regel über

- eine **Akutstation** (zur Akutversorgung in offenen und geschlossenen Stationen für einen begrenzten Zeitraum, zur Diagnostik),
- eine **Behandlungsstation** (Diagnostik und Behandlung verschiedener psychischer Störungen, teilweise spezialisierte Stationen, z. B. für Suchterkrankungen),
- eine **Klinikschule,**
- eine **Rehabilitationsstation** (Behandlung im Anschluss an eine stationäre Aufnahme, zur gezielten Förderung der Wiedereingliederung und Wiederherstellung der Arbeitsfähigkeit),
- **Tageskliniken** (psychiatrische Diagnostik und Behandlung von Menschen mit einer psychischen Erkrankung, bei denen eine ambulante Versorgung nicht mehr ausreicht, nur über Tag, ohne Übernachtung und nicht an Wochenenden) sowie **Familientageskliniken** für Eltern mit ihren Kindern im Alter von null bis ca. sechs Jahren).

Beispiel für die Wochenstruktur in einer Kinder- und Jugendpsychiatrie

Zeit	Montag	Dienstag	Mittwoch	Donnerstag	Freitag	Samstag	Sonntag
06.15 h							
06.45 h	Kinder werden geweckt					Ausschlafen	
07.00 h	Frühstück						
07.30 h	Jedes Kind liest seinen Individuellen Wochenplan/Orientierung für den Tag					as 8 Uhr Abholzeit für Tages- oder Wochenendurlaub	
07.35 h	Zähne putzen, waschen, Betten machen, ...						
07.45 - 11.55 h	Schule/Therapien -> individuell nach Wochenplan des Kindes						
08.15 h							
10.00 h	Zwischenmahlzeit						
12.00 h	Mittagessen						
12.45 h	Hausaufgabenzeit						
13.30 - 14.15 h	danach: Zimmer aufräumen, gegenseitige Besuche, Einzelausgang, ...						
15.00 h	Zwischenmahlzeit						
14.00 - 18.00 h	Heilpäd. Reiten Fahrradwerkstatt Kochgruppe	Therapie oder Freizeit 15.45 – 17.45 h Besuchszeit	ab 15.00 Uhr Schwimmen	Therapie oder Freizeit 15.45 – 17.45 h Besuchszeit	ab 15.00 Uhr Außenaktivität	Besuchs- und Telefonzeit 13.45 h – 17.45 h Bringzeit vom Tages- oder Wochenendurlaub bis 17.45 h	
18.00 h	Abendessen						
18.45 h	Blitzgruppe (Reflektion deg Tages in der Gruppe)						
19.00 h 21.00 h	Telefonzeit Duschen	Telefonzeit Duschen Fernsehen	Telefonzeit Duschen	Telefonzeit Duschen Fernsehen	Telefonzeit Duschen Fernshen	Telefonzeit Duschen Fernsehen	Telefonzeit Duschen
20.00 h	Schlafenszeit nach Alter gestaffelt						
21.00 h	Nachtruhe						
21.30 h							

(Quelle: Piontkowski u. a., 2010, S. 18 f.)

Ambulanter Bereich

Der ambulante Bereich der Psychiatrie umfasst folgende Versorgungsangebote für Menschen mit psychischen Problemen bzw. Erkrankungen:

- **Therapie** durch niedergelassene Fachärztinnen und Fachärzte (Psychiatrie, Neurologie),
- **Institutsambulanz** (multiprofessionelles Behandlungsangebot, angegliedert an psychiatrische Universitätskliniken und andere Krankenhäuser),
- **Sozialpsychiatrischer Dienst und psychosoziale Dienste** (regelmäßige Sprechstunden, Beratung von Betroffenen und Angehörigen, Vor- und Nachsorge, Hausbesuche, Gruppenangebote u. a.),
- **Kontakt- und Beratungsstellen** (offener Treff für Betroffene, Förderung sozialer Kontakte, Tagesstruktur, Begleitung in Krisen, Hilfen bei Behördenbesuchen u. a.),
- **Psychotherapeutinnen und -therapeuten** (wohnortnahe Therapieangebote mit unterschiedlichen Therapieausrichtungen wie Verhaltenstherapie, Tiefenpsychologie u. a.),
- **ambulante psychiatrische Dienste** (Unterstützung der betroffenen Menschen zu Hause, Hilfe bei der Pflege der Wohnung, Unterstützung sozialer Kontakte, Herstellung einer Tagestruktur, Ermittlung des Hilfebedarfs u. a.).

Komplementärer Bereich und ergänzende Angebote

Für Menschen mit psychischen Beeinträchtigungen gibt es folgende Angebote, die ihnen helfen sollen, ihre Probleme zu lösen:

- sozialtherapeutische Wohnheime (geschützter Lebensraum zur Krankheitsbewältigung, Einüben lebenspraktischer Fähigkeiten u. a.),
- ambulantes und betreutes Wohnen (Wohnformen mit unterschiedlichen Hilfsangeboten für Menschen mit geringerem Betreuungsbedarf),
- psychiatrische Tagesstätten (Tagesstrukturierung, Freizeit- und Beschäftigungsangebote),
- Werkstätten für Menschen mit psychischen Krankheiten (berufliche Bildung, Dauerarbeitsplätze und betriebsintegrierte Arbeitsplätze zur Integration auf den allgemeinen Arbeitsmarkt).

1.2 Die psychiatrische Versorgungsstruktur für Menschen mit Störungen der Intelligenzentwicklung

Kindern, Jugendlichen und erwachsenen Menschen mit Störungen der Intelligenzentwicklung und einer psychischen Störung steht grundsätzlich das allgemeine psychiatrische Versorgungssystem zur Verfügung. Dies fordert nicht zuletzt auch das **„Übereinkommen über die Rechte von Menschen mit Behinderungen" (UN-Behindertenrechtskonvention, UN-BRK).**

Es besteht jedoch weitgehende Übereinstimmung darin, dass eine angemessene Diagnostik und Behandlung dieser Personengruppe in den Regelstationen der jeweiligen psychiatrischen Kliniken selten möglich ist. Grund dafür ist, dass es nur wenige ausgebildete medizinische, psychologische und therapeutische Fachkräfte gibt, die sich auf diesen Personenkreis spezialisiert haben, und oft sind die Kliniken auch nicht angemessen ausgestattet.

Ambulante Therapien für Menschen mit intellektuellen Entwicklungsstörungen scheitern meist an der Komplexität der vorliegenden Problemstellungen. Infolge der historisch notwendigen und sinnvollen „Enthospitalisierung" und „Ent-Psychiatrisierung" der Arbeit mit Menschen mit Störungen der Intelligenzentwicklung gibt es regional immer noch sehr wenige stationäre und ambulante Einrichtungen, die diesen Personenkreis fachgerecht und spezialisiert behandeln. Einzelne Angebote wie **Sozialpädiatrische Zentren** für Kinder und Jugendliche und sogenannte Autismusambulanzen (s. Seite 88) sind vor Ort bereits fest etabliert und andere entstehen gerade neu. Mit der Neufassung des SGB V § 119c wurde 2015 die Grundlage für die regionale Einrichtung von **Medizinischen Behandlungszentren für Erwachsene mit geistiger oder schwerer Mehrfachbehinderung (MZEB)** geschaffen. Die multiprofessionellen MZEB sollen neben den somatischen Schwerpunkten zukünftig verstärkt psychiatrische und psychotherapeutische Schwerpunkte ausbilden, um dazu beizutragen, die psychiatrisch-psychotherapeutischen Versorgungsdefizite der Personengruppe abzubauen.

TIPP

Einen bundesweiten Überblick über Kliniken mit spezialisierten stationären Angeboten für Menschen mit Störungen der Intelligenzentwicklung und einer psychischen Erkrankung erhalten Sie unter:
https://bdk-deutschland.de/index.php/arbeitskreise/ak-geistige-behinderung/89-spezialbereiche-fuer-geistig-behinderte-mit-psychischen-stoerungen-in-deutschland [09.02.2024]

→ AUFGABE

Erkunden Sie aktiv in Ihrem „Sozialraum" oder im Umfeld Ihrer Arbeitsstelle, wo sich psychiatrische Einrichtungen befinden. Durch folgende Fragen und Beispiele können Sie sich dabei leiten lassen:

1. Die Eltern von David (14 Jahre) haben den Eindruck, dass es ihrem Sohn psychisch schlecht geht. In Absprache mit dem Kinder- und Jugendpsychiater suchen sie für ihren Sohn einen Platz in einer Kinder- und Jugendpsychiatrie. Wo sind die nächstgelegenen Kliniken?
2. Herr Tarek (53 Jahre) ist schwer depressiv und benötigt einen Platz in der Psychiatrie. Welche Kliniken gibt es in Ihrer Region? Existieren spezialisierte Kliniken?
3. Herr Weiß (40 Jahre) lebt im betreuten Wohnen und benötigt aufgrund seiner chronischen psychischen Erkrankung dringend noch weitere Beratung und Unterstützung. An welche Stelle kann er sich in Ihrer Stadt wenden?
4. Frau Gebauer ist 69 Jahre alt und zeigt erhebliche Gedächtnisprobleme. Welche Einrichtungen haben sich in der Region, in der Sie leben, auf Demenzerkrankungen spezialisiert?
5. Welche Klinik ist in Ihrer Region für Menschen mit intellektuellen Beeinträchtigungen und einer psychischen Störung spezialisiert und geeignet?
6. Wo befindet sich in Ihrer Region das nächste Sozialpädiatrische Zentrum und MZEB?
7. Wo befindet sich in Ihrer Nachbarschaft eine Praxis für Psychiatrie, Neurologie oder Psychotherapie?

1.3 Anforderungen an heilerziehungspflegerische Fachkräfte in der Arbeit mit Menschen mit psychischen Störungen

Heilerziehungspflegerinnen und -pfleger können im Bereich der psychiatrischen Versorgung beschäftigt sein, auch wenn sie z. B. gegenüber speziell ausgebildeten Krankenpflegerinnen und Krankenpflegern nicht über das gleiche Maß an spezialisierten Fachkenntnissen verfügen. Aufgabe von heilerziehungspflegerisch Tätigen ist es, im heilpädagogischen und psychiatrischen Arbeitsfeld jeden einzelnen Menschen mit seinen individuellen Fähigkeiten und seinem Hilfebedarf angemessen wahrzunehmen und ihn in seiner Entwicklung zu unterstützen. Damit dies gelingen kann, müssen an professionell Helfende bestimmte Anforderungen (vgl. Stricker-Jannan, 2015, S. 31 ff.) gestellt werden, die an dieser Stelle mit Fallbeispielen skizziert werden.

→ AUFGABE

Lesen Sie die folgenden Beispiele. Versuchen Sie, daraus abzuleiten, welche Anforderungen an im psychiatrischen Arbeitsfeld Tätige gestellt werden.

BEISPIELE

Beispiel 1: Heilerziehungspfleger Martin gerät auffallend oft mit den Eltern eines Bewohners mit psychischer Erkrankung aneinander. Er wirft ihnen häufig mangelnde Zuwendung und Unterstützung des Bewohners vor. In der Teamsupervision wird ihm bewusst, dass er ein Gefühl des Vernachlässigtwerdens aus seiner Kindheit in sich trägt und seine Wut und Enttäuschung darüber bei den Angehörigen seines Patienten ablädt.

Beispiel 2: Herr Schneider ist Pfleger auf einer psychiatrischen Akutstation. Er neigt dazu, bei den Patienten zunächst nur ihre Hilfsbedürftigkeit und Beeinträchtigung wahrzunehmen. Fähigkeiten und Stärken der Patienten erkennt er dagegen erst, nachdem ihn Kollegen, denen es leichter fällt, diese Seiten wahrzunehmen, darauf aufmerksam gemacht haben.

Beispiel 3: Den Kolleginnen fällt auf, dass Heilerziehungspflegerin Svenja den Bewohner Herrn Peter immer wieder meidet und ihn manchmal sogar bei der morgendlichen Pflege oder der Medikamentengabe vergisst. Darauf angesprochen, erkennt Svenja, dass Herr Peter ihr Angst macht.

Beispiel 4: Herr Yilmaz hat eine Borderline-Persönlichkeitsstörung, die mit impulsivem und aggressivem Verhalten einhergeht. Herr Yilmaz wirkt schon den ganzen Morgen sehr gereizt und angespannt. In der Essenssituation fühlt sich Herr Yilmaz von dem Heilerziehungspflegepraktikanten provoziert, obwohl dieser ihn nur auf das Essen angesprochen hat. Herr Yilmaz droht dem Auszubildenden Prügel an und wirkt äußerst aufgebracht. Der Praktikant versteht in keiner Weise, was Herr Yilmaz von ihm will.

Beispiel 5: Frau Miller wird wegen einer Depression in einer psychiatrischen Tagesklinik behandelt. In einem längeren Gespräch mit der Heilerziehungspflegerin sagt sie: „Ich habe grenzenloses Vertrauen zu Ihnen und möchte Ihnen etwas anvertrauen, das Sie nicht weitersagen dürfen. Sie haben ja auch Schweigepflicht. In letzter Zeit denke ich oft daran, wie schön es wäre, tot zu sein. Manchmal stelle ich mir vor, wie ich mir die Pulsadern aufschneide."

Beispiel 6: Die 35-jährige Heilerziehungspflegerin Mara Sanfilippo klagt über totale Erschöpfung, häufige Kopfschmerzen und depressive Verstimmungen. Schnell wird deutlich, dass sie sich in Beruf und Privatleben völlig verausgabt hat. Sie macht ständig ungefragt Überstunden, führt lange Gespräche mit „unglücklichen" Menschen und „spielt", wie sie sagt, „für alles und jeden den seelischen Abfalleimer".

→ AUFGABE

Lesen Sie die folgenden Anmerkungen zu den Beispielen und reflektieren Sie Ihr berufliches Handeln mithilfe der Impulsfragen, die zu jedem Beispiel aufgeführt sind.

Anmerkung zu Beispiel 1: Neben der Sorge und der heilerzieherischen Unterstützung der Bewohnerinnen und Bewohner ist die Selbstwahrnehmung und die Auseinandersetzung mit sich selbst und der eigenen Persönlichkeit wichtig. Psychisch kranke Menschen und mitunter auch deren Angehörige fordern heilerziehungspflegerische Fachkräfte heraus und bringen diese oft an ihre Grenzen. Daher ist die Bewusstmachung von eigenen Gefühlen, Gedanken und Sichtweisen oder Idealen bedeutsam. Die persönlichen Anteile an Konflikten mit psychisch kranken Menschen oder deren Angehörigen müssen erkannt und bearbeitet werden, damit mögliche Fehleinschätzungen korrigiert werden können und ein vorurteilsfreies Handeln möglich ist. Die pädagogisch-pflegerische Grundhaltung ist dabei, dass es stets mehrere Perspektiven gibt, ein Problem zu betrachten.

Für den heilerziehungspflegerischen Arbeitsalltag bedeutet das:

- Gelingt es mir, unvoreingenommen einem schwierigen Menschen oder Angehörigen zu begegnen?
- Wann gelingt es mir gut, Angehörigen den Eindruck zu vermitteln, auf der Wohngruppe oder Station willkommen zu sein?
- Kann ich den Angehörigen auf Augenhöhe begegnen und sie als „Fachleute" im Umgang mit dem Bewohner oder der Bewohnerin sehen?
- Habe ich ein Team hinter mir, mit dem ich Probleme im pflegerischen Alltag besprechen kann?
- Wie gehe ich mit eigenen Problemen um?
- Bin ich ausreichend kritikfähig und bereit, über Eigenanteile an Problemen in meinem Verhalten nachzudenken?

Anmerkung zu Beispiel 2: Grundsätzlich benötigen professionell Helfende eine gute Wahrnehmungs- und Beobachtungsfähigkeit, die sich nicht nur auf die Defizite eines Menschen beschränkt, sondern auch dessen Stärken, Ressourcen und Fähigkeiten sieht und einbezieht.

Für den heilerziehungspflegerischen Arbeitsalltag bedeutet das:

- Gelingt es mir, immer auch auf die Stärken eines Menschen mit psychischer Erkrankung zu achten?
- Was hindert mich daran, liebenswerte Eigenschaften bei einem Menschen mit störendem Verhalten zu erkennen?
- Beobachte und dokumentiere ich die Ausnahmen des störenden Verhaltens ausreichend?
- Gelingt es mir, den Menschen mit psychischer Erkrankung auf Augenhöhe zu begegnen?
- Wie gelingt es mir, weiterhin neugierig und aufmerksam zu bleiben?

Anmerkung zu Beispiel 3: Heilerziehungspflegerisch Tätige müssen ihre Selbstwahrnehmung schärfen, indem sie dadarauf achten, was sie bei ihrer Berufstätigkeit schnell ungeduldig, wütend oder ängstlich macht.

Für den heilerziehungspflegerischen Arbeitsalltag bedeutet das:

- Wann gelingt es mir gut, eigene Gefühle im Umgang mit schwierigen Menschen zu thematisieren?
- Wie kann ich konstruktiv mit meinen Ängsten umgehen?

- Dürfen Ängste im Team thematisiert werden?
- Kann ich Krisen und Gewaltsituationen, z. B. in der Supervision, angemessen reflektieren?
- Habe ich ausreichende Kenntnisse über präventive Lösungsansätze und Deeskalation bei aggressiven Menschen?
- Wie schütze ich meine eigenen „wunden Punkte"?
- Wie schütze ich mich vor gewalttätigen Auseinandersetzungen?
- Kann ich auf den psychisch kranken Menschen, trotz der aggressiven Auseinandersetzungen, wieder zugehen und mich annähern?

Anmerkung zu Beispiel 4: Heilerziehungspflegerinnen und Heilerziehungspfleger benötigen neben theoretischen Kenntnissen über einzelne Störungsbilder eine hohe psychische und körperliche Belastungsfähigkeit. Ein professioneller deeskalierender Umgang, um mit Beleidigungen, Beschimpfungen, mit selbstverletzenden und aggressiven Verhaltensweisen von Menschen mit einer psychischen Störung umgehen zu können, wird in diesem Beruf verlangt. In Konflikten dieser Art ruhig zu bleiben, sich nicht bedrängen zu lassen, Grenzen aufzuzeigen, die Fähigkeit, von bestimmten Themen ablenken zu können, Abstand zu halten und andere Teammitglieder rechtzeitig zu informieren, all das muss eingeübt und reflektiert werden.

Für den heilerziehungspflegerischen Arbeitsalltag bedeutet das:

- Habe ich ausreichende theoretische Kenntnisse über psychiatrische Störungsbilder und den pflegerischen Umgang damit?
- Verfüge ich über ausreichendes Wissen über die Grenzen der pflegerischen Arbeit?
- Gelingt mir ein sicherer, präsenter und souveräner Umgang mit grenzüberschreitendem Verhalten?
- Gelingt es mir, trotz des kränkenden oder beleidigenden Verhaltens eine angemessene Nähe zu dem psychisch kranken Menschen herzustellen?
- Erkenne ich in dem vordergründig aggressiven, distanzlosen oder übergriffigen Verhalten die eigentlich dahinterliegenden verletzten Grundbedürfnisse des Menschen mit psychischer Störung?

Anmerkung zu Beispiel 5: Heilerziehungspflegerische Fachkräfte benötigen eine ausreichende psychische Stabilität und ein kompetentes Wissen über psychiatrische Störungsbilder sowie mögliche suizidale Risiken. Ein fachgerechter Umgang mit Krisensituationen muss erlernt werden. Dazu gehört auch, Verantwortung nicht allein zu tragen, sondern als Mitglied eines Teams zu agieren und sich nicht durch Schweigegebote handlungsunfähig machen zu lassen.

Für den heilerziehungspflegerischen Arbeitsalltag bedeutet das:

- Habe ich ein ausreichendes Wissen über suizidale Risiken?
- Bin ich in der Lage, suizidale Absichten rechtzeitig zu erkennen?
- Weiß ich genug darüber, wie man mit suizidalen Krisen umgeht?
- Wann wird mir der Kontakt zu Patienten oder Bewohnern zu viel und wann gebe ich Verantwortung ab?
- Wer steht mir zur Verfügung, um rechtzeitig Hilfe zu holen?

Anmerkung zu Beispiel 6: Heilerziehungspflegerisch Tätige und Angehörige anderer Helferberufe müssen sich ihrer körperlichen und seelischen Belastungsgrenzen bewusst werden. Wer insbesondere in den ersten Berufsjahren dauerhaft seine Grenzen überschreitet, ist burnoutgefährdet (s. Seite 158). Das Wissen um die Symptome und den Verlauf des Burnout-Prozesses kann dazu beitragen, vor einem „Ausbrennen" im Beruf zu schützen.

Für den heilerziehungspflegerischen Arbeitsalltag bedeutet das:

- Gelingt es mir, in angemessener Weise institutionellen Anforderungen zu begegnen?
- Wann gelingt es mir, „Nein" zu sagen?
- Wodurch zeigt mir mein Körper, dass ich überarbeitet, überfordert oder zu sehr belastet bin?
- Erkenne ich die Alarmsignale eines drohenden „Burnouts"?

ZUSAMMENFASSUNG

Die Psychiatrie ist ein Fachgebiet der Medizin, das sich mit der Diagnostik, Therapie und Prävention seelischer Krankheiten des Menschen einschließlich der Forschung und Lehre befasst.
Für Menschen mit psychischer Erkrankung besteht entsprechend ihrer Beeinträchtigungen und des individuellen Hilfebedarfs ein umfassendes gemeindenahes Hilfesystem. Die psychiatrische-psychosoziale Versorgung ist gesetzlich verankert. Hilfsmaßnahmen können sowohl ambulant als auch stationär erfolgen. Ziele und Aufgaben der jeweiligen Maßnahmen sind u. a. die Diagnosestellung, die Wiederherstellung der Arbeitsfähigkeit und der Selbstständigkeit im Alltag. Auch die Beziehungsfähigkeit der betroffenen Menschen soll gestärkt werden. In diesen Zusammenhang gehört auch die Unterstützung der Angehörigen. Wichtig ist der Schutz vor Selbstverletzung, Selbstschädigung und suizidalem Verhalten.
Für Menschen mit intellektuellen Beeinträchtigungen, die von einer psychischen Störung betroffen sind, gibt es derzeit noch zu wenig Hilfsangebote, auch wenn man sich darüber einig ist, dass eine angemessene Diagnostik und Behandlung dieser Personengruppe in den Regelstationen der jeweiligen psychiatrischen Kliniken selten möglich ist.
Heilerziehungspflegerische Fachkräfte, die mit Menschen mit Störungen der Intelligenzentwicklung arbeiten, benötigen eine ausreichende psychische Stabilität und ein kompetentes Wissen über psychiatrische Störungsbilder sowie mögliche suizidale Risiken. Ein fachgerechter Umgang mit Krisensituationen muss erlernt werden

2 Diagnostik und Klassifikation

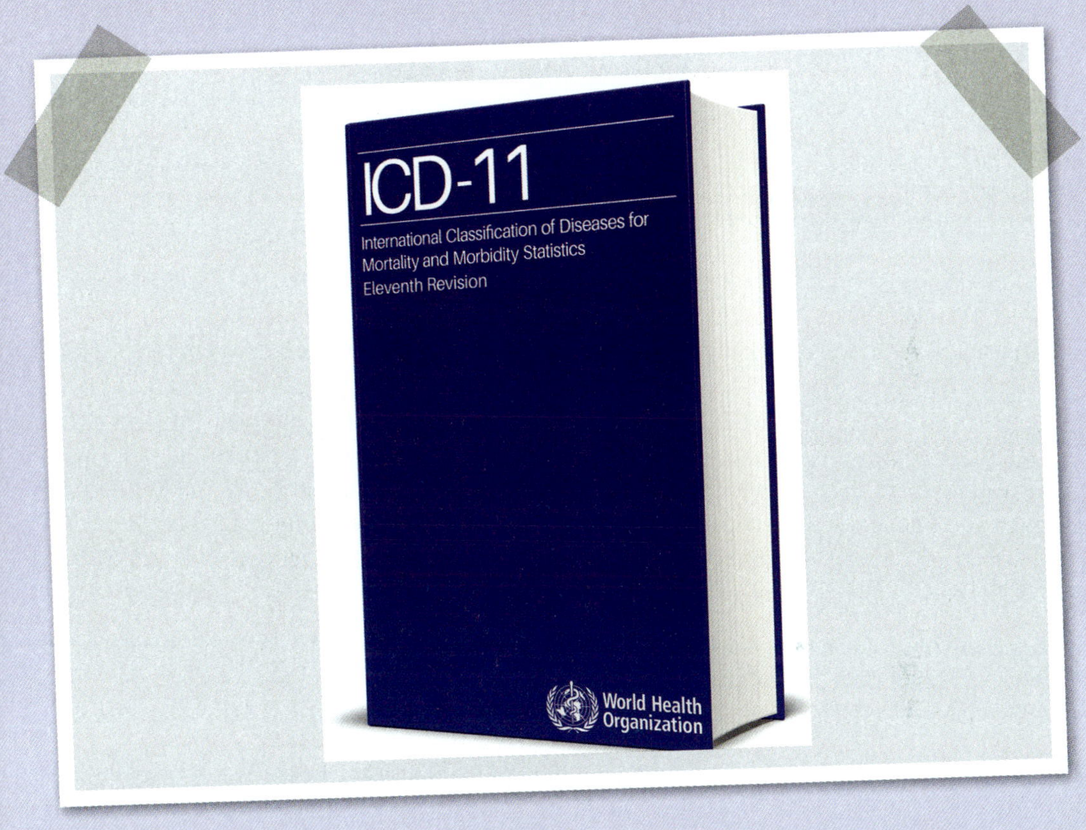

Angestrebte Kompetenzen

Fachkompetenz (Wissen und Fertigkeiten):

- → Sich Wissen über bestehende psychiatrische Störungsbilder und die Entstehung von Diagnosen aneignen.
- → Diagnosekriterien nach internationalen Klassifikationssystemen wie dem ICD-10, ICD-11 und DSM-5 kennen.
- → Ein ganzheitliches Wissen über die Wechselwirkungen und negativen Auswirkungen psychischer Störung nach dem ergänzenden Klassifikationssystem ICF erwerben.

Personale Kompetenz (Sozialkompetenz und Selbstständigkeit):

→ Psychische Störungen anhand von Verhaltensweisen und Symptomen identifizieren können.

→ Psychiatrische Diagnosen nachvollziehen können.

→ Angemessen dokumentieren und pädagogisch-pflegerische Handlungspläne entwerfen können.

2.1 Diagnostik

Durch die psychiatrische Untersuchung eines Menschen mit psychischen Störungen unter verschiedenen Aspekten, wie der Biografie, der aktuellen Lebenssituation, der Persönlichkeit, dem subjektiven Befinden, den individuellen Stärken usw. können Fachärztinnen und -ärzte sowie Psychotherapeutinnen und -therapeuten Befunde erheben und eine Diagnose erstellen. Eine Diagnose erfolgt über ein diagnostisches Gespräch oder Interview sowie gezielte Fragestellungen und wird ergänzt durch die notwendige Erhebung der Vorgeschichte einer Erkrankung („Anamnese"), die Befragung von Bezugspersonen und bestimmte Testverfahren (z. B. Intelligenztests). Bei der Komplexität einer Intelligenzminderung bedarf es zusätzlicher diagnostischer Zugänge zur Problembeschreibung (s. z. B. „SEO" auf Seite 75 f.).

Die Diagnose dient dem Erkennen und Identifizieren einer Störung, u. a. anhand geläufiger Begriffe für **Störungsmerkmale („Symptome")**. Aus einer zunächst vorläufigen Diagnose werden Maßnahmen der Behandlung, Pflege und Begleitung des Menschen abgeleitet. Im weiteren Verlauf kommen weitere Befunde, Beobachtungen oder therapeutische Erfahrungen hinzu, die eine Diagnose absichern und vervollständigen können.

2.2 Einteilungsmodelle psychischer Störungen: ICD-10, ICD-11 und DSM-5

Im Zusammenhang mit der Diagnostik, Behandlung und Pflege von Menschen mit psychischen Störungen ist es üblich, dem betroffenen Menschen mindestens eine Diagnose zuzuordnen. Dies geschieht in der Regel im Rahmen einer psychiatrischen Diagnostik durch **einheitliche Klassifikationssysteme**. So kann sichergestellt werden, dass alle Beteiligten des psychiatrischen Versorgungssystems, also Krankenkassen, Ärztinnen und Ärzte, heilerziehungspflegerische Fachkräfte usw. von gleichen Störungsbildern ausgehen können und bei Fallberichten und Dokumentationen die gleiche „Sprache" sprechen. Ein Psychiater in Frankreich wird dann die gleiche Störung meinen, wenn er einer Ärztin in Deutschland über die depressiven Störungen bei einem Patienten berichtet. So kann sichergestellt werden, dass derselbe Patient aufgrund seiner Erkrankungszeichen überall dieselbe Diagnose erhält. Für die heilerziehungspflegerische Praxis sind die Klassifikationsmodelle für das Verständnis des psychisch erkrankten Menschen sowie für die fachgerechte Dokumentation, Intervention und Handlungsplanung relevant und eine wichtige Orientierung.

Zur Einteilung psychiatrischer Störungsbilder werden weltweit **zwei gültige Systeme** genutzt: Die **ICD-10** (**I**nternational **C**lassification of **D**isease), herausgegeben von der Weltgesundheitsorganisation (WHO), ist eine umfassende internationale Klassifikation aller Krankheiten und Gesundheitsprobleme. Sie beinhaltet ein gesondertes Kapitel 5 bzw. „F" über psychische Störungen. Die dort vorgegebene Verschlüsselung bzw. Codierung ist für die Dokumentation und Information durch Ärztinnen und Ärzte, Therapeutinnen und Therapeuten Krankenkassen u. a. hierzulande rechtlich noch verbindlich. Die ICD-10 liegt in der 10. Revision vor, eine 11. Überarbeitung wurde 2019 von der WHO verabschiedet. Seit 2022 liegt eine erste deutsche Übersetzung als Entwurfsfassung vor (www.bfarm.de/DE/Kodiersysteme/Klassifikationen/ICD/ICD-11/uebersetzung/_node.html [09.02.2024]). Nach einer Übergangszeit soll die ICD-11 in den kommenden Jahren zur Berichterstattung und Diagnosestellung verbindlich eingesetzt werden und die Vorgängerversion ablösen.

MERKEN

Bis zur verbindlichen Einführung der ICD-11 in den nächsten Jahren, bleibt die ICD-10 für eine Übergangszeit weiterhin die gültige amtliche Klassifikation für Deutschland.

Das **DSM-5** (Diagnostic and Statistical Manual of Mental Disorders) ist die 5. Version des weltweit bekannten Klassifikationssystems ausschließlich für psychische Erkrankungen. Es wurde zuletzt im Jahr 2013 von der amerikanischen psychiatrischen Gesellschaft herausgegeben und erschien 2015 auf Deutsch. Im DSM-5 wurden die Veränderungen vorbereitet, die zwischen der ICD-10 und der neuen ICD-11 bestehen.

MERKEN

Die einheitliche Klassifikation psychischer Störungen ist nicht nur zur Diagnosestellung und Dokumentation notwendig, sondern auch eine wichtige Grundlage zur Verbesserung der Qualität der Behandlung.

Psychiatrische Fachgesellschaften und Verbände bringen regelmäßig aktualisierte Sammlungen von verbindlichen, sogenannten **„Leitlinien"** zur Diagnostik und Behandlung von psychischen Störungsbildern bei Kindern, Jugendlichen und Erwachsenen auf der Grundlage der genannten Klassifikationssysteme heraus (siehe www.dgppn.de [09.02.2024]).

In beiden Klassifikationssystemen wird eine systematische Einteilung psychischer Erkrankungen zur leichten Orientierung und klinischen Nutzbarkeit vorgenommen. Letztlich sind beide Systeme jedoch nur **Sammlungen von Symptomgruppen**, denen jeweils eine **Diagnose** zugeordnet wird. Störungen werden entsprechend einer **Hauptsymptomatik** zusammengefasst und diagnostische Leitlinien festgelegt. Komorbiditäten, d. h.

mögliche Zweitdiagnosen oder auch Ausschlusskriterien, werden genannt. Die Ursachen einer psychischen Erkrankung werden allerdings nicht benannt. Im DSM-5 und in der ICD-11 werden Störungen der Kindheit und Jugend nicht mehr gesondert aufgeführt.

Kritisch ist zu bemerken, dass die Darstellung der Symptomgruppen, z. B. bei einer Depression, dem Befinden und tatsächlichen Störungsbild des einzelnen Menschen nicht immer gerecht wird. Dies gilt insbesondere für Menschen mit einer Störung der Intelligenzentwicklung und einer zusätzlichen psychischen Auffälligkeit, die selten alle idealtypischen Symptome einer psychischen Störung aufweisen. Die beschriebenen Störungsbilder im ICD-10, ICD-11 oder DSM-5 sind immer nur Annäherungen, idealtypische Formulierungen und letztlich gesellschaftliche und kulturübergreifende Aushandlungen darüber, was als *störend* oder *gestört* bezeichnet werden kann. In Großbritannien gibt es deshalb bereits spezielle Diagnosekriterien für Menschen mit intellektueller Entwicklungsstörung (DC-LD, Royal College of Psychiatrists, 2001), die aber noch nicht ins Deutsche übersetzt worden sind.

Endlose Fachdiskussionen darüber, ob z. B die Internetsucht („Gaming disorder") oder wiederholte aggressive Verhaltensausbrüche („disruptive Affektregulationsstörung" o. Ä.) zu klassifizierende Erkrankungen sind, machen deutlich, dass es dabei immer um eine **normative Einteilung von beobachtetem Verhalten** geht. Dahinter könnten auch **wirtschaftliche Interessen**, beispielsweise der Pharmaindustrie, stehen, die ein neues Medikament auf den Markt bringen möchten. Daher werden die Klassifikationssysteme in mehrjährigen Abständen revidiert, kontrolliert und weltweit neu ausgehandelt.

Diagnostische Hauptgruppen der ICD-10

F00-09: Organische einschließlich symptomatischer psychischer Störungen
F10-19: Psychische Verhaltensstörungen durch psychotrope Substanzen (Suchtprobleme durch Cannabis, Alkohol, Opium und ähnliche Stoffe)
F20-29: Schizophrene, schizotype und wahnhafte Störungen
F30-39: Affektive Störungen (z. B. Depression, Manie)
F40-49: Neurotische, Belastungs- und somatoforme Störungen (z. B. Phobien, Zwänge, Posttraumatische Belastungsstörung)
F50-59: Verhaltensauffälligkeiten in Verbindung mit körperlichen Störungen und Faktoren, z. B. Essstörungen, Schlafstörungen, sexuelle Störungen
F60-69: Persönlichkeits- und Verhaltensstörungen, z. B. paranoide Störung, Borderlinestörung, sowie Störungen der Impulskontrolle usw.
F70-79: Intelligenzminderung
F80-89: Tiefgreifende Entwicklungsstörungen, z. B. Autismus-Spektrum-Störung
F90-99: Verhaltens- und emotionale Störungen mit Beginn der Kindheit und Jugend, z. B. Aufmerksamkeitsdefizitstörung
F99: Nicht näher bezeichnete psychische Störungen

(Vgl. www.dimdi.de [09.02.2024], Deutsches Institut für Medizinische Dokumentation und Information, 2018)

Diagnostische Hauptgruppen der ICD-11

06 Psychische Störungen, Verhaltensstörungen oder neuronale Entwicklungsstörungen
6A0– Neuronale Entwicklungsstörungen (z. B. Störungen der Intelligenzentwicklung, Autismus-Spektrum-Störung, Aufmerksamkeitsdefizit- und Hyperaktivitätsstörung)
6A2– Schizophrenie oder andere primäre psychotische Störungen (z. B. erste oder mehrfache Episoden, schizoaffektive Störung, vorübergehende psychotische Störung)
6A4– Katatonie (z. B. durch Medikamente oder psychoaktive Substanzen)
6A6– Bipolare und verwandte Störungen (z.B. Typ I, Typ II, Zyklothyme Störung)
6A7– Depressive Störungen (z. B. depressive Episode, rezidivierende depressive Störung, dysthyme Störung)
6B0– Angst- oder furchtbezogene Störungen (generalisierte Angststörung, Panikstörung, spezifische Phobien, Trennungsangststörung, selektiver Mutismus)
6B2– Zwangsstörungen oder verwandte Störungen (z. B. körperdysmorphe Störung, Hypochondrie, pathologisches Horten, Trichotillomanie)
6B4– Störungen, die spezifisch mit Stress assoziiert werden (z. B. Posttraumatische Belastungsstörung, verlängerte Trauerstörung, Anpassungsstörung, reaktive Bindungsstörung)
6B6– Dissoziative Störungen (z. B. dissoziative Amnesie, Trance-Störung, dissoziative Identitätsstörung)
6B8– Fütter- oder Essstörungen (z. B. Anorexia Nervosa, Binge-eating-Störung, Pica)
6C0– Ausscheidungsstörungen (z. B. Enuresis, Enkopresis)
6C2– Störungen des körperlichen Erlebens oder der körperlichen Belastung (z. B. Körperstressstörung)
6C4– Störungen durch Substanzgebrauch (z. B. Störungen durch Alkohol, Cannabis, Opioide, Nikotin)
6C5– Störungen durch Verhaltenssüchte (z. B. Glücksspiel, pathologisches Spielen)
6C7– Störungen der Impulskontrolle (z. B. Pyromanie, Kleptomanie)
6C9– Disruptives Verhalten oder dissoziale Störungen (z. B. Störungen des Sozialverhaltens, chronische Reizbarkeit, Wut)
6D1– Persönlichkeitsstörungen und zugehörige Persönlichkeitsmerkmale
6D3– Paraphile Störungen (z. B. exhibitionistische Störung, pädophile Störung)
6D5– Artifizielle Störungen (z. B. selbst- oder fremdbezogen, Münchhausen-Syndrom
6D7– Neurokognitive Störungen (z. B. erworbene kognitive Einschränkungen)
6D8– Demenz (z. B. Alzheimer-Krankheit, Demenz infolge von Alkohol, Multipler Sklerose, Parkinson Krankheit u. a.)
6E2– Psychische Störungen oder Verhaltensstörungen in Zusammenhang mit Schwangerschaft, Geburt oder Wochenbett

6E4– Psychologische Faktoren oder Verhaltensfaktoren bei anderenorts klassifizierten Störungen oder Erkrankungen
6E6– Sekundäre psychische oder Verhaltenssyndrome bei anderenorts klassifizierten Störungen oder Erkrankungen (zusätzliche neurologische Folgen, z. B. bei genetischen Syndromen, wie das Rett-Syndrom u. a., sekundäres Angstsyndrom etc.)
(Vgl. Bundesinstitut für Arzneimittel und Medizinprodukte, 2023)

→ AUFGABE

Suchen Sie unter www.bfarm.de [09.02.2024] gezielt einzelne Störungsbilder heraus. Schauen Sie vor allem in Kapitel 06 in der ICD-11. Vergleichen Sie die Symptomgruppen und Definitionen mit denen der ICD-10.

2.3 Die internationale Klassifikation der Funktionsfähigkeit, Behinderung und Gesundheit (ICF)

Die **ICF** (**I**nternational **C**lassification of **F**unctioning, Disability and Health) wurde im Jahr 2001 von der Weltgesundheitsorganisation (WHO) verabschiedet. Sie dient fach- und länderübergreifend als einheitliche und standardisierte Sprache zur Beschreibung des funktionalen Gesundheitszustandes, der Behinderung, der sozialen Beeinträchtigung und der relevanten Umgebungsfaktoren eines Menschen. Mit der ICF können die bio-psycho-sozialen Aspekte von Krankheitsfolgen unter Berücksichtigung der Kontextfaktoren systematisch erfasst werden. Das zum 1. Januar 2018 in Kraft getretene Bundesteilhabegesetz (BTHG) sieht im reformierten Eingliederungshilferecht vor, dass die Ermittlung des individuellen Bedarfs durch ein Instrument erfolgen muss, das sich an der ICF orientiert.

Die ICF ergänzt die bestehenden Klassifikationssysteme wie die ICD-10, ICD-11 und das DSM-5. ICD-10, ICD-11 und DSM-5 beschreiben zwar die Symptome und das Leiden der betroffenen Menschen, jedoch nicht, welche Wechselwirkungen und negativen Auswirkungen die psychischen Störungen auf deren Leben haben können. Die Alltagsprobleme sowie die Beeinträchtigungen im häuslichen Leben, hinsichtlich der Selbstversorgung, der Mobilität, der Kommunikation, der sozialen Interaktion und der Auswirkungen auf das Erwerbsleben („Partizipation") können hingegen im ICF und den entsprechenden Checklisten gut beschrieben werden.

Der jeweilige individuelle Hilfebedarf eines erkrankten Menschen kann daraus gezielt ermittelt werden, wenn z. B. eine Heilung aufgrund des chronischen Verlaufs einer psychischen Störung kurzfristig nicht möglich ist.

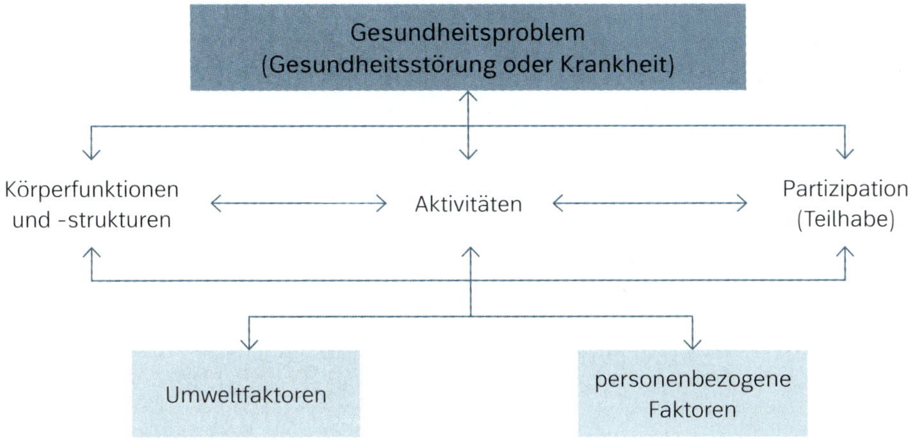

Internationale Klassifikation der Funktionsfähigkeit, Behinderung und Gesundheit (ICF)

BEISPIEL

Herr Nagy, 56 Jahre, hat eine leichte Störung der Intelligenzentwicklung und sich seit einigen Wochen aufgrund einer depressiven Erkrankung erkennbar verändert. Die ICF ermöglicht nun eine differenzierte, individuelle und ressourcenorientierte Betrachtung der psychischen Störung von Herrn Nagy.

Gesundheitsproblem: Die ICF geht zunächst von einem Gesundheitsproblem aus, welches z. B. mit einer ICD-10-Diagnose beschrieben werden kann. In diesem Fall handelt es sich um eine *mittelgradige depressive Störung* (F 32.1 nach ICD-10 oder 6A70.2 nach ICD-11).

Körperfunktionen: In diesem Fall sind die „mentalen Funktionen" von Herrn Nagy betroffen. Sonst stets aktiv, optimistisch und aufgeschlossen, fällt ihm nun alles unendlich schwer. Er fühlt sich matt, kraft- und antriebslos. Sein Selbstvertrauen ist verloren gegangen. Oft grübelt er stundenlang auf dem Sofa.

Körperstrukturen: Herr Nagy hat eine perinatale frühkindliche Hirnschädigung. Medizinische Untersuchungen zeigen, dass Herr Nagy jedoch unter keiner Herz-Kreislauf- oder Immunschwäche leidet. Die mit Bewegung im Zusammenhang stehenden Körperstrukturen sind trotz der Hirnschädigung ohne Befund. Die Werkstattmitarbeiterinnen berichten, dass Herr Nagy zunehmend weniger auf Ansprache reagiert und vermuten eine Schwerhörigkeit.

Aktivitäten: Herrn Nagy fällt es zunehmend schwer, sich selbst zu versorgen. Die Pflege der Wohnung vernachlässigt er ebenso wie die Kleiderpflege. Herr Nagy hat kein Interesse mehr an seinen Hobbys und geht kaum noch aus. Bei der Arbeit in der Werkstatt (WfbM) kann er sich nur schwer konzentrieren, er leidet häufig unter Kopfschmerzen. Oft bleibt er zu Hause und meldet sich krank.

Partizipation: Herr Nagy isoliert sich zunehmend. Seine Bekannten trifft er nicht mehr und er nimmt auch an der monatlichen Spiel- und Sportrunde im Stadtteil nicht mehr teil. Der Kontakt zur Familie scheint mit der Zeit immer mehr verloren gegangen zu sein. Zu Arbeitskollegen in der Werkstatt hat er kaum Kontakt.

Umweltbezogene Faktoren: Herr Nagy lebt allein, und zwar in einer kleinen Wohnung außerhalb eines kleinen Dorfes. Er wird durch einen ambulanten Dienst der Behindertenhilfe jeden Tag für einzelne Stunden aufgesucht.

Personenbezogene Faktoren: Herr Nagy zeigt in einem Gespräch mit der Heilerziehungspflegerin Leidensdruck. Er spürt selbst, dass es so nicht weitergehen kann. Gern würde er Kontakt zu seinem Bruder aufnehmen.

→ AUFGABE

Fassen Sie die Fallbeschreibung kurz in eigenen Worten zusammen. Machen Sie deutlich, welche Aspekte in der Beschreibung eher förderlich oder hemmend für die weitere Entwicklung von Herrn Nagy sein könnten. Wo sehen Sie Hilfebedarf und welche Hilfen würden Ihnen für Herrn Nagy einfallen? Welche Symptome einer depressiven Störung werden hier beschrieben?

Psychische Störungen und ihre Wechselwirkungen nach ICF/WHO

Psychische Erkrankung/Behinderung

Funktionen	**Aktivitäten**	**Teilhabe an Lebensbereichen**
Gestört können z. B. sein: • Affektivität • Antrieb • Aufmerksamkeit • Ausdauer • Bewusstsein • Denkinhalte/Kontrolle des Denkens • Einsicht • Emotionale Stabilität • Interesse • Merkfähigkeit • Motivation • Orientierung • Selbstvertrauen • Selbstwertgefühl • Urteilsfähigkeit • Wahrnehmung	Gestört können z. B. sein: Aktivitäten • des täglichen Lebens (Selbstversorgung, Körper- und Kleiderpflege) • der Kommunikation und Interpersonalität (Aufnahme und Pflege sozialer Kontakte) • im Zusammenhang mit Arbeit und Schule • zur Nutzung medizinischer, sozialer, kultureller Angebote	Gestört können z. B. sein: Partizipation • an sozialen Beziehungen (Familie, Freunde, Bekannte, Gleichaltrige, Fremde) • an Ausbildung, entlohnter oder unbezahlter Arbeit • an Wohnen und Unterkunft • an Erholung, Freizeit, Kultur • am wirtschaftlichen Leben

Persönliche und umweltbezogene Kontextfaktoren

(Quelle: Bienstein/Weber, 2014, S. 53)

→ AUFGABE

Klassifizieren Sie im folgenden Text die bestehenden Beeinträchtigungen und Problemstellungen von Herrn F. im Sinne der ICF.

- Welches Gesundheitsproblem liegt vor?
- Welche Körperfunktionen und -strukturen sind betroffen?
- Welche Auswirkungen hat dies auf Aktivitätsbereiche und die Teilhabemöglichkeiten von Herrn F.?
- Was ist hinsichtlich der Kontext- bzw. Umweltfaktoren als hinderlich bzw. förderlich zu beschreiben?
- Welchen weiteren Hilfebedarf sehen Sie?

„Herr F. ist 40 Jahre und erkrankte erstmals vor 20 Jahren: der bis dahin psychisch unauffällige, in fester Beziehung lebende kaufmännische Angestellte veränderte sich innerhalb weniger Wochen und zeigte für seine Umwelt nicht mehr verständliche Verhaltensweisen und Äußerungen: er behauptete, er müsse die Welt vor einer großen Katastrophe bewahren, alles andere sei unwichtig geworden, er kam seinen beruflichen Verpflichtungen nicht mehr nach, saß Tage und Nächte in der Wohnung und schrieb hunderte von kaum zu verstehenden Papierseiten, vernachlässigte seine Hygiene, aß und trank kaum noch. Über den Hausarzt erfolgte erstmalig die Einweisung in die psychiatrische Klinik, wo die Diagnose einer „paranoid-halluzinatorischen Psychose aus dem schizophrenen Formenkreis“ (s. ICD-10 F 20) gestellt wurde. Nach acht Wochen konnte er, deutlich gebessert und stabilisiert, entlassen werden. Er setzte jedoch gegen den ärztlichen Rat die Medikamente innerhalb weniger Tage ab und erlitt einige Wochen später einen ersten Rückfall. Insgesamt musste er seit dieser Zeit viermal jeweils für mehrere Wochen stationär in der Klinik behandelt werden. In der Zwischenzeit hat er seine Arbeitsstelle verloren, seine Lebensgefährtin hat sich von ihm getrennt, er lebt von der Grundsicherung, hat wenig soziale Kontakte. Über den Sozialdienst der psychiatrischen Klinik erfuhr er von einem Sozialpsychiatrischen Zentrum in seinem Stadtteil, das er seitdem regelmäßig aufsucht. Hier findet er Kontakte und hat in den Sozialarbeitern kompetente Ansprechpartner für seine psychosozialen Probleme gefunden. Mehrere Arbeitsversuche sind an mangelnder Belastbarkeit gescheitert, so dass er jetzt in der Tagesstätte des Sozialpsychiatrischen Zentrums an dem täglichen mehrstündigen Programm unter Anleitung einer Ergotherapeutin und einer Sozialpädagogin teilnimmt. Alle drei bis vier Wochen sucht er seinen Psychiater auf und nimmt regelmäßig die Medikamente ein, die eine erneute Psychose verhindern sollen.“

(Quelle: Schwarzer, 2016, S. 207 f.)

ZUSAMMENFASSUNG

Im Rahmen der psychiatrischen Diagnostik werden den beobachteten und erklärten Symptomen eine oder mehrere Diagnosen zugeordnet. International gültige Klassifikationssysteme wie ICD-10, ICD-11 und DSM-5 stellen sicher, dass ein Patient überall auf der Welt gleiche gesicherte und nachvollziehbare Diagnosen erhalten kann. Der ICF/WHO ergänzt ICD-10, ICD-11 und DSM-5, indem die Wechselwirkungen und Auswirkungen psychischer Störungen auf das Leben der betroffenen Menschen genauer erfasst werden.

Psychiatrische Störungsbilder

1 Störungen der neuronalen Entwicklung

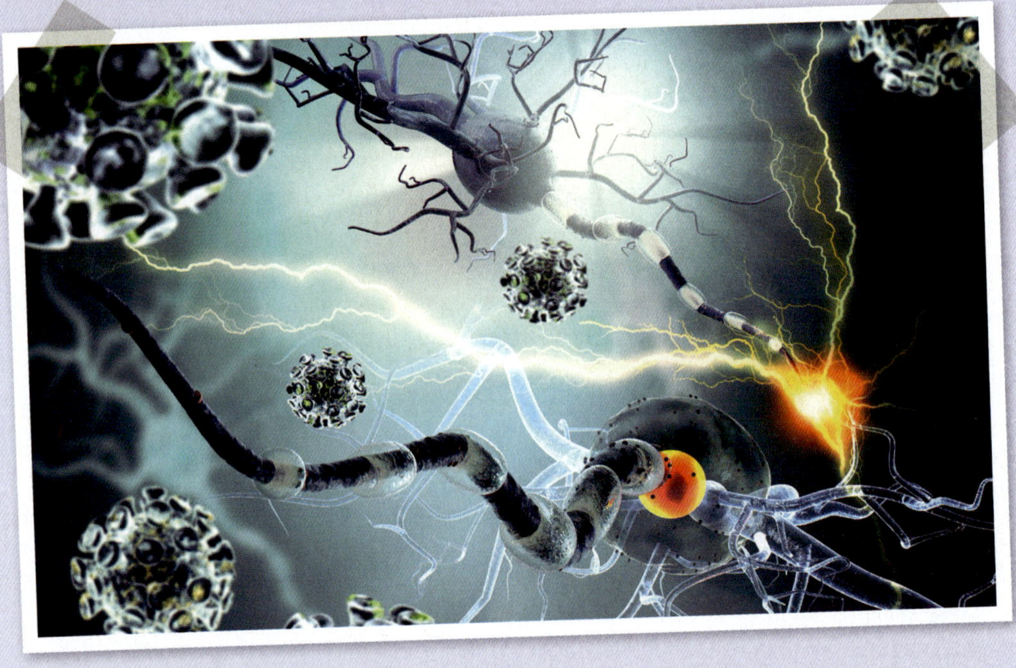

Angestrebte Kompetenzen

Fachkompetenz (Wissen und Fertigkeiten):

- → Sich Wissen über die verschiedenen Störungen der neuronalen Entwicklung aneignen.
- → Ursachen, Symptome und deren Auswirkungen auf das Verhalten des Menschen und die persönliche Alltagsbewältigung kennen.

Personale Kompetenz (Sozialkompetenz und Selbstständigkeit):

→ **Angemessene pädagogisch-pflegerische Handlungspläne entwerfen und Menschen mit neuronalen Entwicklungsstörungen unterstützen können.**

→ **Mit anderen Fachkräften multiprofessionell zusammenarbeiten können, um die bestmögliche Begleitung betroffener Menschen zu gewährleisten.**

In der ICD-11 findet sich unter der Bezeichnung „neuronale Entwicklungsstörungen" eine große Gruppe von Störungen, die bereits früh in der Entwicklung des Menschen als Entwicklungsdefizit und -verzögerung auftreten und die weitere Entwicklung in der gesamten Lebensspanne, im Kindergarten sowie in Schule und Beruf, beeinflussen. Die in der folgenden Übersicht in Fettdruck aufgeführten neuronalen Entwicklungsstörungen werden in diesem Kapitel einzeln vorgestellt:

- **Störungen der Intelligenzentwicklung**
- Störungen der Sprech- oder Sprachentwicklung
- **Aufmerksamkeitsdefizit- und Hyperaktivitätsstörung (ADHS)**
- **Autismus-Spektrum-Störung**
- Lernentwicklungsstörungen (Beeinträchtigungen beim Lesen, Schreiben und Rechnen)
- Entwicklungsstörungen der motorischen Koordination (Koordinationsstörungen, **stereotype Bewegungsstörung** u. a.)

Die hier genannten neuronalen Entwicklungsstörungen gehen mit erheblichen Problemen beim Erwerb von intellektuellen, motorischen, sprachlichen oder sozialen Funktionen einher. Sie können bei einem Menschen isoliert auftreten, häufiger jedoch treten diese Verhaltens- und kognitiven Störungen bei den Betroffenen gemeinsam auf. So zeigen Menschen mit einer Autismus-Spektrum-Störung neben möglichen intellektuellen Beeinträchtigungen oft zusätzlich motorische Stereotypien und Tic-Störungen in ihrem Verhalten. Die klare Abgrenzung und diagnostische Zuordnung stereotyper Bewegungsstörungen und Tics (s. „Tics" S. 106) sowie der Zwangsstörung (s. „Zwang" S. 200 ff.) sind insbesondere bei Menschen mit Intelligenzminderung recht schwierig.

Die Vielfalt der Störungen spiegelt die Vielfalt des Nervensystems und der neurobiolgischen Unterschiede des menschlichen Gehirns wider. Unter dem Begriff der „Neurodiversität" wird daher auch eine Haltung formuliert, die Störungen wie Aufmerksamkeitsdefizit-/Hyperaktivitätsstörung, Hochbegabung oder Autismus als normale Seinsweisen und Lebenskultur und nicht als Defizit oder Störung betrachten.

1.1 Menschen mit Störungen der Intelligenzentwicklung

Menschen mit intellektuellen Beeinträchtigungen (nach DSM-5), mit einer Intelligenzminderung (nach ICD-10) oder einer Störung der Intelligenzentwicklung (nach ICD-11) haben eine allgemeine unterdurchschnittliche intellektuelle Leistungsfähigkeit und zugleich – verglichen mit Gleichaltrigen – Einschränkungen in der alltäglichen Anpassungsfähigkeit.

Unter welchen Umständen von einer Intelligenzminderung gesprochen werden kann, ist im DSM-5, in der ICD-10 und ICD-11 klar definiert.

Kriterien einer intellektuellen Beeinträchtigung

Diagnostische Kriterien einer intellektuellen Beeinträchtigung

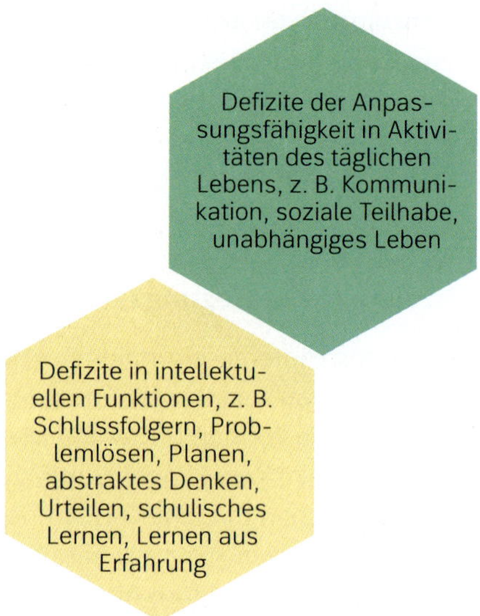
Defizite der Anpassungsfähigkeit in Aktivitäten des täglichen Lebens, z. B. Kommunikation, soziale Teilhabe, unabhängiges Leben
Defizite in intellektuellen Funktionen, z. B. Schlussfolgern, Problemlösen, Planen, abstraktes Denken, Urteilen, schulisches Lernen, Lernen aus Erfahrung

Ergänzende Hinweise:

- Beginn der intellektuellen und adaptiven Funktionsdefizite in der frühen Entwicklungsphase
- Beeinträchtigungen in mindestens einem Bereich
- Beurteilung durch standardisierte Intelligenzdiagnostik oder vergleichbares beobachtbares Verhalten

Kriterien einer intellektuellen Beeinträchtigung (vgl. DSM-5, 2015, S. 43 ff.)

MERKEN

Eine intellektuelle Beeinträchtigung ist, obwohl sie in ICD-10, ICD-11 und DSM-5 aufgeführt wird, *keine* „psychische Störung“ und *keine* „Krankheit“, sondern eine menschliche Existenzweise unter vielen.

Aufgrund einer körperlichen Schädigung, vor allem der mentalen Funktionen (z. B. einer frühkindlichen Hirnschädigung), kommt es zu Einschränkungen der Aktivität und Teilhabe sowie zu einem besonderen Förder- und Hilfebedarf. Die Kriterien einer Störung der Intelligenzentwicklung finden sich im ICD-11 unter dem Oberbegriff der „Störungen der neuronalen Nervensystems Entwicklung“, die dadurch definiert sind, dass diese Störungen (Autismus-Spektrum-Störung, Aufmerksamkeitsstörungen, Sprachstörungen, allgemeine Entwicklungsverzögerung u. a.) in der frühen Entwicklung auftreten und dadurch zu erheblichen Einschränkungen im persönlichen, sozialen, schulischen und beruflichen Bereich führen.

MERKEN

An dieser Stelle muss darauf hingewiesen werden, dass Klassifikationssysteme wie ICD-11 ausschließlich die **Defizite** des Menschen hervorheben. Dies ist zwar schlüssig, wird aber den Menschen mit Störungen der Intelligenzentwicklung nicht gerecht, da diese in anderen Bereichen auch deutliche **Stärken** zeigen können.

→ AUFGABE

Versuchen Sie zunächst, die genannten Kriterien (s. Grafik auf Seite 68) konkret auf einen, Ihnen bekannten Menschen mit einer Störung der Intelligenzentwicklung anzuwenden. Woran erkennen Sie konkret die Defizite der intellektuellen Funktionen und Störungen der Anpassungsfähigkeit? Wann haben die Störungen begonnen? Wurde eine IQ-Testung durchgeführt? Welche Stärken der Person erkennen Sie trotz der bestehenden Beeinträchtigungen?

Die intellektuelle Leistungsfähigkeit wird mithilfe eines individuell durchgeführten standardisierten **Intelligenztests** (z. B. WISC 5, K-ABC, SON-R) gemessen. Dadurch können die jeweiligen Leistungen mit den intellektuellen Leistungen der Altersgruppe verglichen und in einem sogenannten **Intelligenzquotienten** abgebildet werden. In der Regel zeigen Personen mit einer Intelligenzminderung einen IQ-Wert zwischen 65 und 75 gegenüber einem durchschnittlichen IQ 100 in der Normalbevölkerung. Eine Intelligenztestung von Menschen mit einer schweren intellektuellen Beeinträchtigung ist in der Regel nicht sinnvoll und kaum möglich. Die Diagnosestellung stützt sich dann stärker auf vergleichbare Verhaltensbeobachtungen. Die Werte (sogenannte Standardabweichungen), die im ICD-11 für schwergradige Störungen der Intelligenzentwicklung angegeben werden, sind daher etwas fragwürdige Annäherungswerte.

Da die IQ-Werte nur die **kognitiven Fähigkeiten** hinlänglich abbilden, sind die Defizite der Anpassungsfähigkeit im Alltag zusätzlich durch sachkundige und professionelle Beobachtungen im jeweiligen Umfeld zu ergänzen. Dies entspricht auch den Empfehlungen der **AAMR** (**A**merican **A**ssociation on **M**ental **R**etardation), der weltweit größten Interessenvertretung von Menschen mit intellektuellen Beeinträchtigungen.

ICD-11 und DSM-5 definieren grob unterschiedliche Schweregrade einer Intelligenzminderung, die für eine Bedarfsplanung wichtig sind.

→ AUFGABE

Versuchen Sie die Einteilung der Schweregrade von intellektuellen Beeinträchtigungen (s. Seite 68 f.) auf einen Ihnen bekannten Menschen mit einer Störung der Intelligenzentwicklung anzuwenden. Wie lässt sich der Schweregrad der Beeinträchtigungen begründen?

Kurzübersicht über die Schweregrade von intellektuellen Beeinträchtigungen (vgl. DSM-5, 2015, S. 44 f. und ICD-11, 2023, 6A00)

Schweregrad	Kognitiver Bereich	Sozialer Bereich	Alltagspraktische Fähigkeiten
Leichtgradige Störung der Intelligenzentwicklung (IQ 50–69), ca. 80 % der Menschen mit Intelligenzminderung	Während sich bei Vorschulkindern möglicherweise zunächst keine kognitiven Beeinträchtigungen zeigen, haben Schulkinder und Erwachsene Probleme beim Erlernen schulischer Fertigkeiten (Lesen, Schreiben, Rechnen, Umgang mit Zeit u. a.). Das Kurzzeitgedächtnis, das abstrakte Denken sowie das Planen und Setzen von Prioritäten usw. ist diesem Personenkreis erschwert.	Die genaue Wahrnehmung sozialer Hinweisreize (z. B. Mimik, Gestik) ist bei diesen Menschen eingeschränkt und führt zu einem nicht altersgemäßen sozialen Verhalten. Kommunikation und Unterhaltung sind eingeschränkt möglich. Die Sprache ist gut ausgebildet, jedoch im Konkreten und Anschaulichen verhaftet. Es kommt zu Problemen bei der altersgemäßen Regulation von Emotionen, zu einem begrenzten Verständnis von Gefahren und einer leichten Beeinflussbarkeit durch andere.	Eine altersgerechte Selbstversorgung ist bei leichter Unterstützung möglich. Eine Unterstützung beim Einkauf, bei Geldgeschäften, im Haushalt und bei der Kindererziehung ist notwendig. Komplexe Arbeitsabläufe werden von diesem Personenkreis nicht verstanden. Eine Unterstützung bei gesundheitsbezogenen und rechtlichen Fragen sowie in Familienangelegenheiten u. a. ist notwendig. Ein relativ unabhängiges Leben und Erwerbstätigkeit sind mit angemessener Unterstützung möglich.
Mittelgradige Störung der Intelligenzentwicklung (IQ 35–49), ca. 12 % der Menschen mit Intelligenzminderung	Die Kognition ist nicht altersgemäß entwickelt. Sprache und vorschulische Fähigkeiten sind eingeschränkt. Es zeigen sich nur langsame Fortschritte in den schulischen Fertigkeiten und diese bleiben deutlich begrenzt auf einem elementaren Niveau.	Dieser Personenkreis zeigt gegenüber Gleichaltrigen im sozialen und kommunikativen Verhalten deutliche Einschränkungen. Die Sprache ist stärker eingeschränkt und kann nur wenig komplex genutzt werden. Eine Beziehungsfähigkeit bezüglich Familie, Freunden und Partnerschaft ist möglich, obwohl soziale Hinweisreize verzerrt wahrgenommen werden. Das Urteilen ist erschwert und so müssen Lebensentscheidungen u. a. unterstützt werden.	Die Selbstversorgung, (essen, ankleiden, ausscheiden und Hygiene) können gut bewältigt werden, aber es bedarf einer gewissen Anlernzeit. Komplexe Arbeitsaufgaben und soziale Erwartungen müssen unterstützt werden. Die persönliche Terminplanung sowie Fragen zur Beförderung, zu Gesundheits- und Geldangelegenheiten müssen unterstützt werden. Ein relativ unabhängiges Leben und Arbeiten sind mit erheblicher und konsequenter Unterstützung möglich.

Schweregrad	Kognitiver Bereich	Sozialer Bereich	Alltagspraktische Fähigkeiten
Schwergradige Störung der Intelligenzentwicklung (IQ 20–34), ca. 7 % der Menschen mit Intelligenzminderung	Kognitive Fähigkeiten werden nur begrenzt erworben. Diese Menschen zeigen nur wenig Verständnis für die Schriftsprache, für Zahlen, Mengen oder den Umgang mit Zeit. Eine intensive Betreuung ist daher notwendig.	Vokabular und Grammatik sind nur begrenzt verfügbar. Die Kommunikation ist ausschließlich nur über das Hier und Jetzt möglich. Eine einfache Sprache und nonverbale Kommunikation wird von diesem Personenkreis verstanden.	Eine lebenslange Unterstützung in allen Bereichen des täglichen Lebens (essen, ankleiden, Hygiene u. a.) ist notwendig. Eine fortdauernde Unterstützung im Freizeitverhalten und bei der Arbeit ist für diesen Personenkreis notwendig. Unangemessene und störende Verhaltensweisen können auftreten.
Tiefgreifende Störung der Intelligenzentwicklung (IQ unter 20), ca. 1 % der Menschen mit Intelligenzminderung	Die kognitiven Fähigkeiten beziehen sich rein auf die anschauliche und physische Welt. Eingeschränkt können räumlich-visuelle Fertigkeiten erworben werden (z. B. Abgleichen, Zuordnen und Sortieren).	Der eingeschränkte Gebrauch und das Verständnis von Gesten und Sprache ist möglich. Wünsche und Bedürfnisse können meist nur nonverbal gezeigt werden. Beziehungen werden zu vertrauten Personen gepflegt.	Dieser Personenkreis benötigt Hilfestellung bei allen Anforderungen des täglichen Lebens. Einfache Handlungen, z. B. den Teller zum Tisch tragen, sind ihnen möglich, wenn keine körperlichen Einschränkungen vorliegen. Eine intensive Unterstützung bei Arbeit und Freizeit ist notwendig. In der Freizeit werden Vorlieben für Musikhören, Fernsehen, Wasseraktivitäten oder Spaziergänge gezeigt.

1.1.1 Ursachen einer Intelligenzentwicklungsstörung

Bei ca. 30 bis 60 % der Menschen mit einer Störung der Intelligenzentwicklung ist deren Ursache unbekannt. Dies gilt insbesondere für leichte Formen der Intelligenzminderung, von der Männer im größeren Ausmaß betroffen sind. Infektionen, Atemstillstand oder Hirnblutungen unter der Geburt (perinatal) u. a. gelten als mögliche Ursachen. Aber auch ungünstige Umweltfaktoren (z. B. Alkohol- und Drogenkonsum der Mutter) werden in bis zu 10 % der Fälle für eine leichtgradige intellektuelle Entwicklungsstörung verantwortlich gemacht. Bei schwersten Beeinträchtigungen geht man in der Regel von pränatalen und biologischen Ursachen aus. Darunter sind vor allem genetische Störungen, angeborene Stoffwechselerkrankungen und Hirnfehlbildungen zu verstehen.

1.1.2 Störungen der Intelligenzentwicklung und psychische Störungen

Lange Zeit wurde im Zusammenhang mit einer Intelligenzminderung nicht über eine zusätzliche psychische Störung nachgedacht. Jedes auffällige Verhalten wurde und wird – zum Teil noch heute – als Ausdrucksform der Intelligenzentwicklungsstörung betrachtet („Overshadowing“, vgl. Hennicke, 2021, S. 152 ff.). Es erstaunt noch immer, dass emotionale Äußerungsformen (z. B. Enttäuschung, Trauer, Verzweiflung) häufig nicht als solche wahrgenommen werden, sondern als typische Verhaltensweisen von Menschen mit Intelligenzminderung verstanden werden. Expansiv-aggressives Verhalten wird oft als „herausfordernd“ oder „systemsprengend“ etikettiert, während dahinterliegende, ursächliche Misshandlungs- oder Verlusterfahrungen, Traumatisierungen oder Trennungserfahrungen nicht wahrgenommen werden. Eine solche Sichtweise ist zum großen Teil historisch begründet.

Menschen mit einer schwergradigen oder tiefgreifenden Störung der Intelligenzentwicklung und problematischem Verhalten wurden bis weit in die 1960er-Jahre hinein in großen sogenannten „Irrenanstalten“ und Psychiatrien verwahrt. In diesen Einrichtungen lebte zu dieser Zeit eine große Anzahl von Menschen mit psychischen Störungen und intellektuellen Beeinträchtigungen unter elenden und menschenunwürdigen Bedingungen. Erst durch schockierende Veröffentlichungen und die zunehmende öffentliche Kritik an diesen Zuständen, auch aus den Reihen von Medizinerinnen und Medizinern sowie der dort tätigen Pflegekräfte, wurde durch die Bundesregierung eine Expertenkommission beauftragt, ein Gutachten über die Lage der bundesdeutschen Psychiatrie zu verfassen. Dieses Gutachten wurde 1975 als sogenannte **„Psychiatrie-Enquête“** veröffentlicht und hatte eine grundsätzliche humane Neuorientierung in den Psychiatrien zur Folge. Die in dem Gutachten enthaltene Feststellung, dass Psychiatrien für Menschen mit Störungen der Intelligenzentwicklung nicht geeignet seien, führte schließlich zu einer **„Enthospitalisierung“** und der Verlegung einer großen

Anzahl von Menschen mit intellektuellen Beeinträchtigungen in Einrichtungen der Behindertenhilfe. Die „Enthospitalisierung" war ein wichtiger und notwendiger Schritt zur Verbesserung der Lebensqualität dieses Personenkreises.

Da in den Einrichtungen der Behindertenhilfe jedoch überwiegend pädagogisch gearbeitet wurde, wurde zugleich jede „medizinisch-psychiatrische" Sichtweise aus den genannten historischen Erfahrungen heraus abgewehrt. Dies führte in den Folgejahren dazu, dass bei Menschen mit intellektuellen Beeinträchtigungen zusätzliche psychische Störungen nicht erkannt wurden. Diese sehr eingeschränkte Wahrnehmung der dort Tätigen und die „Pädagogisierung" sämtlichen Verhaltens von Menschen mit Störungen der Intelligenzentwicklung in den Behinderteneinrichtungen sowie das Verständnis der „Nicht-Zuständigkeit" von psychiatrischen Institutionen führte dazu, dass dieser Personenkreis über viele Jahre fehlversorgt wurde. Erst nach und nach setzt sich das Verständnis einer „Doppeldiagnose" oder „dualen Diagnose" bei Menschen mit intellektuellen Beeinträchtigungen *und* einer psychischen Störung durch. Bis heute gibt es jedoch noch keine flächendeckende und ausreichende Versorgung mit entsprechenden Angeboten für Menschen mit Intelligenzminderung und einer psychischen Störung (vgl. Hennicke, 2017, S. 50ff.).

Das Auftreten von psychischen Störungen ist bei Menschen mit Intelligenzminderung stark abhängig von der Schwere der intellektuellen Beeinträchtigung und dem allgemeinen Entwicklungsniveau (vgl. Došen, 2018, S. 30ff.). Die Beachtung, Beobachtung und Einschätzung der emotionalen Entwicklung im Kontext des sozialen Miteinanders sowie das differenzierte Erkennen von psychischen Störungen bei Menschen mit intellektuellen Entwicklungsstörungen erscheinen für die Entwicklung und Förderung eines angemessenen Verhaltens besonders bedeutsam (s. SEO, Seite 73). Menschen mit schwerster Intelligenzminderung oder einer Schwerstmehrfachbehinderung (unter IQ 20) entwickeln eher Kontakt- und Kommunikationsstörungen, Autismus-Spektrum-Störungen sowie motorische Störungen (z. B. stereotype Bewegungsstörungen). Aber auch reaktive Bindungsstörungen, Trennungsängste, psychotische Störungen oder Traumafolgestörungen können bei einer schwersten Intelligenzminderung auftreten. Das Spektrum möglicher psychischer Störungen erweitert sich dann erheblich bei Menschen mit mittelgradiger oder leichter Intelligenzminderung. Menschen mit leichter Intelligenzminderung können schließlich die gleichen Störungen wie Menschen ohne Behinderung entwickeln. Sie gehören zur Gruppe der Menschen mit einem erhöhten Risiko für eine psychische Störung im Lebensverlauf. Gleichwohl unterscheiden sich Symptomatik und Verlauf bestimmter Störungen mitunter deutlich.

Bei genetischen Syndromen und anderen spezifischen Syndromen (z. B. Fetales-Alkohol-Syndrom) zeigt sich eine bestimmte Kombination von Entwicklungs- und Verhaltensmerkmalen („Verhaltensphänotyp"). Die intellektuelle Beeinträchtigung und die hohe Wahrscheinlichkeit der Ausprägung bestimmter zusätzlicher psychischer Störungen gehören daher bei einzelnen genetischen Syndromen zur Ausprägung des „Verhaltensphänotyps".

BEISPIELE

- Menschen mit dem sogenannten Prader-Willi-Syndrom zeigen neben der Störung der Intelligenzentwicklung oftmals zusätzlich zwanghafte Verhaltensweisen.
- Kinder mit einem Fetalen-Alkohol-Syndrom haben neben der intellektuellen Beeinträchtigung deutlich häufiger zusätzliche Aufmerksamkeitsdefizitstörungen.

MERKEN

Insgesamt weisen Menschen mit intellektuellen Beeinträchtigungen gegenüber der Normalbevölkerung eine bis zu drei- bis viermal höhere Rate für psychische Störungen auf. Man kann wohl davon ausgehen, dass mehr als die Hälfte der Menschen mit Intelligenzminderung zusätzlich eine psychische Störung aufweisen (vgl. Hennicke, 2017, S. 54; Došen, 2018, S. 16).

Obwohl psychische Störungen bei Menschen mit intellektuellen Beeinträchtigungen derart häufig sind, werden diese oft auch deshalb nicht erkannt, da diese Menschen Behinderung nicht in der Lage sind, das Ausmaß ihrer psychischen Probleme verbal zu kommunizieren. Je niedriger der Entwicklungsstand des Menschen ist, desto schwerer wird daher eine entsprechende Diagnose.

MERKEN

Aufgabe ist es in allen heilerziehungspflegerischen Kontexten, die Wahrnehmung dafür zu schärfen, dass hinter einer Äußerungsform oder Verhaltensänderung eines Menschen mit einer Störung der Intelligenzentwicklung nicht selten auch ein seelisches Leiden verborgen sein kann und eine entsprechend psychiatrische Intervention und Versorgung erfolgen sollte.

Die Klassifikationssysteme ICD-10, ICD-11 und DSM-5 ermöglichen mit ihren differenzierten Symptombeschreibungen mittlerweile einen differenzierten Blick auf die Verhaltensweisen auch von Menschen mit intellektuellen Beeinträchtigungen und sollten darüber hinaus davor schützen, diesen Personenkreis nur aus einem medizinisch-psychiatrischen Blickwinkel zu betrachten. Nicht jede Verhaltensauffälligkeit bei einem Menschen mit intellektueller Beeinträchtigung ist zwangsläufig ein Anzeichen einer psychischen Störung (s. dazu auch Verhaltensstörungen in Kapitel 1.3). Verhaltensauffälligkeiten können auch eine organische Ursache haben (z. B. Schmerzen), sie können aber auch Ausdruck momentaner Überforderung oder die Folge „krankmachender“ Umstände in den jeweiligen Einrichtungen sein.

1.1.3 Einschätzung der emotionalen Entwicklung von Menschen mit Störungen der Intelligenzentwicklung („SEO“ und „SEED“)

BEISPIEL

Der 15-jährige Marc ist intelligenzgemindert, zeigt aber eine nahezu ähnliche sprachliche Ausdrucksfähigkeit wie andere Gleichaltrige. Die pubertäre Entwicklung des Jugendlichen ist durch Impulsdurchbrüche und unangemessene sexuelle Äußerungen belastet. Die Wohngruppenmitarbeiterin versucht sein Fehlverhalten sehr detailliert und auf einem hohen sprachlichen Niveau zu erklären, was jedoch meist in weiteren aggressiven Ausbrüchen endet. Das logische Verständnis des Jugendlichen scheint auf dem Niveau eines Kleinkindes. Zusätzlich scheint Marc mit der altersentsprechenden biologischen Entwicklung überfordert. Durch die ausführlichen Erläuterungen der Heilerziehungspflegerin ist Marc offenbar nicht zu erreichen und es kommt zu weiteren Impulsdurchbrüchen.

Das „chronologische“ Alter eines Menschen erscheint im heilerziehungspflegerischen Tätigkeitsfeld wenig aussagekräftig. Manche Menschen mit besonderen Entwicklungsbedürfnissen wirken jünger, andere hingegen wirken viel älter, als das Geburtsdatum vermuten lässt. Es erscheint daher sinnvoll, zwischen dem chronologischen, dem kognitiven und dem emotionalen Alter eines Menschen zu unterscheiden:

- Das **chronologische Alter** meint das Alter eines Menschen in Bezug auf die vergangenen Jahre seit seiner Geburt. Menschen mit einer Störung der Intelligenzentwicklung zeigen in der Regel kaum Abweichungen in ihrer körperlichen Reife, z. B. in der pubertären Entwicklung. Aber es kommt – vor allem in jungen Jahren – oftmals zu Entwicklungsverzögerungen in bestimmten Funktionsbereichen. So lernen Menschen mit einer Trisomie 21 in der Regel erst verspätet körperliche Fähigkeiten wie beispielsweise das Laufen.
- Das **kognitive Alter** bezieht sich auf das intellektuelle Entwicklungs- und Leistungsniveau eines Menschen im Vergleich zu anderen Menschen seiner Altersgruppe. In der Großhirnrinde („Cortex“) werden viele kognitive Funktionen wie das Verstehen, Lernen oder Erinnern u. a. lokalisiert und verarbeitet. Bei Menschen mit intellektueller Entwicklungsstörung ist dieser Teil des Gehirns mehr oder weniger geschädigt und führt zu den bekannten Einschränkungen der mentalen Funktionen. Die kognitive Leistungsfähigkeit kann mithilfe von Intelligenztests (s. Seite 67) grob ermittelt werden und sollte im heilerziehungspflegerischen Alltag Berücksichtigung finden, damit Über- und Unterforderung mit den damit einhergehenden psychischen Auffälligkeiten verhindert werden. Eine intellektuelle Entwicklungsstörung ist jedoch nicht nur ein kognitives Problem.
- Ebenso bedeutsam, allerdings oftmals vernachlässigt, ist die Berücksichtigung des **emotionalen Alters** von Menschen mit Intelligenzminderung in Pädagogik und Pflege. Abhängig von der biologischen Reifung des „emotionalen Gehirns“, dem sogenannten limbischen System, und den wechselseitigen Interaktionen mit der Umwelt entwickelt jeder Mensch in der Lebensspanne emotionale Kompetenzen.

In der praktischen Arbeit mit Menschen mit einer Störung der Intelligenzentwicklung kann man gut mit der folgenden Unterscheidung arbeiten:

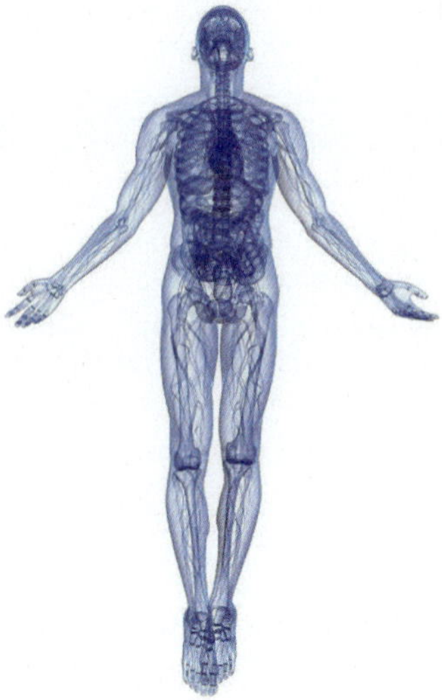

Kognitives Alter (den „Kopf" betreffend, Intelligenz)

Emotionales Alter (das „Gefühl" betreffend)

Chronologisches Alter
(den „Körper" betreffend, die körperliche Reife)

Sappok und Zepperitz (2019) beschreiben **Entwicklungsaufgaben und „Meilensteine" der emotionalen Entwicklung,** die alle Heranwachsenden im Lebensverlauf zu meistern haben:

- **Affektregulation:** Im Laufe der Jahre entwickelt der Mensch die Fähigkeit, sich selbst, die eigene emotionale Erregung und die eigenen Impulse selbstständig zu einem individuell positiv erlebten Zustand steuern zu können.
- **Objektpermanenz:** Als Grundlage für eine gelungene Bindung (s. Seite 29) muss das Wissen, das ein Objekt oder eine Person auch außerhalb des eigenen Wahrnehmungsfeldes existieren, entwickelt werden.
- **Bindung:** Eine sichere Bindung zu Bezugspersonen entwickelt sich durch die Erfahrung feinfühliger Unterstützung und ist Grundlage für Umweltexploration, Urvertrauen und die Entwicklung von Selbstsicherheit.
- **Gemeinsame Aufmerksamkeit, Perspektivübernahme, Mitgefühl und Moral:** Kinder entwickeln früh das Bewusstsein mit ihrem Gegenüber durch Blickkontakt oder Zeigegesten gezielt Aufmerksamkeit teilen zu können („Joint attention"). Es entsteht schrittweise ein Bewusstsein für das eigene Selbst und die Fähigkeit, Meinungen, Gedanken oder Gefühle anderer Menschen zu erschließen („Theory of mind", s. Seite 97). Das ist die Grundlage für Empathie.
- **Emotionsentwicklung:** Die Basisemotionen Freude, Trauer, Angst und Ärger differenzieren sich im Lebensverlauf immer weiter und komplexer aus, sie können erkannt und ihre Ursachen benannt werden.

→ AUFGABE

Versuchen Sie am Fallbeispiel von Marc (s. o.) die genannten Altersunterscheidungen herauszuarbeiten. Dann überlegen Sie: Welche emotionalen Entwicklungsaufgaben sind von Marc möglicherweise noch nicht gemeistert? Welche emotionalen Bedürfnisse sind vielleicht noch nicht befriedigt? Worauf möchten Sie die Mitarbeiterin hinweisen?

Das „emotionale Gehirn" entwickelt sich bereits vorgeburtlich und vor allem in den ersten Lebensjahren. Der Stand der emotionalen Entwicklung eines Menschen ist abhängig von inneren und äußeren Aspekten. Genetische Defekte, prä-, peri- und postnatale Hirnverletzungen, aber auch unsichere Bindungen sowie dauerhaft belastende Lebensumstände können die Ausreifung des limbischen Systems beeinträchtigen und zu einer verzögerten oder unvollständigen emotionalen Entwicklung führen. Somit kann z. B. ein 30-jähriger Mensch mit mittelgradiger Intelligenzminderung einen emotionalen Entwicklungstand entsprechend eines dreijährigen Kindes haben, weil die altersgemäßen Entwicklungsschritte nur sehr verzögert gemeistert wurden.

Wenn diese „emotionale Entwicklungsverzögerung" von den nahen Bezugspersonen und der pädagogischen Assistenzkraft im täglichen Umgang unberücksichtigt bleibt und der Mensch eine Ansprache ausschließlich entsprechend seines chronologischen und kognitiven Alters erfährt, führt das bei den Betroffenen in der Regel zu einer mangelnden emotionalen Bedürfnisbefriedigung. Bei Nichterfüllung von emotionalen Bedürfnissen (s. Seite 30 f.) reagiert jeder Mensch mit den ihm zur Verfügung stehenden Lösungsversuchen und Appellen an das Umfeld, die dann, wie im Fall Marc, als herausforderndes und impulsives Verhalten beschrieben werden. Gelingt es jedoch, z. B. im Team einer Wohngruppe, dem Menschen mit Beeinträchtigung mehr Verständnis für das „Alter der Gefühle" aufzubringen, trägt man zur psychischen Gesundheit und Lebensqualität dieses Menschen bei.

Der niederländische Kinder- und Jugendpsychiater Anton Došen (2018, S. 476) hat zur Bestimmung des emotionalen Entwicklungsstandes ein **„Schema der emotionalen Entwicklung" (SEO: „Schaal voor Emotionale Ontwikkeling")** als diagnostisches Instrument und Interviewleitfaden erstellt. Sein Modell beschreibt fünf aufeinanderfolgende Entwicklungsschritte und -phasen, die typisch für die emotionale Entwicklung von Kindern im Alter von null bis zwölf Jahren sind. Das gezeigte Verhalten eines Menschen, z. B. im Umgang mit seinem eigenen Körper oder mit anderen Personen, kann dann dem jeweils passenden emotionalen Entwicklungsstand zugeordnet werden. So wird es den heilerziehungspflegerischen Fachkräften möglich, die Anzeichen einer gestörten emotionalen Entwicklung zu erkennen, diese von anderen psychischen Störungen zu unterscheiden und entwicklungsgemäße heilerzieherische Interventionen im Umgang mit den beeinträchtigten Menschen zu ergreifen. Geschieht dies nicht, entstehen mitunter bei Menschen mit Intelligenzminderung schwere Verhaltensauffälligkeiten und in der Folge psychische Störungen, mit weitreichenden Folgen wie einer pharmakologischen Behandlung oder einem Wohn- und Arbeitsplatzverlust.

MERKEN

Das SEO-Modell wurde von Anton Došen zur differenzierten Wahrnehmung und Beschreibung von Verhaltensweisen bei Menschen mit Intelligenzminderung entwickelt und versteht sich auch als Kritik an einem leichtfertigen Umgang mit psychiatrischen Diagnosen. Oftmals werden schwere entwicklungslogische Verhaltensweisen von Menschen mit Störungen der Intelligenzentwicklung als psychische Störung mit Antipsychotika behandelt oder fälschlicherweise dem Behinderungsbild zugeschrieben („Overshadowing").

TIPP

Der SEO-Interviewleitfaden zur Beurteilung des emotionalen Entwicklungsstandes finden Sie in Anton Došens Buch „Psychische Störungen und Verhaltensauffälligkeiten bei Menschen mit intellektueller Beeinträchtigung" (2018). Das SEO-Schema wurde von der St. Lukas Klinik der Stiftung Liebenau überarbeitet und in erwachsenengerechte, handhabbare und praxisnahe Formulierungen übersetzt (www.seo-gb.net 09.02.2024).

→ AUFGABE

Versuchen Sie das Verhalten von Marc einem dem SEO-Schema entsprechenden Entwicklungsstand zuzuordnen. Welche heilerziehungspflegerischen Hilfen sind notwendig?

Das SEO-Schema wurde von einer internationalen Arbeitsgruppe weiterentwickelt und ergänzt. Die Ärztin Tanja Sappok und die Pädagogin Sabine Zepperitz haben das gut validierte Phasenmodell als **„Skala der emotionalen Entwicklung – Diagnostik" (SEED)** ins Deutsche übertragen und in einem Buch veröffentlicht. Mithilfe der SEED kann der emotionale Entwicklungsstand eines Menschen mit Intelligenzminderung festgestellt werden. Aus dem individuellen Ergebnis der SEED lassen sich konkrete pädagogische Empfehlungen für die heilerziehungspflegerische Arbeit mit Kindern, Jugendlichen oder Erwachsenen mit Beeinträchtigung ableiten.

TIPP

Eine ausführliche Beschreibung der Meilensteine in der emotionalen Entwicklung sowie des SEED-Phasenmodells, einen pädagogischen Werkzeugkasten und eine Anleitung für multiprofessionelle Fallkonferenzen finden sie in: Tanja Sappok/Sabine Zepperitz: Das Alter der Gefühle – über die Bedeutung der emotionalen Entwicklung bei geistiger Behinderung, 2., überarbeitete Aufl., Bern: Hogrefe Verlag, 2019.
Auf der Basis von SEO und SEED gibt es zusätzlich ein übersichtliches und gut anzuwendendes Testkonzept „SEED-2" (von Sappok, T., Zepperitz, S., Dosen, A. u.a., im Hogrefe Verlag, 2023) mit Manual und Profilbögen zur Erfassung des emotionalen Entwicklungsstandes bei Kindern und Erwachsenen mit Intelligenzentwicklungsstörung.

1.2 Aufmerksamkeitsdefizit- und Hyperaktivitätsstörung (ADHS)

BEISPIEL

Die Mutter des siebenjährigen Marvin berichtet, dass sich ihr Sohn im Unterricht in der Grundschule sehr störend verhielte. Er könne sich nur schwer konzentrieren, rufe oft in die Klasse hinein und könne nicht stillsitzen. Es gehe bei ihm immer nur um das Kämpfen, er zeige ablehnendes Verhalten, fühle sich oft ungerecht behandelt, sei schnell aufbrausend, diskutiere alles aus und habe große Schwierigkeiten, Anschluss in der Klasse zu finden. Zu Hause zeige er das Verhalten auch den Eltern und Geschwistern gegenüber. Er rede viel und fordere es ein, im Gespräch sei er immer zwei Schritte vorweg und es werde dann schnell ein Gegeneinander. Mit seinem Großvater hingegen spiele er sehr gern, lange und intensiv Schach. Marvin habe schon als Säugling viel geschrien und sei im Verlauf ein sehr bewegungsaktives Kind gewesen, er habe die Meilensteine der kindlichen Entwicklung gut durchlaufen. Er kam früh in die Kindertagesstätte und wurde dort als entwicklungsauffällig beschrieben. Mit etwa zwei Jahren sei schon die Diagnose ADHS als Verdacht beschrieben worden. Marvin konnte z. B. fantasievoll mit Figuren spielen, aber die Eltern oder pädagogischen Fachkräfte mussten stets anwesend sein, weil er sonst rasch das Interesse verlor. Oftmals gingen Spielzeuge kaputt oder verloren. Marvin habe früh großes Interesse an anderen Kindern gezeigt, jedoch von Anfang an schwer Anschluss gefunden. Sein Spiel schien an dem der Gleichaltrigen vorbeizugehen. Er trat schon immer sehr kämpferisch auf und konnte sich nur schwer an Regeln halten. Soziale Gruppenspiele habe er aus Übermut und vor lauter Freude gesprengt und so sei er von den anderen Kindern immer mehr ausgegrenzt worden.

→ AUFGABE

Beschreiben Sie in eigenen Worten die Situation des Kindes und seines Umfeldes in dem oben stehenden Beispiel. Versuchen Sie sich in die Perspektiven der beteiligten Personen hineinzuversetzen. Was sind die Interessen des Kindes? Wie mag es den Eltern oder auch den anderen Kindern gehen? Was denkt wohl der Großvater?

Die Aufmerksamkeitsdefizit- und Hyperaktivitätsstörung wird allgemein als ADHS bezeichnet und zeigt sich anfangs als Entwicklungsstörung in der frühen kindlichen Entwicklung, dann auch in der Kindertagesstätte sowie fortlaufend in der Schulzeit und schließlich im Erwachsenenalter in Studium, Beruf und Freizeit. Im Vordergrund stehen Beeinträchtigungen der sogenannten exekutiven Funktionen (s. Seite 81). Die Fähigkeit, bei nicht unmittelbar stimulierenden Aufgaben ausreichende Aufmerksamkeit aufrechtzuerhalten sowie die eigenen Aktivitäten zu planen und zu organisieren, ist beeinträchtigt. Verhaltens- und Beziehungsmuster, z. B. eine vermehrte Sprunghaftigkeit, Ablenkbarkeit und Furchtlosigkeit, sowie eine ausgeprägte motorische Unruhe (Hyperaktivität) und Impulsivität stehen im Vordergrund dieser Störung.

Das oftmals überschießende, sorglose und impulsive Verhalten von Menschen mit ADHS-Symptomatik führt zu psychosozialen Folgen, zur sozialen Distanz und möglicher Ablehnung durch andere Menschen. Das scheint den betroffenen Menschen oft nichts auszumachen, geht jedoch mit Problemen im Selbstbild und Selbstwert einher. Menschen mit ausgeprägter ADHS fällt es spätestens im Jugendalter schwer, angemessene Antworten auf bedeutsame Fragen des Selbstwertes zu finden, z. B.: Wer bin ich? Was sind meine Stärken? Bin ich attraktiv für andere? Wie bin ich im Vergleich zu anderen, etwa im Sport oder in Mathe? Werde ich eine Freundin oder einen Freund finden? Bin ich „in Ordnung"? Bin ich etwas Besonderes?

Daraus können sich psychische Folgestörungen entwickeln. Oftmals übernehmen betroffene Kinder oder Jugendliche, z. B. in der Schule, die Rolle des „Klassenclowns". Dieses Verhalten kann als Versuch verstanden werden, durch die (stille) Bewunderung der anderen das eigene Selbstwertgefühl zu stabilisieren. Oft kommen betroffene Kinder, Jugendliche und Erwachsene in einen „Teufelskreis" der durch außenstehende Bezugspersonen, deren Vorhaltungen und Ermahnungen gefestigt wird. Gut gemeinte Lösungsstrategien (Tagesplanungen, Routinen u. a.) werden von den Betroffenen aus einem resignativen Trotz heraus nicht mehr angenommen und vermieden („Mich mag ja eh keiner, wozu soll ich mich dann noch anstrengen?"). Betroffene Menschen im Jugend- und Erwachsenenalter fliehen aufgrund der sozialen Ausgrenzung häufig ins Internet, führen Spannung ab oder vermeiden aufkommende Schuld- und Schamgefühle durch Alkohol und anderes Suchtverhalten. Andere entwickeln in Folge ihrer fortdauernden impulsiven und „enthemmten" Persönlichkeitseigenschaften eine Persönlichkeitsstörung (s. Seite 258 ff.). Eine unbehandelte oder unerkannt gebliebene ADHS-Symptomatik zeigt sich möglicherweise in dissozialen, aggressiven und oppositionellen Verhaltensweisen (z. B Davonlaufen, Schule schwänzen) bis hin zu delinquentem Verhalten (z. B. Lügen, Stehlen, Sachbeschädigung, Körperverletzung, Brandstiftung).

Bei dem vorwiegend unaufmerksamen Erscheinungstypus („dreamy type") einer ADHS tritt das hyperaktive oder unruhige Verhalten zugunsten einer eher zurückgezogenen Schüchternheit in den Hintergrund. Diese Menschen werden, z. B. im Schulunterricht, eher als still, verträumt und dadurch weniger störend erlebt. In Heinrich Hoffmanns „Struwwelpeter" wird dieser Typus durch die Figur des „Hanns Guck-in-die-Luft" anschaulich beschrieben. Auch hier kann der Selbstwert des Menschen erheblich beeinträchtigt werden und es in der Folge auch zusätzlich zu depressiven Störungen kommen.

MERKEN

Bei der Betrachtung der genannten Beeinträchtigungen und Defizite einer Aufmerksamkeitsdefizit- und Hyperaktivitätsstörung sollte nicht außer Acht gelassen werden, dass dieser Personenkreis mit ihrer ansteckenden Neugierde, der sorglosen Heiterkeit, ihrer träumerischen Kreativität oder der spontanen Freude an Bewegung u. a. über vielfältige Stärken verfügt, die anderen Menschen in dieser Form als Ressourcen verwehrt sind. Aufgabe der Gesellschaft sowie des unterstützenden Netzwerkes ist es, einen entsprechenden Kontext oder „Nischen" bereitzustellen, damit Menschen mit diesen Eigenschaften in ihrem Leben keine gravierenden Störungen im Sinne der ICD-11 entwickeln und ihre Grundbedürfnisse trotzdem befriedigt sind.

Bei diesem Störungsbild wurde die Einteilung in der ICD-11 deutlich verändert. Im Gegensatz zur ICD-10 wird nun eine enge Verknüpfung von neuronaler Reifung und ADHS-Symptomatik herausgestellt. In der ICD-11 wird unterschieden zwischen einer Aufmerksamkeitsdefizit-/Hyperaktivitätsstörung mit einem **vorwiegend unaufmerksamen Erscheinungsbild (6A05.0), mit einem vorwiegend hyperaktiv-impulsiven Erscheinungsbild (6A05.1)** und **mit einem gemischten Erscheinungsbild (6A05.2)**, in dem weder Impulsivität noch Unaufmerksamkeit überwiegt.

Diagnostische Kriterien einer Aufmerksamkeitsdefizit- und Hyperaktivitätsstörung (ADHS)

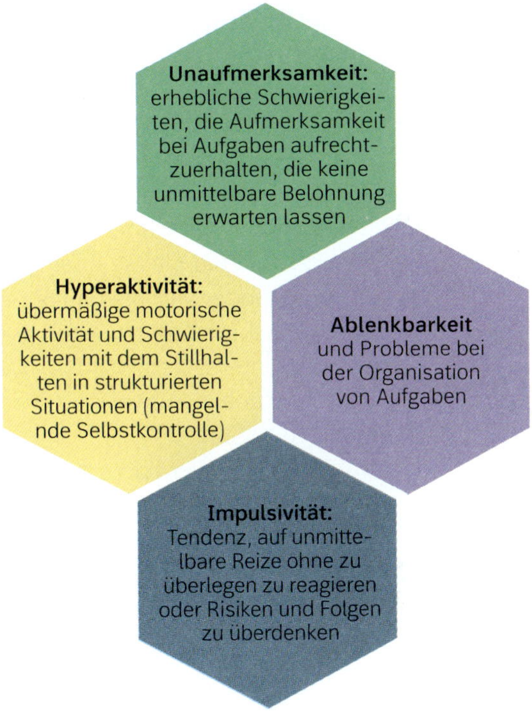
Unaufmerksamkeit: erhebliche Schwierigkeiten, die Aufmerksamkeit bei Aufgaben aufrechtzuerhalten, die keine unmittelbare Belohnung erwarten lassen
Hyperaktivität: übermäßige motorische Aktivität und Schwierigkeiten mit dem Stillhalten in strukturierten Situationen (mangelnde Selbstkontrolle)
Ablenkbarkeit und Probleme bei der Organisation von Aufgaben
Impulsivität: Tendenz, auf unmittelbare Reize ohne zu überlegen zu reagieren oder Risiken und Folgen zu überdenken

Ergänzende Hinweise:

- anhaltendes Verhaltensmuster über mindestens sechs Monate
- Anzeichen bereits vor dem 12. Lebensjahr, typischerweise in der frühen und mittleren Kindheit
- negative Auswirkungen auf schulische, berufliche oder soziale Leistungen
- Die Ausprägungen sind sehr unterschiedlich und müssen in unterschiedlichen Situationen und Umgebungen gezeigt werden (zu Hause, bei Freunden, in der Schule, am Arbeitsplatz).
- Die Symptome lassen sich nicht durch andere psychische, verhaltensbezogene oder neurologische Entwicklungsstörungen erklären.

Quelle: Kriterien einer Aufmerksamkeitsdefizit- und Hyperaktivitätsstörung (vgl. ICD-11, 6A05)

➔ AUFGABEN

1. Sehen Sie sich noch einmal das obige Fallbeispiel von „Marvin" an: Welche Symptome können Sie nun fachgerecht zuordnen.
2. Auch Erwachsene können eine Aufmerksamkeitsdefizit- und Hyperaktivitätsstörung haben. Überlegen Sie, welche der folgenden Sätze auch auf Sie selbst zutreffen? Würden Sie Ihr Verhalten noch als „Normvariante" beschreiben? Falls diese Sätze nicht zutreffend sind: Wie schaffen Sie es z. B., nicht abgelenkt zu werden oder Dinge nicht zu vergessen? Was hilft Ihnen dabei?
   - „Ich mache nicht gerne Sachen, bei denen ich mich stark konzentrieren muss (z. B. Lernen)."
   - „Ich rede sehr viel. Andere sagen manchmal, ich soll endlich ruhig sein."
   - „Ich kann mich nicht so gut ruhig mit etwas beschäftigen."
   - „Ich zappele häufig herum und bin unruhig."
   - „Oft fange ich eine Aufgabe an, aber dann kriege ich sie nicht fertig."
   - „Ich kann nicht gut warten, bis ich endlich an der Reihe bin."
   - „Ich rufe oft in die Klasse oder vergesse aufzuzeigen."
   - „Ich verliere oder verlege häufig Sachen."
   - „Ich höre nicht richtig zu, wenn andere mir etwas sagen, was mich nicht besonders interessiert."
   - „Mir wird schnell langweilig und dann kann ich mich nicht mehr konzentrieren."
   - „Ich lasse mich leicht ablenken von dem, was um mich herum passiert."
   - „Ich unterbreche oft andere Leute beim Reden oder störe sie beim Spielen oder Fernsehen."
   - „Ich vergesse häufig Sachen."
   - „Ich mache viele Flüchtigkeitsfehler, weil ich nicht so genau hinschaue."
   - „Ich kann nicht lange ruhig sitzen und möchte dann gern aufstehen."

1.2.1 Ursachen einer Aufmerksamkeitsdefizit- und Hyperaktivitätsstörung

Die Ursachen einer ADHS sind im Detail noch unklar, man vermutet **multifaktorielle Ursachen.** Biologischen Faktoren kommt bei der Entstehung eine gewichtige Rolle zu:

- **Neurobiologie:** Man geht von Fehlfunktionen, verzögerten Reifungsprozessen u. a. im dopaminergen System des Gehirns aus. Der Botenstoff („Neurotransmitter") Dopamin beeinflusst verschiedene Hirnfunktionen wie die Belohnung, die Motivation und die Bewegungskoordination des Menschen. Das Dopamin kann man sich grundsätzlich wie die Lokomotive einer Eisenbahn vorstellen. Mit der Freisetzung des Neurotransmitters Dopamin wird beim Menschen seine Handlungsbereitschaft und Bewegungsfähigkeit aktiviert. Bei ADHS wird ein Ungleichgewicht im Dopaminhaushalt vermutet. Prä-, peri- und postnatale Schädigungen des zentralen Nervensystems sind bei der Entwicklung dieser Störung von Bedeutung. Wenn man von einem verzögerten Reifungsprozess im präfrontalen Kortex ausgeht, erklärt das, warum sich die Hyperaktivität mit zunehmendem Alter (Reifung) meist vermindert.

- **Neuroanatomie:** Es wurden diskrete Unterschiede in der Gehirnstruktur und der Neurochemie von Menschen mit und ohne ADHS festgestellt.
- **Neuropsychologie:** Man vermutet ein defizitäres Reaktionshemmungssystem, wodurch Handlungen, obwohl sie mit negativen Konsequenzen einhergehen, von den Betroffenen schlechter beeinflusst werden können. Störungen der exekutiven Funktionen (s. u.), aber auch motivationale Faktoren, z. B. die Abneigung gegen Belohnungsaufschub, scheinen eine Rolle zu spielen.
- **Psychosoziale Faktoren:** Stress durch ungünstige familiäre Bedingungen wie beispielsweise räumliche Enge, eine unvollständige Familie, dauerhafte familiäre Konflikte oder psychische Störungen der Bezugspersonen können Einfluss auf die Entwicklung einer ADHS haben. Negative Eltern-Kind-Beziehungsmuster, unsichere Bindungen, desorganisierte Bindungsverhaltensweisen und ein ungünstiges Interaktionsverhalten der Eltern haben Einfluss auf die Entwicklung der Regulationsfähigkeit des Kindes. Traumatische Erfahrungen (s. Seite 215 ff.) und ungünstige Bindungsmuster können für einen Teil der Betroffenen ursächlich für ADHS sein.

DEFINITION

Exekutive Funktionen

Die exekutiven Funktionen sind für die Entwicklung und das Lernen des Menschen von zentraler Bedeutung. Der Begriff stammt aus der Neuropsychologie. Man versteht darunter kognitive Prozesse, die es einem Menschen ermöglichen, Aufgaben zu planen, zu organisieren, Probleme zu lösen und Handlungen zu kontrollieren. So kann sich der Mensch selbst regulieren und sich vor allem optimal an neue Situationen anpassen. Gut ausgebildete exekutive Funktionen haben neben den positiven kognitiven Auswirkungen auch Einfluss auf das sozial-emotionale Wohlbefinden.

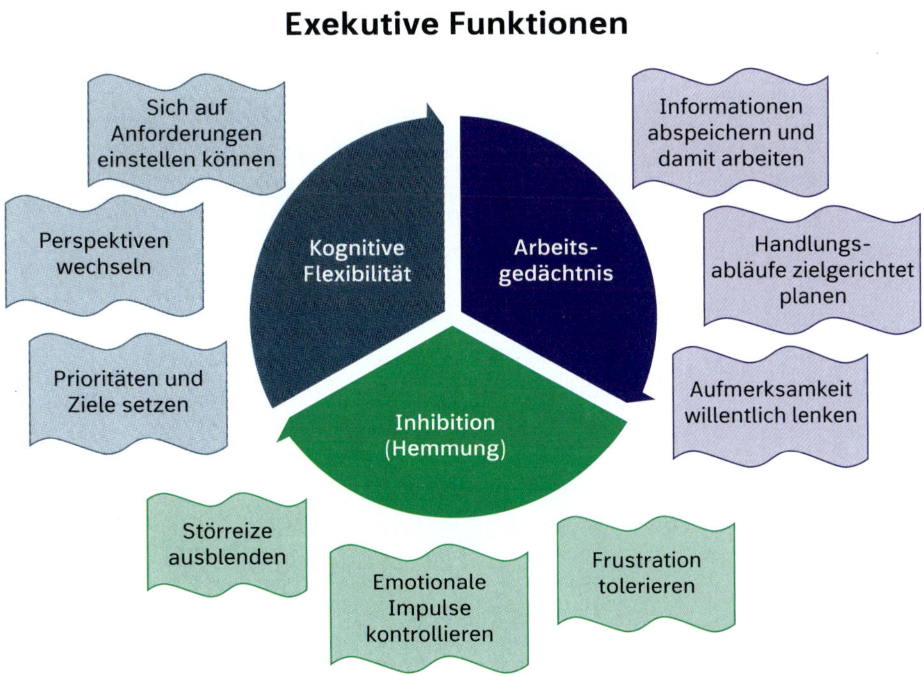

(Quelle: Rösner, 2022, S. 131)

Zu den exekutiven Funktionen zählen (vgl. Rösner, 2022, S. 130–139):

- **Inhibition (Hemmung)**
  Sie beinhaltet die Fähigkeit, impulsive Reaktionen zu hemmen, zu verlangsamen oder zu kontrollieren. Das Gehirn verarbeitet in kurzer Zeit unüberschaubar viele Informationen, die eine Vielzahl von Handlungsmöglichkeiten oder Bewegungsimpulsen anbieten. Das Gehirn muss aus diesen, mitunter auch im Konflikt stehenden Handlungsimpulsen blitzschnell entscheiden, welche Handlung situationsangemessen ausgeführt wird. Den möglichen Handlungsalternativen hingegen wird die „rote Karte" gezeigt. Inhibition als meist unbewusster Vorgang ermöglicht es, emotionale Impulse zu kontrollieren, etwaige Störreize auszublenden und mögliche Frustrationen zu tolerieren. Anstatt in einer Teamsitzung und vor der Leitung einer Wohngruppe seinen großen Ärger spontan und überschießend abzulassen, ist es so möglich, sich zunächst zurückzuhalten und seinen Unmut später an passender Stelle ruhiger zu äußern.
- **Arbeitsgedächtnis**
  Als Bestandteil des Kurzzeitgedächtnisses ermöglicht das Arbeitsgedächtnis, Informationen kurzfristig zu speichern und sie im Bewusstsein zu halten, während man nachdenkt, Probleme löst oder Entscheidungen ausführt. Es hat eine begrenzte Kapazität und speichert die Informationen nur für kurze Zeit, um sie zu gebrauchen oder gegebenenfalls weiterzuverarbeiten (z. B. beim Kopfrechnen). So ist es dem Menschen möglich, willentlich zu entscheiden, was Aufmerksamkeit verdient, damit Aufgaben im Kopf gelöst und Handlungsabläufe zielgerichtet geplant werden können. Visuellräumliche Reize, gesprochene oder geschriebene Informationen unterstützen dabei, die Informationen im Langzeitgedächtnis zu speichern, um sie zu einem späteren Zeitpunkt erneut abrufen zu können.
- **Kognitive Flexibilität**
  Sie ermöglicht es dem Menschen, sein Verhalten an wechselnde Situationen oder Anforderungen anzupassen. So können aus der Vielzahl von Reizen und Handlungsoptionen eigene Prioritäten ausgewählt und Ziele gesetzt werden. Man kann unterschiedliche Perspektiven einnehmen und ist in der Lage, zwischen verschiedenen Aufgaben hin und her zu switchen.

Exekutive Funktionen können durch Bewegung (Psychomotorik), Spiel und Sport nachweislich effektiv und gezielt gefördert werden. Visuell-räumliche Hilfen, Rituale und gute äußere Strukturen helfen den betroffenen Menschen, aufmerksamer und konzentrierter sein zu können.

➔ AUFGABE

Vielleicht kennen Sie im beruflichen oder privaten Umfeld einen Menschen mit ADHS. Welche Schwierigkeiten sind zu beobachten? Versuchen Sie anhand der oben stehenden Grafik die Problemstellungen zu konkretisieren und praxisnah zu veranschaulichen.

1.2.2 ADHS bei Menschen mit intellektuellen Entwicklungsstörungen

Man geht davon aus, dass die Diagnose ADHS bei Kindern mit intellektueller Beeinträchtigung etwa drei Mal häufiger gestellt wird als bei Kindern ohne Intelligenzminderung. Tatsächlich ist aber eine diagnostische Abgrenzung äußerst schwierig. Bei Kindern mit einer Intelligenzentwicklungsstörung wird die Diagnose oft nur anhand der gezeigten Verhaltensmerkmale (wie z. B. der motorischen Unruhe) gestellt. Bei Menschen mit Intelligenzminderung kommt es aber schon allein aufgrund von kommunikativen Missverständnissen oder unzureichender Berücksichtigung von Bedürfnissen und Wünschen zu krisenhaften Eskalationen, vermehrter Unruhe und aggressiven Impulsdurchbrüchen. Eine Diagnose ADHS sollte daher nur dann erfolgen, wenn die Defizite in Ausdauer und Aufmerksamkeit bezogen auf das Alter sowie den kognitiven und emotionalen Entwicklungsstand besonders auffällig sind und durch andere psychische oder sonstige Störungen (z. B. Traumafolgestörung, Ängste oder Hörbeeinträchtigungen) nicht erklärt werden können.

MERKEN

Doppeldiagnosen wie beispielsweise Autismus-Spektrum-Störung und ADHS sind möglich.

1.2.3 Heilerziehungspflegerischer Umgang mit Menschen mit Aufmerksamkeitsdefizit- und Hyperaktivitätsstörungen

Im Mittelpunkt sollte das pädagogische Bemühen stehen, dem betroffenen Menschen eine Verhaltensregulation durch eine angemessene feinfühlige Begleitung und eine annehmende soziale Unterstützung zu ermöglichen. Man sollte darauf achten, dass das unerwünschte Verhalten nicht so weit im Mittelpunkt steht, dass man ausschließlich darüber kommuniziert und andere emotionale Bedürfnisse des Menschen dadurch vernachlässigt. Eine pädagogische Steuerung durch eine strukturierte und vorhersehbare Umwelt ist für diesen Personenkreis bedeutsam. Zur Prävention vermehrter Unruhe oder Impulsdurchbrüchen ist es ratsam auf Umgebungsfaktoren zu achten, die die Auftretenswahrscheinlichkeit von Problemverhalten positiv beeinflussen (z. B. einen Rückzugsort, eine Decke). Heilpädagogische Fachkräfte können den betroffenen Menschen durch deutliche Anweisungen und Ausführungskontrolle sowie frühzeitige Ankündigung von Konsequenzen und neuen, möglicherweise kritischen Situationen und Übergängen gut begleiten.

Betroffene Kinder, Jugendliche und Erwachsene werden entsprechend ihres kognitiven und emotionalen Entwicklungsstandes darin unterstützt, Bewältigungsstrategien zu entwickeln, mit denen sie ihre Selbststeuerung verbessern und den Alltag erfolgreich meistern können. Bei betreuten Menschen mit leichter bis mittelgradiger intellektueller Beeinträchtigung kann man die vorhandenen Gedächtnisfunktionen sowie die Sprachfertigkeit und Reflexionsfähigkeit nutzen, um problematische Situationen, in denen es zu vermehrter Unruhe oder Impulsdurchbrüchen gekommen ist, im Nachhinein und in ruhiger Atmosphäre nachzuvollziehen: Welche Umstände haben das Verhalten ausgelöst, z. B. räumliche Enge oder Zeitnot? Menschen mit leichter Intelligenzminderung können körperliche Reaktionsweisen in diesen Situationen benennen und die begleitenden Fachkräfte können Anregungen zur Selbstberuhigung geben (z. B. mit einem Igelball den Unterarm massieren). Möglicherweise findet die heilerziehungspflegerische Fachkraft auch einen Zugang zu den vorherrschenden Gedanken („Was denkst du in dem Moment?") und kann Gedankenalternativen anbieten. Mit Selbstinstruktionen, also sprachlichen an sich selbst gerichteten Äußerungen („Stopp! Erst nachdenken ..."), vielleicht sogar als „Mantra" oder in Reimform, kann das Verhalten positiv beeinflusst werden. Neben der Unterdrückung von Impulsen ist der Aufbau alternativer Verhaltensweisen bedeutsam (z. B. besondere Aufgaben geben). Ausnahmen und Situationen, in denen ein gewünschtes konzentriertes oder ruhiges Verhalten gezeigt wurde, sollten gewürdigt werden. Dabei ist jedoch darauf zu achten, dass das unerwünschte Verhalten vom betroffenen Menschen nicht eingesetzt wird, um bei der Wiederherstellung des gewünschten Verhaltens dafür gelobt zu werden.

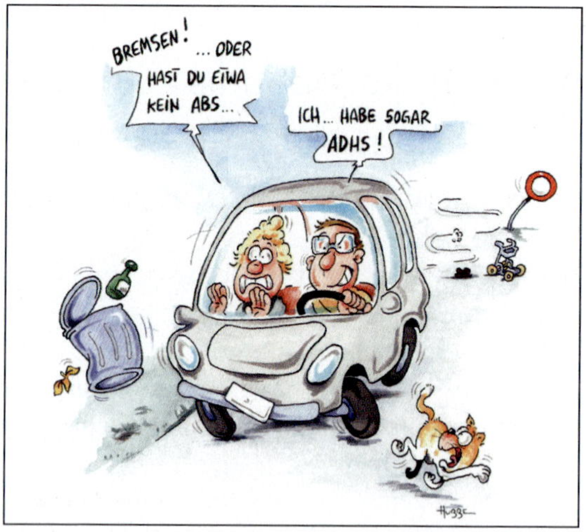
BREMSEN! ... ODER HAST DU ETWA KEIN ABS...
ICH... HABE SOGAR ADHS!

Wenn die genannten pädagogischen Maßnahmen ausgeschöpft sind, nicht zu einer befriedigenden Alltagsbewältigung führen und der Leidensdruck aller Beteiligten weiterhin hoch ist, kann eine stationäre psychiatrische Behandlung sowie eine medikamentöse Versorgung in Betracht gezogen werden. Bei klarer Diagnosestellung und vorherrschenden biologischen Ursachen des Verhaltens führt die Gabe von Psychostimulanzien wie Methylphenidat in der Regel rasch zu kontrollierbarem Verhalten bei relativ geringen Nebenwirkungen. Allerdings profitieren Menschen ohne intellektuelle Beeinträchtigungen von der Gabe dieser Mittel in der Regel mehr und benötigen gegenüber Menschen mit einer Störung der Intelligenzentwicklung meist nur eine geringere Dosierung zur Verbesserung der Symptomatik. Wenn diese Medikamente, z. B. bei schwer beeinträchtigten Menschen, nicht das gewünschte Resultat bringen, werden auch andere Medikamente wie Neuroleptika oder Antidepressiva zur Verbesserung des Sozialverhaltens, der Aufmerksamkeit und Körperkontrolle eingesetzt, die jedoch auch stärkere Nebenwirkungen aufweisen können.

DEFINITION

Psychostimulanzien

Methylphenidat (z. B. Ritalin, Concerta, Medikinet) wird häufig und regelmäßig zur fachärztlichen Behandlung von Menschen mit Aufmerksamkeitsdefizit- und Hyperaktivitätsstörungen eingesetzt. Psychostimulanzien wie Methylphenidat oder Amphetamine (z. B. Strattera, Elvanse) beeinflussen mit unterschiedlicher Wirkungsdauer die Neurotransmitter im Gehirn, insbesondere Dopamin, und tragen dazu bei, Störungen der exekutiven Funktionen zu reduzieren. Die Gabe darf nur nach ausführlicher fachärztlicher bzw. psychiatrischer Untersuchung gegeben und soll mindestens einmal jährlich überprüft werden. Nebenwirkungen wie Schlafprobleme, Verminderung des Appetits, Kopf- und Bauchschmerzen sowie depressive Symptome können auftreten. Bei Menschen mit schweren und schwersten Beeinträchtigungen sowie bei genetischen Syndromen (z. B. fragiles X-Syndrom) und Autismus-Spektrum-Störung kann die Gabe von Methylphenidat auch eine gegenteilige Wirkung erzielen. Aufgabe der heilerziehungspflegerischen Fachkräfte und Bezugspersonen ist es daher, die Zunahme von Unruhe, Angst, Gereiztheit, Tics und Stereotypien beim betroffenen Menschen dem verschreibenden Arzt bzw. der behandelnden Ärztin rechtzeitig zurückzumelden.

Aufmerksamkeitsdefizit- und Hyperaktivitätsstörung (ADHS): mögliche heilerziehungspflegerische Hilfen im Überblick

Aufmerksamkeitsdefizit- und Hyperaktivitätsstörung (ADHS)	
Mögliche Auffälligkeiten im heilerziehungspflegerischen Handlungsfeld	
Mögliche Verhaltensauffälligkeiten unter Berücksichtigung der bestehenden Intelligenzminderung	**Unaufmerksamkeit und mangelnde Konzentrationsfähigkeit** • hohe Ablenkbarkeit, z. B. durch akustische und visuelle Reize • Vergesslichkeit und eingeschränkte Merkfähigkeit • gute Konzentration im Einzelkontakt und bei hochmotivierenden Beschäftigungen möglich • Personen scheinen oft nicht zuzuhören, wirken verträumt. • Schwierigkeiten, den Anforderungen folgen zu können • Probleme, Aufgaben zu Ende zu führen • Antriebsverzögerungen, keinen Anfang finden • flüchtiges Arbeiten und Übersehen von Details • sprunghaft und häufiger Wechsel der Tätigkeit • Vermeidungsverhalten • Schwierigkeiten, das eigene Zimmer, den Arbeitsbereich oder Arbeitsplatz zu organisieren oder in Ordnung zu halten • Verlieren von Dingen • Vernachlässigung von Aufgaben

<table>
<tr><th colspan="2">Aufmerksamkeitsdefizit- und Hyperaktivitätsstörung (ADHS)</th></tr>
<tr><th colspan="2">Mögliche Auffälligkeiten im heilerziehungspflegerischen Handlungsfeld</th></tr>
<tr><td></td><td>Impulsivität
• Drang, Bedürfnisse direkt befriedigen zu wollen
• Probleme beim Abwarten
• häufiges Unterbrechen von anderen
• Neigung, sich rasch provoziert zu fühlen
• Wutausbrüche, aggressive Verhaltensweisen
• häufige Konflikte mit Mitmenschen
• Schwierigkeiten, Freunde zu finden
• starke Stimmungsschwankungen
• unsicheres Verhalten
• erhöhte Verletzungsgefahr aufgrund reduzierten Gefahrenbewusstseins

Hyperaktivität
• stete Ruhelosigkeit, getriebenes und rastloses Handeln
• ständiges Herumlaufen oder Klettern
• Schwierigkeiten, sitzen zu bleiben
• schneller Wechsel in allen (Spiel-)Aktivitäten
• permanentes Redebedürfnis und Ausdiskutieren
• anhaltende Produktion von Störgeräuschen (lautieren, klopfen, rülpsen u. a.

Weitere mögliche Symptome
• feinmotorische Probleme</td></tr>
<tr><th colspan="2">Mögliche heilerzieherische Maßnahmen, pädagogisch-pflegerische Haltungen und Handlungsansätze</th></tr>
<tr><td>Hilfen im Arbeitsfeld</td><td>• möglichst konfliktfreie, verlässliche, positive und sichere Beziehungsgestaltung
• Nähe halten, Blickkontakt, Ansprache einfordern
• mögliche Ablenkungen bereits im Vorfeld erkennen und niederschwellig regulieren (z. B. durch Berührung, kurze Ansprache)
• Reizreduktion im (Lern-)Umfeld, strukturierte Raumordnung, Abschirmung durch Paravents, Kopfhörer oder Einnahme von Einzel- oder Nischenplätzen
• Interessen und Hobbys unterstützen
• abwechslungsreiche Aktivitäten anbieten
• eindeutige, überschaubare, übersichtliche und anschauliche Aufgabenstellungen
• „Leerlauf“ und unstrukturierte Zeiten (z. B. Pausen) erkennen und Lösungen finden (z. B. mit dem TimeTimer)
• Strukturierung des Tagesablaufs mithilfe von TEACCH, Tages- und Wochenplänen, Ritualen u. a.
• potenziell problematische Aktivitäten wie Feste, Feiern oder Kirchenbesuche im Voraus gut planen
• Einsatz verhaltensregulierender Bilder und Symbole, Gesten und Gesprächsregeln, Selbstinstruktionen (z. B. „Stopp!“)</td></tr>
</table>

Aufmerksamkeitsdefizit- und Hyperaktivitätsstörung (ADHS)	
Mögliche heilerzieherische Maßnahmen, pädagogisch-pflegerische Haltungen und Handlungsansätze	
	• Hilfen zur Arbeitsplatzorganisation anbieten, klare Reihenfolgen, Aktionsbereiche begrenzen • Selbsttätigkeit und -organisation unterstützen, Handlungspläne gemeinsam erstellen • Lob und Verstärkung erwünschter Verhaltensweisen • gemeinsam Situationen nachvollziehen • Einsatz von Reflexionsbögen zur Selbsteinschätzung • klare (Gruppen-)Regeln und Konsequenzen formulieren • ruhiges und konsequentes heilerzieherisches Verhalten, sich nicht provozieren lassen • Zeitdruck vermeiden, viel Zeit einplanen • kurze und vorwurfsfreie Anweisungen • Kraftausdrücke zahlenmäßig begrenzen • Möglichkeiten zum kontrollierten Abreagieren schaffen, Auszeiten, kleine Bewegungspausen, Boxsack, Laufen, Rausgehen • Bewegungsangebote, Psychomotorik (z. B. Morgengymnastik, Yoga, Schwimmen) • Beruhigungsrituale: stummes Zählen, „Mantra", Reime • Selbstberuhigung ermöglichen, „Ruhe-Inseln" herstellen, allgemein: keine Hektik, kein Stress und keine Reizüberflutung, Entspannungsübungen • Vermeidung von Beschämen, Besserwisserei, Anschuldigungen, Bagatellisierungen, Appellen, Überforderung • gesunde Ernährung • gute Dokumentation des Verhaltens • auf Aktivitäten gut vorbereiten, Verlauf visualisieren, rechtzeitig Bescheid geben, nicht überfordern • Stimmungs-Ampeln" oder Gefühlstagebücher einsetzen • Deeskalationstechniken • Dinge zur Spannungsregulation („Anti-Stresstraining") anbieten, wenn Gefühle von Wut oder Trauer zu groß werden (z. B. Igelball kneten, laute Musik hören und tanzen, scharfes Kaugummi kauen)
Mögliche externe Hilfen	• Klärung der Diagnose, Schulung, Beratung und Unterstützung durch spezialisierte regionale Beratungsstellen sowie Fachleute aus den Bereichen Psychotherapie, Neurologie und Psychiatrie • Umgebungsbedingungen überprüfen (z. B. hinsichtlich Reizüberflutung, Gruppenzusammensetzung, zu engen Räumlichkeiten) • Psychotherapie • pharmakologische Hilfen bei Berücksichtigung der Nebenwirkungen (Methylphenidat u. a.) • vorübergehende stationäre Aufnahme in der Psychiatrie • psychomotorische Angebote, Sportverein • Teamsupervision, funktionale Verhaltensanalysen

1.3 Autismus-Spektrum-Störung

BEISPIEL

Thilos Geburt verlief ohne Komplikationen. Auch während der Schwangerschaft hatte die Mutter keine größeren Beschwerden. Die Eltern berichten, dass er mit einem Jahr laufen konnte und auch in den anderen motorischen Fähigkeiten sich normal entwickelte. Die Mutter besuchte mit ihm eine Mutter-Kind-Gruppe, in die er gerne ging. Allerdings fiel ihr dort bereits auf, dass Thilo im Vergleich zu den anderen Kindern kaum sprachliche Kompetenzen zeigte. Auf Ansprache und das Rufen seines Namens reagierte er nicht zuverlässig. Auch schien er sich immer mehr zurückzuziehen und das Spiel mit den anderen Kindern war ihm erschwert. In der Mutter-Kind-Gruppe kam es daher immer wieder zu Schwierigkeiten. So schlug Thilo häufig die anderen Kinder, wenn sie sein Spiel störten oder er etwas haben wollte, sodass die Mutter mit ihm nicht mehr dort hinging. Auch die Kontakte im Freundeskreis der Familie wurden durch sein Verhalten immer mehr reduziert und Besuche fanden nur noch selten statt. Die vom Kinderarzt veranlassten medizinisch-neurologischen Untersuchungen ergaben zu diesem Zeitpunkt noch keinen Befund.

Vor einem Jahr haben die Eltern Thilo in einer Kita angemeldet. In den ersten Wochen verlief der Vormittag nach dem gleichen Muster. Nachdem Thilo in die Gruppe gebracht worden war und die Mutter sich entfernt hatte, lief Thilo aus der Gruppe in den Flur, setzte sich auf den Boden und schaukelte mit seinem Oberkörper hin und her. Nach etwa 30 Minuten kehrte er zurück, nahm die Erzieherin an die Hand und zog sie zu sich auf den Boden. Dann roch er an ihren Haaren, schubste sie jedoch gleich wieder weg.

Im weiteren Verlauf des Kitabesuchs zeigten sich weitere Auffälligkeiten in seinem Verhalten. Thilo konnte sich ausdauernd im Außenbereich der Kita mit Sand beschäftigen, welchen er unablässig durch seine Hand in Gefäße rieseln ließ. Er war fort-gesetzt auf der Suche nach Dingen, die er gegeneinanderschlagen konnte. Das größte Vergnügen war für ihn, einen metallenen Abfalleimer zu finden, den er umdrehen und als Trommel benutzen konnte. Thilo erzeugte unablässig Laute, die bald das Gruppengeschehen störten. Als er begann, sich in die Hand zu beißen, fühlten sich die pädagogischen Fachkräfte mit dieser Situation überfordert, und der Kitabesuch wurde abgebrochen.

Auch die Situation zu Hause wurde in den nächsten Monaten immer schwieriger. Die ältere, bis dahin unauffällige Tochter der Familie zeigte plötzlich deutliche Schulleistungsprobleme. Die Belastung der Eltern durch Thilos Verhalten führte schließlich auch zu ehelichen Problemen, die die Eltern dazu veranlassten, eine Eheberatungsstelle aufzusuchen. Im Verlauf der Gespräche beschlossen die Eltern auf Anraten der Beraterin, ihren jetzt sechsjährigen Sohn in einer ortsnahen heilpädagogischen Kinderwohneinrichtung anzumelden.

Bei einem Hausbesuch vor zwei Wochen fiel ihnen auf, dass Thilo während des gesamten Besuchszeitraumes einen Faden zwischen seinem Daumen und dem Zeigefinger rieb. Auf Nachfrage erzählte die Mutter, dass dieses Verhalten jetzt schon seit Wochen regelmäßig auftrete und stundenlang anhalte. Man konnte dann nicht mehr mit ihm reden oder ihn unterbrechen. Als seine ältere Schwester versuchte, ihm den Faden abzunehmen, hatte er sie gekratzt oder gebissen.

Thilo beschäftigte sich während des Besuchs alleine und wenn er angesprochen wurde, zeigte er kaum eine Reaktion und nahm auch keinen Blickkontakt auf. Thilo hat einen sehr geringen Wortschatz, der sich eher auf Gegenstände als auf Personen bzw. Beziehungen bezieht. Seine kognitiven Leistungen entsprechen scheinbar nicht seinem Lebensalter. Die Eltern wünschen sich den Besuch einer inklusiven Grundschule, haben aber große Sorge, ob er dies bewältigen wird.

→ AUFGABE

Erfassen und analysieren Sie die Problemstellungen, die im Fallbesipiel „Thilo“ beschrieben werden: Was passiert überhaupt? Wer sind die Akteurinnen und Akteure? Versetzen Sie sich in deren Perspektive und versuchen Sie die möglichen Beweggründe für ihr Handeln nachzuvollziehen. Welche Fragen ergeben sich?

Die Autismus-Spektrum-Störung gehört zu den **Störungen der neuronalen** Entwicklung (ICD-11, 6A02). Diese Störungen bilden sich in der Regel im frühen Kindesalter (vor dem dritten Lebensjahr) aus, können sich aber auch erst später vollständig ausbilden. Sie führen zu situationsübergreifenden, teils erheblichen andauernden Entwicklungsdefiziten und Beeinträchtigungen im persönlichen und sozialen Bereich des betroffenen Menschen über die gesamte Lebensspanne. In der ICD-10 wird daher auch von einer „tiefgreifenden Entwicklungsstörung“ gesprochen. Menschen mit Autismus sind nicht fähig, zu anderen Menschen normale Beziehungen aufzubauen (vgl. Kanner, 1943, S. 250).

MERKEN

Aus der Sicht vieler Betroffener stellt Autismus weder eine psychische Erkrankung noch eine tiefgreifende Entwicklungsstörung dar. Sie verstehen Autismus als einen Ausdruck menschlichen Seins und berufen sich dabei auf die „Neurodiversitätshypothese“, nach der es neben den „neurotypischen“ Ausprägungen nicht autistischer Menschen noch viele weitere Möglichkeiten der Hirnvernetzung und -entwicklung gibt (s. auch Aufmerksamkeitsstörungen und Persönlichkeitsstörungen). Der autistische Wahrnehmungs- und Denkstil gilt vielmehr als Ausdruck „personaler Identität“.

In der ICD-10 werden noch die Autismus-Typen „frühkindlicher Autismus“ (nach Leo Kanner), „Asperger-Autismus“ (nach Hans Asperger) und „typischer Autismus“ aufgeführt. Vereinfacht lässt sich sagen, dass die Autismus-Phänotypen „frühkindlicher Autismus“ und „Asperger-Autismus“ sich darin unterscheiden, dass beim **Asperger-Autismus** keine verzögerte Sprachentwicklung und keine ausgeprägte Intelligenzminderung vorliegt. Die Hervorhebung der Unterschiede der beiden Autismus-Typen war in der diagnostischen Praxis oft schwierig und von betroffenen Menschen und deren Familien mitunter auch von dem Wunsch vorangetrieben, die vermeintlich prognostisch bessere und weniger stigmatisierende Diagnose „Asperger-Autismus“ zu erhalten. Beim **atypischen Autismus** (nach ICD-10) treten dagegen die gleichen Symptome des frühkindlichen Autismus erst nach dem dritten Lebensjahr auf. Die Diagnose wurde oft bei Menschen mit einer schweren intellektuellen Beeinträchtigung vergeben und löste die sehr unscharfe Formulierung „autistische Züge“ ab.

Die Unterscheidung der Autismus-Typen in der ICD-10 ist jedoch nicht mehr zeitgemäß und wird daher in der ICD-11 nicht mehr aufgegriffen. Dort findet sich ausschließlich der Begriff „Autismus-Spektrum-Störung" mit der Spezifizierung ohne oder mit Störung der intellektuellen Entwicklung sowie mit keiner bzw. leichter oder stärkerer Beeinträchtigung der Sprachentwicklung. Man spricht heute von einer „Autismus-Spektrum-Störung", um die ganze Bandbreite von sehr leichten Auffälligkeiten bis hin zu erheblichen Beeinträchtigungen der neuronalen und mentalen Entwicklung zu verdeutlichen (s. Schaubild auf S. 92).

Diagnostische Kriterien einer Autismus-Spektrum-Störung

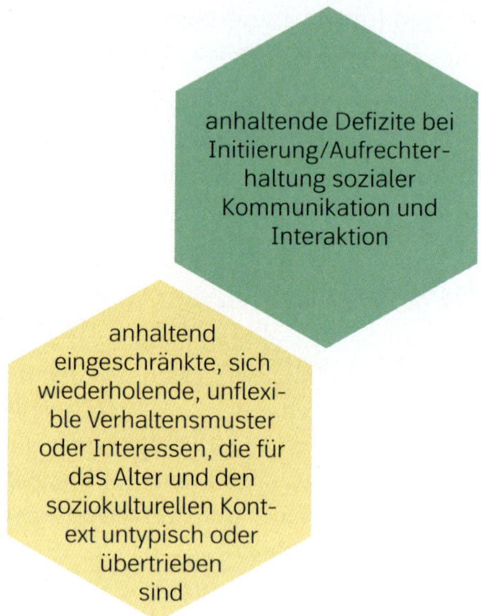

Ergänzende Hinweise:

- Beginn der Störung liegt typischerweise in der frühen Kindheit
- Symptome verursachen Beeinträchtigungen in allen Funktionsbereichen und sind durchgängiges Merkmal der Person
- Personen weisen ein breites Spektrum an intellektuellen Funktionen und Sprachfähigkeiten auf

Kriterien einer Autismus-Spektrum-Störung (vgl. ICD-11, 6A02)

Diagnosekriterien Autismus-Spektrum-Störungen (ASS) gemäß ICD-11 und Diagnosecodes gemäß der intellektuellen Entwicklung und einer möglichen funktionellen Sprachbeeinträchtigung

Diagnosekriterien ASS gemäß ICD-11, sinnhaft gekürzt.

- **anhaltende Defizite bei Initiierung/Aufrechterhaltung sozialer Kommunikation und sozialer Interaktion**
  Folgende Bereiche können Einschränkungen aufweisen:
  - Verständnis für oder unangemessene Reaktionen auf verbale/nonverbale soziale Kommunikation anderer
  - Integration von gesprochener Sprache und nonverbalen Hinweisen (z. B. Augenkontakt, Gestik, Mimik)
  - Verstehen/Gebrauch von Sprache in sozialen Kontexten und Fähigkeit, gegenseitige soziale Gespräche zu initiieren/aufrechtzuerhalten
  - soziales Bewustsein für ein dem sozialen Kontext angemessenes Verhalten
  - Fähigkeit, sich die Gefühle und emotionalen Zustände anderer vorzustellen und darauf zu reagieren
  - gegensseitiges Teilen von Interessen
  - Fähigkeit, typische Peer-Beziehungen aufzubauen und aufrechtzuerhalten

- **anhaltende eingeschränkte, sich wiederholende, unflexible Verhaltensmuster oder Interessen, die für das Alter und den soziokulturellen Kontext untypisch/übertrieben sind**
  Dazu können gehören:
  - mangelnde Anpassungsfähigkeit an neue Erfahrungen; Leiden durch triviale Veränderungen einer vertrauten Umgebung oder durch unvorhergesehene Ereignisse
  - unflexibles Festhalten an bestimmten Routinen, z. B. dem Folgen vertrauter Routen oder dem Einhalten exakter Essenszeiten
  - übermäßige Einhaltung von Regeln (z. B. beim Spielen)
  - hartnäckige, ritualisierte Verhaltensmuster, z. B. Anordnen von Objekten auf eine bestimmte Weise
  - wiederholte, stereotype motorische Bewegungen, wie Ganzkörperbewegungen, ungewöhnliche Hand- oder Fingerbewegungen und Körperhaltungen
  - anhaltende Beschäftigung mit speziellen InTeressen, Objekten oder bestimmten Arten von Reizen
  - Überempfindlichkeit oder Unterempfindlichkeit gegenüber Sinnesreizen (Geräusche, Licht, Texturen, Gerüche, Geschmack, Hitze, Kälte und/oder Sclhmerz)
  - Störungsbeginn in der frühen Kindheit
  - erhebliche Beeinträchtigungen in persönlichen, familiären, sozialen, beruflichen, anderen Bereichen

[Bei der Diagnose von Autismus-Spektrum-Störungen wird hinsichtlich der intellektuellen Funktionen und der Sprachfähigkeiten unterschieden.]

Diagnosecodes	ohne Störung der intellektuellen Entwicklung	mit Störung der intellektuellen Entwicklung
keine oder leichte Beeinträchtigung der funktionalen Sprache	6A02.0	6A02.1
eingeschränkte funktionale Sprache*	6A02.0	6A02.3
vollständiges oder fast vollständiges Fehlen der funktionalen Sprache	–	6A02.5

* Es werden nur einzelne Worter oder einfache Sätze verwendet (1).

(Quelle: Roy/Strate, 2023, Tabelle 1)

Spektrum der Schweregrade bei autistischen Störungen

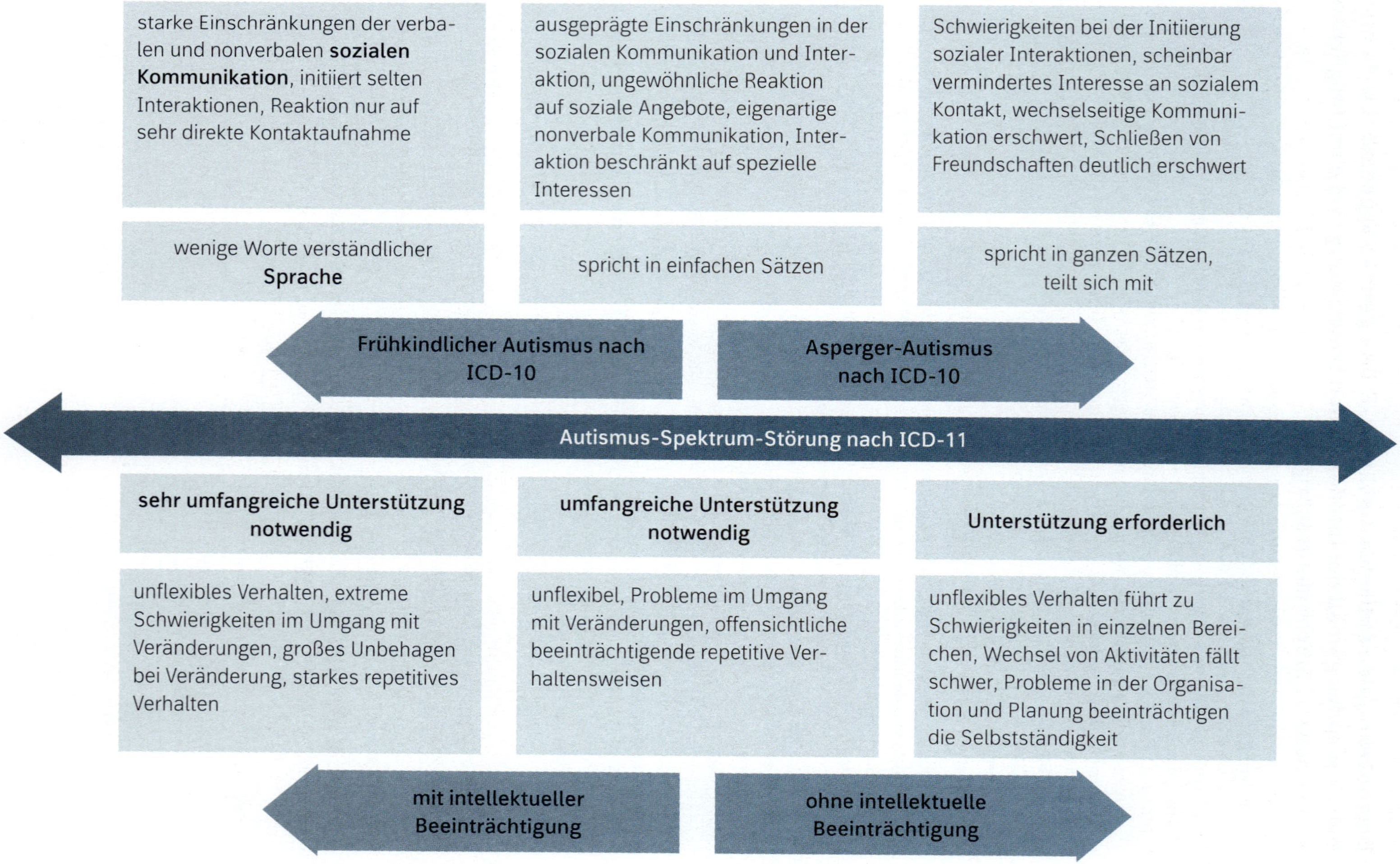

Die Symptomatik, die Beeinträchtigungen und die intellektuellen Möglichkeiten einer Autismus-Spektrum-Störung können sich sehr unterschiedlich zeigen. Die Symptome treten aber immer bereits im frühen Entwicklungsalter auf und liegen stets in den Symptombereichen **soziale Interaktion, Kommunikation** sowie **sich sich wiederholende, unflexible Verhaltensmuster und Interessen.**

Viele Menschen mit Autismus-Spektrum-Störung haben keine Sprache gelernt und fallen z. B. durch Echolalien, also das Nachsprechen vorgesagter Worte, auf, andere wiederum können sich sprachlich sehr gut ausdrücken, zeigen aber Auffälligkeiten in der nonverbalen Kommunikation. Andere verstehen gut, was gesagt wird („Kannst du bitte mal eine Minute warten!"), können aber damit nicht recht umgehen, nehmen Gesagtes sehr wörtlich oder wissen nicht, was genau damit gemeint ist. Menschen mit autistischen Störungen können den Standpunkt oder die Perspektive des Gegenübers nicht richtig verstehen. So reagieren sie z. B. auf Ärger oder Zuneigung der Bezugsperson mit nicht angepasstem Verhalten. Manche reagieren auf sensorische Reize, z. B. auf laute Geräusche, scheinbar gleichgültig, andere sind fasziniert von Lichteffekten oder kleinsten Details an Spielobjekten. Mitunter kann es dann aber auch aufgrund einer Reizfilterstörung zu starken Reaktionen oder impulsiven Verhaltensweisen kommen (s. Seite 94).

Menschen mit Autismus-Spektrum-Störung können intellektuell schwer beeinträchtigt sein oder aber über eine recht hohe Intelligenz verfügen. Sie können erstaunliche Spezialinteressen (z. B. Wissen über Automarken, Fahrpläne) oder Begabungen (z. B. für Musik oder Technik) zeigen. Gleichzeitig haben aber die meisten Menschen mit autistischen Störungen zugleich Angst vor Veränderungen, durch die sie in extreme Unruhezustände geraten. Menschen mit autistischen Störungen fallen oft durch ihre stark ritualisierten Verhaltensweisen (z. B. immer den gleichen Weg gehen) auf. Dadurch fällt ihnen die lebenspraktische Problembewältigung im Alltag meist schwer, und sie zeigen in den verschiedenen Lebensbereichen (Familie, Kindergarten, Schule und Arbeitsleben) über alle Situationen und die gesamte Lebensspanne hinweg teils erhebliche Probleme. Der Kontakt, die Beziehungsaufnahme oder das Spiel mit Gleichaltrigen ist für die Betroffenen erheblich erschwert, sehr oft geraten Menschen mit Autismus-Spektrum-Störung daher in eine Außenseiterrolle. Der Übergang zu sozialen Kommunikationsstörungen oder sozialen Phobien ist dabei fließend und nicht immer eindeutig zu bestimmen. Das Erscheinungsbild einer Autismus-Spektrum-Störung kann sich im Lebensverlauf aufgrund der unterschiedlichen Altersanforderungen, Lernerfahrungen und Kompensationsstrategien verändern.

BEISPIEL

Stellen Sie sich vor: Andere Menschen wirken irgendwie störend auf Sie. Die anderen sind unberechenbar und schwer einzuschätzen, manchmal sogar der reinste Horror. Es ist nicht so, dass Sie unter dem Alleinsein leiden, nicht gleich, aber irgendwann werden Sie traurig, weil Sie spüren, dass Sie abseitsstehen und anders sind als die anderen. Sie verstehen die Redewendungen nicht richtig, können Gesichter nicht recht unterscheiden und Sie verstehen das Spiel der „Kontaktaufnahme" nicht. Wegen Ihrer Art zu sprechen werden Sie ausgelacht und missverstanden. Wenn andere stundenlang über Schmuck, Kleidung und den letzten Kinofilm berichten, können Sie sich nicht beteiligen, weil Sie mit den anderen nichts verbindet. Sie kommen nicht ins Gespräch und verstehen nicht, worüber letztlich gesprochen wird (vgl. Preißmann, 2009, S. 27–39).

→ AUFGABE

Versuchen Sie, über die beschriebenen Erfahrungen miteinander ins Gespräch zu kommen. Wie würde es Ihnen ergehen? Was würde Ihnen in dieser Situation helfen? Was würde passieren, wenn Sie keine Unterstützung bekämen?

Manchen Menschen mit autistischen Störungen fällt es schwer, im lauten Bus mitzufahren, sich in überfüllten Straßen oder großen, unruhigen Gruppen aufzuhalten. Die vielen einströmenden Reize können nicht gut gefiltert oder verarbeitet werden und es kommt zu einer **Reizüberflutung**. Oftmals sind es auch stereotype oder belastende Gedanken, Empfindungen und Gefühle, die dann massiv auftreten. Bei einer Reizüberflutung werden Informationen anders verarbeitet, die übliche Handlungsweise des betroffenen Menschen und pädagogische Ansprache durch Bezugspersonen sind erschwert und es kommt zu spezifischen Verhaltensweisen.

Was ist Reizüberflutung?

- sehr viele Reize, die weniger gut gefiltert werden
- von außen (Sinneseindrücke) von innen (Gedanken, Empfinden, Gefühle) und umgekehrt
- Informationen werden anders verarbeitet
- zu viele Reize sind schwierig
- weniger Reize ermöglichen Verhaltenskontrolle

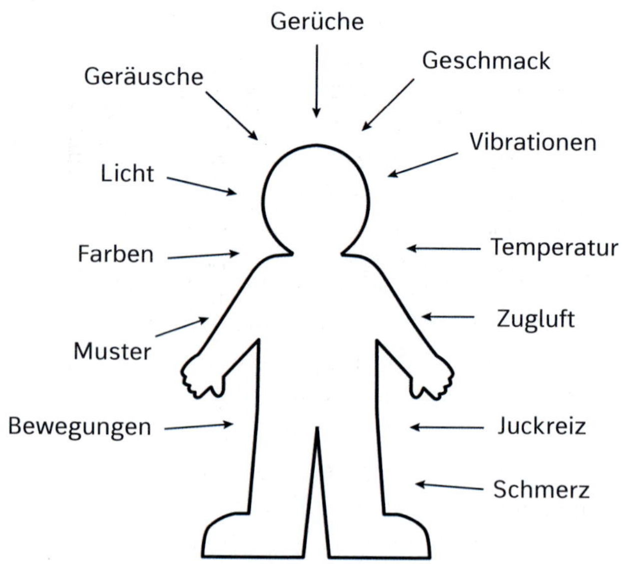

Ziel: Reize minimieren und mit vorhandenen Reizen besser umgehen

Mögliche Verhaltensweisen bei einer Reizüberflutung:

- **„Overload“**: Eine sensorische Überlastung bei der Reize wie Licht, Lärm oder Berührungen intensiver von den Betroffenen wahrgenommen werden. Wenn nichts gegen den „Overload“ unternommen wird, kommt es zu den Folgezuständen.
- **„Melt-down“:** Eine starke emotionale Reaktion und Affekthandlung auf überwältigende Reize oder Stressoren vor allem bei jüngeren oder entwicklungsverzögerten Menschen. Ein Kind oder Jugendlicher mit Autismus-Spektrum-Störung reagiert mit länger andauernden starken aggressiven Wutausbrüchen, lauten Schreien und anderen impulsiven Verhaltensweisen, z. B. Selbstverletzungen. Hierbei handelt es sich meist um eine Mischung aus äußerst auffälligen Verhaltensreaktionen durch Reizüberflutung infolge der Umweltbedingungen und den oft unbewusst verstärkenden Verhaltensreaktionen durch Bezugspersonen.
- **„Shut-down“:** Eine Anspannungsreaktion und „katatone“ Reaktionsweise, bei der ein Mensch auf überwältigende sensorische, emotionale oder soziale Reize („Overload“) oder nach einem „Melt-down“ mit sozialem Rückzug, Spracharmut oder „mutistisch“ reagiert. Im „Shut-down“ halten sich Betroffene beispielsweise die Ohren zu, kneifen die Augen zusammen oder wippen auf dem Stuhl.

1.3.1 Diagnosestellung

Die differenzierte Diagnosestellung einer Autismus-Spektrum-Störung erfolgt in der Regel durch einen (Kinder-und-Jugendlichen-)Psychiater bzw. eine Psychiaterin und unterstützend durch Therapeutinnen und Therapeuten der regionalen Therapiezentren oder „Autismusambulanzen“ des Bundesverbandes zur Förderung von Menschen mit Autismus **„autismus Deutschland e. V.“**. Eine diagnostische Abklärung ist notwendig, um das gezeigte Verhalten zu verstehen und ein autismusfreundliches Umfeld zu gestalten. Eine besondere Bedeutung kommt der **Früherfassung** zu, da sie für den möglichen frühen Beginn einer effektiven pädagogisch-therapeutischen Behandlung von Menschen mit Autismus-Spektrum-Störung unerlässlich ist. Der mangelnde Blickkontakt, das fehlende Verfolgen der Blickrichtung der Bezugsperson, die fehlende Reaktion auf Gerufenwerden u. a. sind erste zu beobachtende Auffälligkeiten von Kindern mit Autismus-Spektrum-Störung in den ersten beiden Lebensjahren. Vor dem dritten Lebensjahr kann eine Diagnose

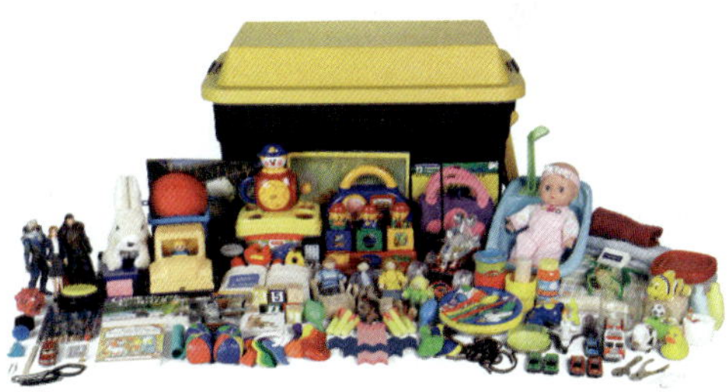

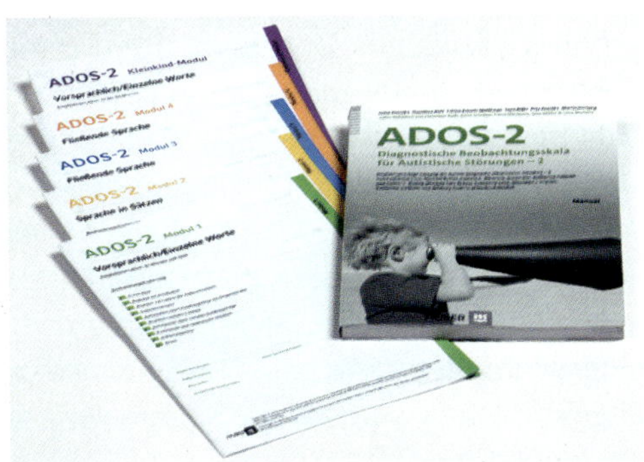

ADOS-2 zur strukturierten Spielbeobachtung

jedoch nur als **Verdachtsdiagnose** gestellt werden. Die Diagnose erfolgt in der Regel durch umfangreiche Elterninterviews, z. B. mit dem ADI-R, und strukturierten Verhaltensbeobachtungen mit dem ADOS-2 (Diagnostische Beobachtungsskala für Autistische Störung). ADOS-2 ist ein diagnostisches Verfahren zur Erfassung von Kommunikation, sozialer Interaktion und Spielverhalten von Kindern, Jugendlichen und jungen Erwachsenen, bei denen das Vorliegen einer autistischen Störung vermutet wird. Zur Bestimmung des kognitiven Leistungsstandes wird in der Regel zusätzlich eine Intelligenzdiagnostik durchgeführt (s. Seite 67). Die Diagnostik einer Autismus-Spektrum-Störung bei Erwachsenen erfolgt über eine ausführliche Anamnese und weitere Fragebögen.

→ AUFGABE

Informieren Sie sich auf der Internetseite www.autismus.de [09.02.2024] über den Bundesverband „autismus Deutschland e. V.“. Gibt es in der Nähe Ihres Wohnortes einen Regionalverein, ein Therapiezentrum oder ein Wohnheim für Menschen mit Autismus-Spektrum-Störung?

1.3.2 Ursachen einer autistischen Störung

Galt Autismus früher noch als eine sehr seltene Störung, so sind die Zahlen in den letzten Jahren erheblich gestiegen. Die Häufigkeit einer Autismus-Spektrum-Störung wurde 1975 mit eins von 5000 Kindern angegeben. Die letzten Zahlen des amerikanischen „Center of Disease Control“ von 2018 belaufen sich demgegenüber auf eins von 44 Kindern (vgl. Tebartz von Elst, 2023, S. 123). Die Ursachen einer autistischen Störung, von der mehr Jungen als Mädchen (3–4:1) betroffen sind, sind immer noch nicht ausreichend geklärt, man geht jedoch von vielfältigen Ursachen aus. Offensichtlich handelt es sich um eine **neurologisch bedingte Wahrnehmungsverarbeitungsstörung**, d. h., Menschen mit einer autistischen Störung gelingt es offenbar nicht ausreichend, sich äußeren Reizquellen (z. B. einem Mobile, einem Tast- und Greifspielzeug, Lichtreizen, Geräuschen, dem Gesicht und der Ansprache durch Bezugspersonen) angemessen zuzuwenden, zwischen den verschiedenen Reizen auszuwählen und sich mit jeweils bedeutsamen Reizen dauerhaft zu beschäftigen (vgl. Kusch/Petermann, 2014). Menschen mit Autismus-Spektrum-Störung fokussieren sich eher auf Details und Reizmuster und erkennen dadurch das „Große und Ganze“ nicht. Wichtige Rahmenbedingungen oder Sinnzusammenhänge können dann nicht ausreichend wahrgenommen werden. Das Denken erscheint stark auf einseitige Sachthemen oder Fakten fixiert. Menschen mit Autismus-Spektrum-Störung zeigen daher oftmals Expertenwissen („Inselbegabungen“) sowie besondere Gedächtnisleistungen und können Unregelmäßigkeiten oder Fehler rascher entdecken. Beziehungsthemen oder Kontextfaktoren hingegen werden nur eingeschränkt bzw. in besonderer Weise wahrgenommen. Informationen, Empfindungen und Emotionen werden also anders verarbeitet. Planerische Fähigkeiten und situationsangemessene Verhaltenssteuerung („Was will ich erreichen und was muss ich dafür tun?“) werden durch diesen „Wahrnehmungs- und Denkstil“ erschwert.

Als Auslöser dieser Störung vermutet man **genetisch** und **biochemisch verursachte Hirnveränderungen** oder **-schädigungen**. Welche genetische Abweichung genau zu dem autistischen Verhalten führt, ist weiterhin unklar. Allerdings lassen sich auch Umweltfaktoren oder eine Gen-Umwelt-Interaktion als Ursachen nicht gänzlich ausschließen.

Als ein wesentliches Erklärungsmodell für autistische Störungen gilt das Konzept der „Theory of mind" (vgl. Remschmidt/Kamp-Becker, 2006, S. 59 ff.). Damit ist die von Geburt an sich entwickelnde Fähigkeit des nicht autistischen Menschen gemeint, sich darüber Gedanken zu machen, was andere Person denken oder fühlen, um deren Verhalten für sich vorhersehbar und erklärbar zu machen („Mentalisieren"). Neurologische Basis für dieses intuitive menschliche Verhalten sind Nervenzellen oder sogenannte **Spiegelneuronen**. Diese Spiegelneuronen steuern im Gehirn Handlungen oder Empfindungen und werden auch dann aktiv, wenn diese Handlungen oder Empfindungen bei einem anderen Menschen nur beobachtet werden. Aufgrund unzureichender Funktionen der Spiegelneuronen scheint die Entwicklung der „Theory of mind" und des „sozialen Gehirns" bei autistischen Menschen von Beginn an gestört. Ihnen fällt es schwer, sich auf soziale Reize zu konzentrieren, basale Gefühle (z. B. Ärger, Freude) anderer wahrzunehmen sowie die Aufmerksamkeit mit anderen zu teilen oder deren Verhalten zu imitieren. Aufgrund dieser Störungen ist die gesamte Entwicklung von Anfang derart beeinflusst, dass bestimmte Leistungen und Entwicklungsaufgaben zunächst nur mit den beschriebenen autistischen Verhaltensweisen bewerkstelligt werden können.

→ AUFGABE

Was glauben Sie, warum die Zahlen bei den Diagnosestellungen in den letzten Jahren so sehr gestiegen sind?

1.3.3 Heilerziehungspflegerischer Umgang mit Menschen mit Autismus-Spektrum-Störung

„Eine unsichtbare Mauer umgibt Maria, wenn Leute ihr zum ersten Mal begegnen. Eine Mauer aus Angst vor dem Unbekannten und Fremden. Anfangs weiß niemand, wie er sich verhalten soll. Aber die Leute, die sie kennenlernen – wenn auch nur flüchtig –, werden begeistert feststellen, dass die Mauer, die sie gebaut haben, gar nicht so hoch ist. Auf Ablehnung reagiert Maria tatsächlich sehr empfindlich, sie kommt nur denen näher, die bereit sind, ihr ein wenig Aufmerksamkeit schenken und ihr zuhören. Ich habe Menschen kennengelernt, die sich in Maria verliebt haben, nachdem sie einmal mit ihr gesprochen haben und gemerkt haben, dass es nicht so schwierig ist, zu kommunizieren. Maria ist direkt, ohne Hintersinn, sie traut (fast) jedem, und wenn sie dich anlächelt [...] hat sie dich schon! Aber Vorsicht, Freunde. Maria ist nichts für Feiglinge, wenn sie dich nicht mag (oder dich sehr mag) [...] wird sie dich feste kneifen!"

(Quelle: Gallardo u. a., 2010, S. 30)

So unterschiedlich sich die Ausprägungen der autistischen Störung darstellen, so vielfältig erscheinen die Lebensformen und -möglichkeiten von Menschen mit autistischen Verhaltensweisen. Dies bewirkte, dass sich bis heute zahlreiche pädagogisch-therapeutische Hilfen, Zugangsweisen und Methoden herausgebildet haben. Da Menschen mit autistischen Verhaltensweisen und ihre Bezugspersonen oftmals keine angemessene Betreuung und Förderung bei den üblichen Angeboten der Behindertenhilfe finden, gibt es seit vielen Jahren spezielle Therapiezentren und Wohn-Einrichtungen für Menschen mit Autismus-Spektrum-Störungen. Wenn auch die Ursachen und strukturellen Probleme von Autismus-Spektrum-Störungen nicht zu beheben sind, so kann durch gezielte und früh ansetzende Therapie und Fördermaßnahmen die Lebensqualität sowohl für einen Menschen mit Autismus-Spektrum-Störung als auch für dessen Familie und andere Bezugspersonen gesteigert werden. Jedoch sind alle Therapien und pädagogischen Hilfen meist sehr langfristig auszurichten und die jeweiligen Erfolgserwartungen sind auf ein realistisches Maß zu begrenzen.

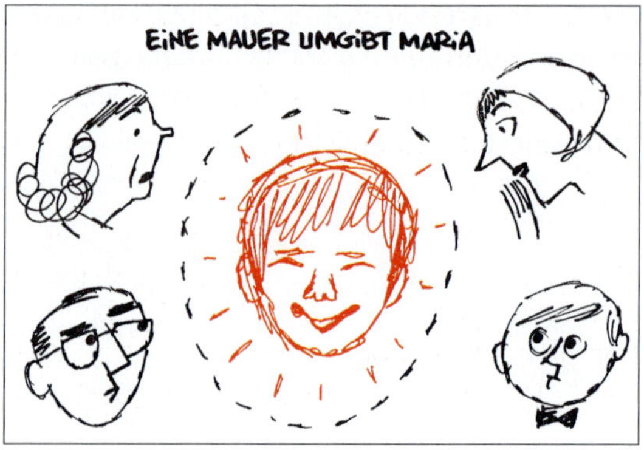

Abbildung aus MARIA UND ICH von Miguel Gallardo
© Miguel Gallardo – Reprodukt 2010

Weite Verbreitung haben **verhaltenstherapeutisch orientierte Konzepte** gefunden, die das Verhalten des betroffenen Menschen direkt beeinflussen wollen.

Das sogenannte **ABA-Konzept** („**A**pplied **B**ehaviour **A**nalysis") stützt sich auf Prinzipien der Lerntheorie und der Verhaltenstherapie nach Lovaas. Das Konzept gibt Eltern, Lehrkräften, Heilpädagogen und Heilerziehungspflegerinnen konkrete Anweisungen für den täglichen Umgang mit dem Kind oder Jugendlichen. Erwünschtes Verhalten von Menschen mit autistischen Störungen wird nach einer ausführlichen Verhaltensanalyse mit Primärverstärkern (Süßigkeiten, Saft u. a.) sowie Sekundärverstärkern (Lob, gemeinsame Aktivitäten, Spiel u. a.) mit hohem zeitlichen Aufwand konsequent verstärkt. Kompetenzen der Aufmerksamkeit, des Imitationsverhaltens und vor allem der Sprache werden in einem sehr zeit- und lernintensiven Training von den Therapeutinnen und Therapeuten zusammen mit den Eltern und weiteren Bezugspersonen beim Menschen mit autistischen Verhaltensweisen schrittweise aufgebaut (vgl. Kuhles, 2007, S. 65 ff.). Unerwünschtes Verhalten, wie z. B. Dinge zerstören oder Fluchtverhalten, zeigt der Mensch mit Autismus-Spektrum-Störung im Sinne des ABA vor allem dann, wenn erzieherische Konsequenzen folgen, die als Verstärker wirken. Daher ist es beim ABA bedeutsam, erwünschtem Verhalten konsequent Aufmerksamkeit zu schenken und dies auch einzufordern. „Nicht-Sätze", wie z. B. „Nicht aufstehen!", sind dabei zu vermeiden.

Das in Fördereinrichtungen und Wohnheimen verbreitete **TEACCH-Programm** („**T**reatment and **E**ducation of **A**utistic and related **C**ommunication handicapped **Ch**ildren“, vgl. auch Häußler, 2022) versteht sich nicht als reine Verhaltenstherapie, sondern als strukturiertes Lernen in den Bereichen der Wahrnehmung, der Kommunikation und der sozialen Interaktion. Es ist ein recht praxisnahes Konzept, welches die Besonderheiten der Informations- und Wahrnehmungsverarbeitung bei autistischen Störungen berücksichtigt und versucht, den Alltag von Menschen mit autistischer Störung angemessen zu strukturieren. In sogenannten „Social Skill Groups“ werden darüber hinaus soziale Kompetenzen in Rollenspielen mit bis zu 14 Teilnehmern auf dem Hintergrund des TEACCH-Programms durchgeführt („SOKO Autismus“, vgl. Häußler u. a., 2023).

Wichtig erscheint die frühe sprachliche Unterstützung von Menschen mit autistischen Verhaltensweisen. Ein materialorientiertes Konzept und Sprachaufbauprogramm für nicht sprechende Menschen mit autistischen Verhaltensweisen ist das **PECS-Konzept** („**P**icture **E**xchange **C**ommunication **S**ystem “). Der Mensch mit autistischen Verhaltensweisen lernt in einem mehrstufigen Phasenprogramm dem Kommunikationspartner oder der Kommunikationspartnerin eine Karte zu reichen, auf der das gewünschte Objekt oder die erwünschte Aktivität als Piktogramm oder Foto abgebildet sind. Der Partner oder die Partnerin verbalisiert das gereichte Symbol und bietet dann Gelegenheit, dem Wunsch oder Bedürfnis nachzugehen.

Im pädagogischen Umgang allgemein, aber insbesondere in der Förderung von Menschen mit Autismus-Spektrum-Störung spielt die Wahrnehmung von positiven Merkmalen des betreuten Menschen eine wichtige Rolle (vgl. Voigt, 2020, S. 103 ff.). Wenn ein Mensch mit autistischen Verhaltensweisen zu Beginn eines Gesprächs die Betreuungsperson lange Zeit anstarrt, kann das als eine Form der Kontaktaufnahme und der sozialen Kommunikation interpretiert werden. Eine Phase mit ausgiebigen Manierismen oder stereotypen Bewegungen kann als Versuch der emotionalen Regulierung in neuen Situationen verstanden werden. Auf der sprachlichen Ebene können echolalische Äußerungen als Ausgleich für fehlendes Sprachverständnis oder als kommunikativ bedeutsam interpretiert werden. Vorlieben und Interessenmuster bieten einen guten Einstieg zum Beziehungsaufbau und können zur Lenkung der Aufmerksamkeit auf andere Handlungsabläufe dienen.

Leider muss festgestellt werden, dass durch die Verbreitung der verhaltenstherapeutischen Programme der „pädagogische Bezug“ und die **Beziehungsgestaltung** mit dem Menschen mit Autismus-Spektrum-Störung mitunter etwas aus dem Blick geraten ist. Die große Verunsicherung von Bezugspersonen durch das teils bizarre Verhalten von Menschen mit autistischer Störung führt oftmals zu einem sehr rigiden, stabilisierten und „technischen“ Miteinander, bei dem einmal gefundene Lösungen stets wiederholt werden (vgl. Rödler, 2007, S. 79). Von außen ist dann eigentlich nicht mehr klar erkennbar, wer hier eigentlich „autistisch“ agiert. Es wäre sicherlich wünschenswert, dass diese Beziehungsdimension und -reflexion stets Teil des heilerziehungspflegerischen Denkens und Handelns ist. Gerade in emotional anstrengenden oder hochbelastenden Situationen braucht es sichere Bindungsbeziehungen, die dem Menschen mit autistischen Verhaltensweisen einfühlend und weniger konfrontativ begegnen. Flexible heilerziehungspflegerische Lösungsmöglichkeiten werden – den verschiedenen Symptombereichen der Autismus-Spektrum-Störung entsprechend zugeordnet – im Anschluss tabellarisch vorgestellt.

→ AUFGABEN

1. Lesen Sie das Beispiel und die Handlungssituation auf Seite 88 noch einmal sorgfältig durch. Beschreiben Sie die Beeinträchtigungen, Symptome und deren mögliche Ursachen. Welche Aufgaben ergeben sich aus diesem Beispiel für Heilerziehungspflegerinnen und Heilerziehungspfleger
2. Erstellen Sie anhand dieser Falldarstellung ein heilerziehungspflegerisches Handlungskonzept. Nehmen Sie dazu die Ausführungen über mögliche heilerziehungspflegerische Hilfen zur Hand.
3. Welche konkreten Hilfen könnten Sie dem Jungen in der Kita im Sinne des TEACCH-Programms anbieten?
4. Welche erzieherischen Hinweise würden Sie gern den Eltern geben?

Autismus-Spektrum-Störungen: mögliche heilerziehungspflegerische Hilfen im Überblick

Autismus-Spektrum-Störungen	
Mögliche Auffälligkeiten im heilerziehungspflegerischen Handlungsfeld (Wohngruppe, WfbM u. a.)	
Sozialverhalten, soziale Interaktion, Teilhabe	• Rückzug und Isolation • eingeschränkte Empathie • keine Freundschaften mit Gleichaltrigen • kein wechselnder Blickkontakt • mehr Interesse an Dingen als an Personen • Probleme des Verstehens und Äußerns von Gefühlen • schwierige Beeinflussbarkeit emotionaler Zustände • Schwierigkeiten, mit Veränderungen umzugehen • Überforderung im Gruppengeschehen • keine Nachahmung, Imitation, so tun als ob • fremd-/selbstverletzendes Verhalten
Kommunikation, Sprache	• verzögerte Sprachentwicklung • Ausbleiben von Sprache • Auffälligkeiten im Sprachgebrauch, Echolalie, Stereotypien • Störungen im Sprachverständnis
Auffälligkeiten im Repertoire von Aktivitäten und Interessen sowie im Lern- und Arbeitsverhalten	• ausgeprägte Sonderinteressen, ungewöhnliche Beschäftigungen, Sammeln • stereotyper und zweckentfremdeter Umgang mit Objekten • ritualisierte Verhaltensweisen, Tics, Zwänge, Stereotypien • Ablehnung bestimmter Kleidungsstücke, Nahrungsmittel u. a. • Wahrnehmungsverarbeitungsstörungen, Hyperempfindlichkeit (Überempfindlichkeit) oder Hypoempfindlichkeit (Unterempfindlichkeit) • mangelndes Gefahrenbewusstsein

<table>
<tr><th colspan="2">Autismus-Spektrum-Störungen</th></tr>
<tr><th colspan="2">Mögliche Auffälligkeiten im heilerziehungspflegerischen Handlungsfeld (Wohngruppe, WfbM u. a.)</th></tr>
<tr><td></td><td>• Schwierigkeiten in der Selbstorganisation
• Motivationsprobleme, z. B. Fortsetzen von Arbeitsprozessen
• verlangsamtes Arbeitstempo
• geringe Frustrationstoleranz</td></tr>
<tr><th colspan="2">Mögliche heilerzieherische Maßnahmen und Handlungsansätze</th></tr>
<tr><td>Hilfen im Arbeitsfeld</td><td>Sozialverhalten, soziale Interaktion, Teilhabe
• Strukturieren: eindeutige verlässliche Abläufe, Routinen herstellen, Veränderungen rechtzeitig ankündigen
• übersichtliche und schrittweise Gestaltung von sozialen Situationen, z. B. erst Einzelkontakt, dann Einbeziehung weiterer Gruppenmitglieder
• Einbeziehung in mögliche Zielvorstellungen (s. auch „persönliche Zukunftsplanung“)
• unterstützte Kommunikation mit Piktogrammen, Bildern etc.
• klare Sitzordnungen, Tischsets
• Räume übersichtlich gestalten, klare Abgrenzungen herstellen für Aktivitäten, Markierungen und Farben nutzen, Randplätze anbieten
• klare Ansprache (mit Namen) und Formulierung des Anliegens
• Erklären von Emotionen, Mimik und Gestik (z. B. „Was heißt peinlich?“ oder „Schau, ich bin jetzt verärgert!“)
• gewünschtesZielverhalten benennen, visualisieren und einüben, stets loben und bestärken, Verstärkerplan
• unerwünschtes Verhalten benennen, reflektieren
• konstante Bezugspersonen und Arbeitspartner/-innen
• Die Bezugsperson sollte erwünschte Dinge unter ihrer Kontrolle halten, damit sie angefragt wird, um die erwünschten Dinge zu erlangen.
• soziale Pausen und Alleinsein ermöglichen, markierte Ruhezonen einrichten
• Entspannungs- und Bewegungsangebote wie Schaukeln, Snoezelen, Psychomotorik anbieten
• Kämpfe und Auseinandersetzungen vermeiden, wenn keine Bereitschaft besteht, diese auch zu führen und Forderungen aufrechtzuerhalten
• umgehende Reaktion auf fremd- und autoaggressives Verhalten, Deeskalation und Krisenintervention
• Verhaltensbeobachtungsbögen erstellen, Stimmungstagebuch erstellen

Kommunikation, Sprache
• Förderung der Kommunikation mit Piktogrammen, Bildern, Talker, gestützte Kommunikation, Gebärden
• Ermunterung und Verstärkung von Sprachgebrauch, Reaktion auf den Namen u. a.
• eindeutige Ansprache, Begriffe erklären, ironische und bildhafte Sprache vermeiden
• ruhige Ansprache, Zeit lassen für die Verarbeitung des Gesagten, Verständnis fördern
• auf stereotype Fragetiraden und Wiederholungen nicht eingehen, ablenken und Fragen klar beantworten, „Aktenordner schließen“ („Das ist jetzt nicht dran!“)</td></tr>
</table>

Autismus-Spektrum-Störungen	
Mögliche heilerzieherische Maßnahmen und Handlungsansätze	
Hilfen im Arbeitsfeld	**Auffälligkeiten im Repertoire von Aktivitäten und Interessen sowie im Lern- und Arbeitsverhalten** • Ressourcen, Fähigkeiten anerkennen und mit ihnen arbeiten. • zeitliche Strukturierung, kurze Zeiteinheiten, Einsatz von Timern, Uhren, Bildern usw. • strukturierte und visualisierte kleine und überschaubare Arbeiten anbieten („Erst das, dann das andere.“) • Nicht-Sätze vermeiden („Nicht aufstehen!“), sondern Verstärken des gewünschten Verhaltens • Planungshilfen geben: visualisieren, was zu tun ist und wann etwas beendet ist • Selbstinstruktionen fördern („vor-sich-hin-sprechen“) • Visualisierung von Abläufen durch Tages- und Wochenpläne • Abdecken von irrelevanten Dingen • Konzentration fördern: ruhigen Lernort anbieten, sich danebensetzen, Interessen aufgreifen, überschaubare und zu bewältigende Aufgaben gezielt anbieten • Entscheidungen ermöglichen („Möchtest du jetzt dies oder das?“) • Unterstützung der Nachahmung durch geführte Alltagshandlungen, gezielte Hand- und Körperführung (s. „Affolter-Programm“, z. B. beim Staubsaugen, Backen u. a.) • Handlungsorientierung: Lösungswege direkt anbieten, kein Versuch-Irrtum-Lernen, keine langwierigen Erklärungen und Fragen • klare Impulse zur Fortsetzung von Handlungen und Arbeitsprozessen geben (Bildkarten, akustische Signale, Ansprache etc.) • antizipierendes und vorausschauendes pädagogisches Handeln, um mögliches Angst- und Vermeidungsverhalten zu reduzieren
Mögliche externe Hilfen	• Klärung der Diagnose, Beratung und Unterstützung durch spezialisierte regionale Autismuszentren und Therapeutinnen bzw. Therapeuten (siehe www.autismus.de [09.02.2024]) oder Kompetenzzentren • Erstellung von Verhaltensanalysen durch Therapeutinnen bzw. Therapeuten • besondere Trainings der sozialen Kompetenz • Hilfen zur Wahrnehmungsverarbeitung anbieten, sensorische Integration und Psychomotorik durch entsprechende Therapeutinnen bzw. Therapeuten • mentalisierungsbasierte Therapien und Interventionen anregen (MBT und MBS) • Supervision und Fallberatung nutzen • Zusammenarbeit mit weiteren Bezugspersonen, Eltern etc. • Hilfen zur Kommunikation mit • Gebärden aufsuchen • Absprachen mit Ärztinnen bzw. Psychiatern bezüglich möglicher Medikation bei Unruhezuständen usw.

1.4 Stereotype Bewegungsstörungen

BEISPIEL

Marco, 25 Jahre, steht, wenn er mit den anderen Bewohnerinnen und Bewohnern von der Werkstatt (WfbM) nach Hause kommt, meist eine gewisse Zeit an der gleichen Stelle vor der Tür zum Wohnbereich. Er tippelt kurz mit den Füßen und wiegt dann in großen Schaukelbewegungen seinen Oberkörper nach vorn und nach hinten. Seine Finger hält er dabei gespreizt, außerdem schlägt er den Zeigefinger immer wieder an seine Vorderzähne. Dabei summt er stets gleiche Tonfolgen vor sich hin. Im nächsten Moment schlägt er sich dann aber auch mit der flachen Hand auf das Ohr und schreit laut auf. Erst wenn etwas Ruhe im Wohnbereich eingekehrt ist, setzt er sich zu den anderen an den Kaffeetisch.

→ AUFGABEN

1. Was passiert in dem Fallbeispiel? Können Sie mögliche Interessen oder Beweggründe von Marco erkennen? Welche Fragen können Sie zu der Situation formulieren?
2. Haben Sie in Ihrer beruflichen Praxis bereits ähnliche Beobachtungen gemacht? Tauschen Sie sich darüber aus.

Stereotype Bewegungsstörungen (vgl. ICD-11, 6A06), z. B. Händewedeln oder -schütteln, wiegende Körperbewegungen, Wedeln mit Schnüren und anderen Dingen, das Anschlagen des Kopfes, aber auch, sich zu beißen und zu schlagen, scheinen zunächst keinem erkennbaren Zweck zu dienen. Sie erscheinen unpassend, beeinflussen und irritieren die sozialen Beziehungen sowie die schulischen und beruflichen Aktivitäten des betroffenen Menschen. Die teils sehr komplexen Bewegungsabläufe werden in individueller und typischer Weise unverändert über lange Zeiträume wiederholt. Stereotype Bewegungsabfolgen können **selbstverletzend und/oder nicht selbstverletzend** sein. Sie treten im Tagesverlauf häufig, ritualisiert und oft minutenlang auf.

Diagnostische Kriterien einer stereotypen Bewegungsstörung

willkürlich, sich wiederholende, stereotype, scheinbar zwecklose und oftmals rhythmische Bewegungen

Ergänzende Hinweise:
- Die repetitiven Verhaltensweisen beeinträchtigen soziale, schulische und andere Aktivitäten und können Selbstverletzungen zur Folge haben.
- Diese Verhaltensweisen dauern an, z. B. über mehrere Monate.
- Die stereotypen Bewegungen sind nicht Auswirkung einer Substanz oder eines Medikaments.
- Der Beginn liegt in der frühen Entwicklungsphase (bis etwa 3. Lebensjahr).

Kriterien einer stereotypen Bewegungsstörung (vgl. ICD-11, 6A06; DSM-5, 2015, S. 103 f.)

1.4.1 Ursachen stereotyper Bewegungsstörungen

Einfache stereotype Bewegungsabfolgen, z. B. Kopfschaukeln oder sich wiegen, treten häufig bereits im Säuglingsalter und in Entwicklungsphasen normal entwickelter jüngerer Kinder auf. Diese Verhaltensweisen („primäre Stereotypien") scheinen für die motorische und neuronale Entwicklung bedeutsam zu sein, verschwinden dann aber meist wieder. Im späteren Lebensalter können wir bei manchen Menschen mitunter tippelnde Beinbewegungen oder rhythmisches Fußwippen beobachten, das jedoch als wenig störend empfunden wird und nur kurze Zeit anhält und damit eher nicht unter dieses Störungsbild fallen. Bei allgemeinen Entwicklungsverzögerungen, Sinnesbehinderungen und Störungen der Intelligenzentwicklung infolge von Hirnschädigungen und -störungen treten Stereotypien je nach Schweregrad deutlich gehäuft und komplexer auf.

Die Reizzufuhr, die durch die stereotypen Bewegungsabfolgen erfolgt, scheint für die Betroffenen eine Möglichkeit zu sein, einen Ausgleich zu schaffen, wenn ein Mangel (Deprivation) oder ein Zuviel (Stress) an sensorischen Reizen auftritt. Die repetitiven Sinneseindrücke dienen dem betroffenen Menschen offenbar zur **Reizmodulation** und **Informationsverarbeitung**. Kreiselnde Bewegungen oder rhythmisches Wippen u. a. scheinen die Betroffenen zu beruhigen und „abzuschotten", wenn bestimmte Situationen als überfordernd oder reizüberflutend erlebt werden. Der Mangel an erlebter Zuwendung und Bindung, aber auch Langeweile kann ebenfalls ursächlich für die Entwicklung von Bewegungsstereotypien sein (Deprivationssyndrom, Hospitalismus). Bewegungsstereotypien sind auch bei schizophrenen Menschen mit und ohne Intelligenzminderung infolge des wahnhaften und halluzinierenden Verhaltens zu beobachten.

Bei bestimmten „Verhaltensphänotypen" und genetischen Syndromen, z. B. beim fragilen X-Syndrom, treten Stereotypien regelhaft auf.

MERKEN

Bewegungsstereotypien können auch die Folge von Schmerzerleben (Zahn- oder Kopfschmerzen u. a.) oder eine Nebenwirkung von Medikamenten sein.

Mögliche Ursachen einer stereotypen Bewegungsstörung:
- Langeweile
- Reizarmut
- Unterforderung (Deprivation)
- Reizüberflutung
- Überforderung
- Stress
- genetische Ursachen (Verhaltensphänotypen)
- fehlende Bindung
- mangelnde Zuwendung
- Entwicklungsalter
- Hirnschädigungen
- Störungen der Intelligenzentwicklung

1.4.2 Bewegungsstereotypien bei Menschen mit Störungen der Intelligenzentwicklung

Menschen mit Intelligenzminderung zeigen sehr häufig selbstverletzende und nicht selbstverletzende stereotype Bewegungsstörungen. Bei frühkindlichen Störungen wie einer Autismus-Spektrum-Störung oder dem Rett-Syndrom gehören diese Stereotypien zur Kernsymptomatik. Zusätzlich zu den im DSM-5 und in der ICD-11 beschriebenen Bewegungsstereotypien zeigen Menschen mit Intelligenzminderung oftmals weitere komplexe **stereotype Verhaltensweisen**:

- Fixierungen auf Gegenstände und Spezialinteressen,
- Haltungsstereotypien, indem Betroffene in bestimmter Weise auf dem Stuhl sitzen,
- Stereotypien des Ortes, d.h., bestimmte Orte im Wohnbereich werden ohne situativen Zusammenhang wiederholt aufgesucht,
- Manierismen, d. h., Betroffene zeigen bestimmte bizarre Gesten und eine eigentümlich, oft aufgesetzt wirkende Mimik. Mitunter ist dieses Verhalten begleitet von einer pathetisch wirkenden Sprechweise, z.B. bei Menschen mit Autismus-Spektrum-Störung,
- Rituale und komplexe Handlungsstereotypien, z.B. bei der morgendlichen Hygiene, die einen zwangsähnlichen Charakter haben,
- sprachliche Stereotypien wie das stete Wiederholen von Worten oder Sätzen.

1.4.3 Heilerziehungspflegerischer Umgang mit Menschen mit Bewegungsstereotypien

Zunächst sollte eine Einschätzung darüber erfolgen, ob die Bewegungsstereotypien beim betroffenen Menschen zu Beeinträchtigungen in der Teilhabe (soziales Miteinander, Schule, Arbeit) führen. Es ist abzuklären, ob die Betroffenen oder ihr Umfeld unter den Folgen der Bewegungsstereotypie leiden oder ob diese zu körperlichen Schädigungen führt. Bewegungsstereotypien können immer auch als eine individuelle Ressource gesehen werden, die der betroffenen Person eine Handlungsfähigkeit und Teilhabe überhaupt erst ermöglicht, da andere Möglichkeiten der Reizmodulation nicht oder noch nicht zur Verfügung stehen.

TIPP

Wenn sich das gezeigte Verhalten als störend erweist, sind genaue Verhaltensbeobachtungen notwendig. Es ist auszuschließen, dass die gezeigten Verhaltensweisen eine Folge von Schmerzempfinden oder Medikamenten wie z.B. Neuroleptika sind.

„Nicht gegen das Symptom arbeiten, sondern für das Fehlende“ bedeutet in diesem Zusammenhang u.a., Ruhe, gezielte Entspannung im unmittelbaren Lebensumfeld des betroffenen Menschen herzustellen. Aber auch durch gezielte Beziehungsangebote, Ablenkung, körperliche Auslastung und Beschäftigung können stereotype Bewegungsstörungen vermindert werden. Im Einzelfall kann auch eine **Verhaltenstherapie** weiterhelfen.

→ AUFGABE

Formulieren Sie für die beispielhafte Handlungssituation (s. Seite 103) Handlungs-, Teilhabe- und Umweltziele. Welche Kompetenzen benötigt Marco? Was muss das Umfeld möglicherweise bereitstellen?

MERKEN

Stereotype Bewegungsstörungen sind nach ICD-11 von Bewegungsstörungen durch **Krankheiten des Nervensystems** wie z. B. Parkinson-Syndrom, ataktische Störungen, athetotische Zerebralparese, Tremor oder Tic-Störungen zu unterscheiden. **Tic-Störungen** sind unwillentliche Bewegungsabfolgen, die nur kurzzeitig unterdrückt werden können. Es werden unterschiedliche Tic-Störungen differenziert, dabei ist das **Tourette-Syndrom** die komplexeste Störung. Die Ursachen sind nicht gänzlich geklärt, aber man vermutet eine biologisch verursachte vermehrte Aktivität in bestimmten Hirnregionen. Hilfreich gegen Tic-Störungen sind Übungen zur Selbstbeobachtung, aber auch Fremdbeobachtungen, die Hinweise zur Stressreduktion und einem positiven Umgang geben können. Eine Symptomfreiheit ist auch mit Medikamenten letztlich nicht erreichbar.

ZUSAMMENFASSUNG

Unter der Überschrift „Neuronale Entwicklungsstörungen" werden im ICD-11 **„Menschen mit Störungen der Intellignzentwicklung"** erfasst. Eine Intelligenzentwicklungsstörung ist jedoch keine psychische Erkrankung, sondern eine menschliche Existenzweise unter vielen. Eine Intelligenzminderung wird durch intellektuelle Defizite und Defizite der Anpassungsfähigkeit mit unterschiedlichen Schweregraden definiert. Die Ursachen einer Intelligenzentwicklungsstörung sind oftmals unbekannt. Prä-, peri- und postnatale Schädigungen werden differenziert. Über lange Zeit wurden – aus historischen Gründen – psychische Auffälligkeiten bei Menschen mit intellektuellen Beeinträchtigungen ignoriert und als Ausdrucksform der Behinderung gesehen. Man geht jedoch davon aus, dass über die Hälfte der Menschen mit Intelligenzminderung eine psychische Störung aufweisen. Dem stehen leider vergleichsweise wenige spezialisierte psychiatrische Behandlungsangebote gegenüber.
Eine **Aufmerksamkeitsdefizit- und Hyperaktivitätsstörung (ADHS)** zeigt sich als Störung der exekutiven Funktionen meist schon früh als Entwicklungsstörung in der Kita, in der Schule oder auch später im Erwachsenenalter. Dabei werden Störungen mit vorwiegend hyperaktivem Erscheinungsbild von solchen mit vorwiegend unaufmerksamem Erscheinungsbild unterschieden. Das jeweilige Verhalten ist als individuelle Ressource der betroffenen Person zu würdigen, obwohl es in der Regel zu deutlichen sozialen Störungen und Konflikten führt. Man geht vor allem von neurobiologischen und neuroanatomischen Ursachen aus, was auch erklärt, warum ADHS bei Menschen mit intellektuellen Beeinträchtigungen häufiger auftritt. Zur Verhaltensregulation, z. B. bei Impulsdurchbrüchen, kann grundsätzlich eine annehmende und feinfühlige Begleitung beitragen. Ein entsprechend den Bedürfnissen gut strukturiertes Umfeld hilft den betroffenen Menschen, sich besser zu organisieren. Wenn alle pädagogischen Hilfen zur Kompensation und Selbstregulation der Betroffenen ausgeschöpft sind, können auch Medikamente eingesetzt werden.
Eine **Autismus-Spektrum-Störung** bildet sich im frühen Kindesalter aus und zeigt sich in anhaltenden Defiziten in der sozialen Kommunikation und Interaktion. Zusätzlich werden eingeschränkte, repetitive Verhaltensweisen und Interessen gezeigt. Man unterscheidet im Spektrum unterschiedliche Schweregrade. Die Diagnose erfolgt nach Möglichkeit früh, durch einen Psychiater bzw. eine Psychiaterin und spezielle Ambulanzen sowie mithilfe besonderer

Diagnoseinstrumente. Man geht bei Autismus-Spektrum-Störung von mehrfaktoriellen Ursachen aus. Mit verhaltenstherapeutischen Konzepten wie dem ABA-Konzept oder besonderen Lernprogrammen zur Alltagsgestaltung (TEACCH) u. a. können autistische Verhaltensweisen gemildert und die Anpassungsfähigkeit im Alltag unterstützt werden.

Stereotype Bewegungsstörungen zeigen sich in repetitiven, scheinbar getriebenen motorischen Verhaltensweisen. Die stereotypen Bewegungsmuster beeinträchtigen den Menschen in seinen unterschiedlichen Lebensbereichen in unterschiedlicher Schwere. Sie dienen offenbar der Reizmodulation bei einer Unter- oder Überstimulierung. Bei den Hilfen ist darauf zu achten, nicht *gegen* die Symptome zu arbeiten, sondern beispielsweise *für* mehr Entspannung und Stressreduktion zu sorgen bzw. die Umweltbedingungen entsprechend anzupassen.

2 Schizophrenie oder andere psychotische Störungen

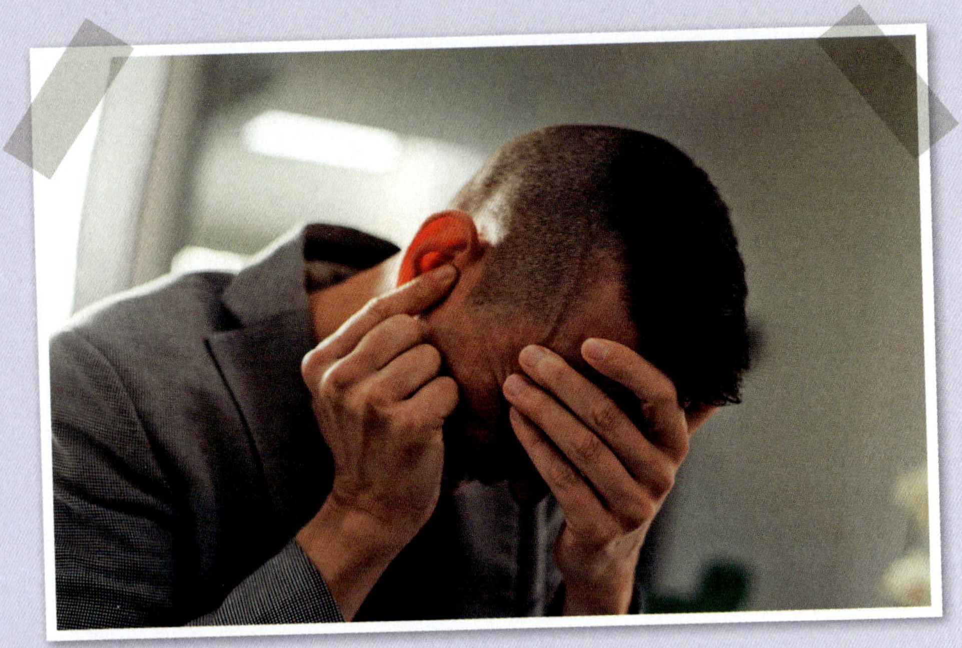

Angestrebte Kompetenzen

Fachkompetenz (Wissen und Fertigkeiten):

→ Wissen über die Störungen im Schizophrenie-Spektrum erlangen.

→ Symptome, Ursachen und deren Auswirkungen auf das Verhalten und die persönliche Alltagsbewältigung des Menschen mit schizophrenen Störungen kennen.

Personale Kompetenz (Sozialkompetenz und Selbstständigkeit):

→ Schizophrene Symptome bei Menschen mit Störungen der Intelligenzentwicklung erkennen können.

→ Ein angemessenes Verständnis für irritierende und herausfordernde Verhaltensweisen im Umgang mit schizophrenen Menschen entwickeln.

→ Angemessene pädagogisch-pflegerische Handlungspläne entwerfen können, um Menschen mit schizophrenen Störungen im Alltag zu unterstützen.

→ AUFGABEN

1. Was verbinden Sie mit dem Begriff „schizophren“? Notieren Sie auf einem großen Papierbogen Begriffe, Redewendungen, Situationen, die Sie damit assoziieren.
2. Welche Erfahrungen haben Sie bereits mit dem Störungsbild „Schizophrenie“ gemacht? Tauschen Sie sich darüber aus.
3. Was genau könnte Sie an dem Störungsbild „Schizophrenie“ interessieren?

Schizophrene Psychosen gehören zu den schweren und vielgestaltigsten psychischen Störungen und wurden in früheren Zeiten als „Geisteskrankheit“, „Irrsein“, „Wahnsinn“ oder „Besessenheit“ beschrieben. Schizophrenie und andere psychotische Störungen sind durch erhebliche Beeinträchtigungen der Realitätsprüfung und Verhaltensänderung gekennzeichnet. Charakteristische Hauptmerkmale dieser psychotischen Störungen („Kernsymptome“) sind anhaltender Wahn, Halluzinationen und desorganisiertes (sprunghaftes, nicht angepasstes) Denken und Verhalten, aber auch abgestumpfte oder flache emotionale Reaktionen. Diese psychotischen Symptome treten am häufigsten im Rahmen einer Schizophrenie auf, sind aber auch im „schizophrenen Spektrum“ bei affektiven Störungen („schizoaffektive Störung“), bei subtanzbedingten Störungen (z. B. durch Alkohol, Kokain, Cannabis, Ecstasy, Pilze, Lösungsmittel, Medikamente etc.) und bei bestimmten organischen Erkrankungen (z. B. Multiple Sklerose, Schädel-Hirn-Trauma, Epilepsien) zu beobachten. „Kurze psychotische Störungen“ (DSM-5, 2015, S. 126) können vor allem im Jugendalter und frühen Erwachsenenalter als „akute vorübergehende psychotische Störung“ (ICD-11, 6A23) auftreten und nach ein paar Tagen vollständig nachlassen. Sogenannte „Negativsymptome“ (Antriebslosigkeit, sozialer Rückzug u. a.) treten oftmals unerkannt vor dem Ausbruch einer psychotischen Symptomatik auf.

Oftmals wird die schizophrene Störung in der Bevölkerung, aber auch von Fachleuten, mit sogenannten **„multiplen Persönlichkeiten“** verbunden. Das Vorhandensein mehrerer Persönlichkeiten und Identitäten in einer Person gilt jedoch als Hauptsymptom einer **„Dissoziativen Identitätsstörung“** (nach ICD-11, 6B64), die durch schwerwiegende traumatische Erlebnisse hervorgerufen wird. In der ICD-11 (6A22) wird an dieser Stelle auch die „schizotype Störung“ genannt. Damit ist ein charakteristisches und dauerhaftes Muster sehr selbstbezogenen Verhaltens mit verzerrter Wahrnehmung und ungewöhnlichen Überzeugungen eines Menschen gemeint (s. auch schizotype Persönlichkeitsstörung, Seite 263).

DEFINITION

Psychose

Psychosen sind schwerwiegende Störungsbilder, bei denen Wahnvorstellungen, Halluzinationen oder desorganisiertes Verhalten im Vordergrund stehen. Die Betroffenen nehmen die gleichen Wahrnehmungsreize der Umgebung auf wie andere Menschen auch, sie erleben aber gleichzeitig eine zweite Wirklichkeit wie in einem „falschen Film“. Die Symptome können akut auftreten und sich in Art und Intensität rasch verändern.

Etwa ein bis zwei von 100 Menschen leiden im Verlauf ihres Lebens unter einer Psychose. Männer und Frauen sind in etwa gleich gefährdet.

2.1 Schizophrenie

BEISPIEL

„Herr A. studierte Elektrotechnik und bezog mit 21 Jahren ein kleines Zimmer in einem Apartmenthaus. Etwa ein Jahr später begann eine merkwürdige Veränderung: Er zog sich immer mehr von seinen Freunden und seinen Eltern zurück, berichtete von großen und geheimen Aufträgen und einer Organisation, für die er tätig sei, über die er aber nichts verraten dürfe. In seinem Haus fiel er durch nächtliche überlaute Musik auf, darauf angesprochen, reagierte er äußerst gereizt. Als er bei einer Auseinandersetzung wegen seines ruhestörenden Verhaltens mit einem Messer schreiend durch das Haus lief, wurde er von der Polizei festgenommen und – weil er einen verwirrten Eindruck machte – in die psychiatrische Klinik aufgenommen."

(Quelle: Trost/Schwarzer, 2013, S. 160)

AUFGABE

Was passiert in dem Fallbeispiel? Können Sie mögliche Interessen oder Beweggründe von Herrn A. erkennen? Welche Fragen können Sie zu der dargestellten Situation formulieren?

Diagnostische Kriterien einer Schizophrenie

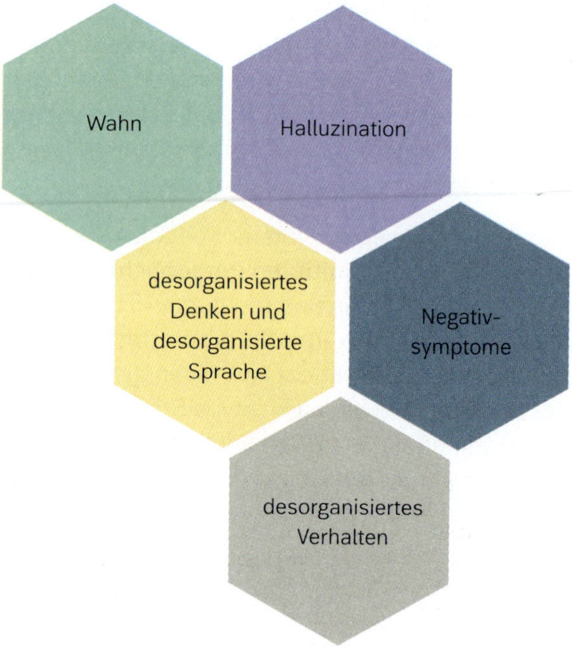

Ergänzende Hinweise:

- Symptome halten über mindestens einen Monat an.
- Symptome treten nicht als Merkmal anderer psychischer Störungen oder Verhaltensstörungen auf (z. B. Substanzkonsumstörung).
- Symptome sind nicht Ausdruck eines anderen Gesundheitszustandes (z. B. Hirntumor).

Schizophrenie zeigt sich in **Störungen des Denkens** (z. B. Wahnvorstellungen, desorganisiertes Denken), der **Wahrnehmung** (z. B. Halluzination), **des Selbsterlebens** (z. B. Gefühle stehen unter Kontrolle einer externen Kraft), **der Kognition** (z. B. Beeinträchtigung der Aufmerksamkeit und des verbalen Gedächtnisses), **des Willens** (z. B. Motivationsverlust), des Affekts (z. B. Abgestumpftheit) und **des Verhaltens** (z.B. bizarres, zweckloses und unangemessenes Verhalten).

Es muss zunächst durch eingehende ärztliche Untersuchungen sichergestellt sein, dass eine andere körperliche Erkrankung oder Störung ausgeschlossen ist. Eine schizophrene Störung zeigt sich in ihrem Gesamtbild recht heterogen und individuell ausgeprägt. Trotzdem gibt es einige charakteristische Symptome, die zu erheblichen Beeinträchtigungen im Lebensalltag der Betroffenen führen und vom jeweiligen Lebensumfeld als besonders störend wahrgenommen werden („Positivsymptomatik“).

Wahn

Der Wahn beschreibt eine feste bizarre und anhaltende Überzeugung, die trotz offensichtlicher Unrichtigkeit und entgegen sämtlicher Lebenserfahrung von dem betroffenen Menschen nicht verändert werden kann. Der Wahn hat meist einen persönlichen Bezug zur Lebenswelt der betroffenen Person und zeigt sich zunächst in Konflikten und Auseinandersetzungen in ihrem sozialen Umfeld. Am häufigsten ist der sogenannte **Verfolgungswahn**, bei dem die betroffene Person meint, durch eine Person, Gruppe oder Organisation verfolgt oder bedroht zu werden. Beim **Beziehungswahn** glauben Betroffene, dass bestimmte Äußerungen, Gesten, Kommentare oder äußere Hinweise sich nur auf sie beziehen können. Beim **Liebeswahn** sind Betroffene ohne offensichtliche Beweise davon überzeugt, dass eine andere Person sie liebt. Der **Größenwahn** umschreibt die fälschliche und unbegründete Vorstellung, ein besonderes Talent zu haben oder eine Berühmtheit zu sein. Beim **körperbezogenen Wahn** berichten Betroffene von körperlichen Veränderungen oder der unbegründeten Sorge, ernsthaft zu erkranken.

→ AUFGABE

Ordnen Sie die folgenden Sätze, die nicht der Realität entsprechen, den unterschiedlichen Wahntypen zu.

- „Schau, er hat ein Auge auf mich geworfen ... wie er mich immer anschaut, er meint mich, er will nur mich!“
- „Ich warte noch ... gleich werde ich von meinem Chauffeur abgeholt.“
- „Das graue Auto dort, mit diesem Kennzeichen, ist vom BKA. Die beobachten mich ...“
- „Ich weiß, dass es Personen gibt, die es auf mich abgesehen haben und mich nicht in Ruhe lassen.“
- „Der amerikanische Präsident hat in den Nachrichten zu mir gesprochen. Ich weiß nun, was zu tun ist.“
- „In mir sind Parasiten, die mich innerlich auffressen. Riechen Sie das nicht?“
- „Manche stellen sich mir in den Weg, drängeln an mir vorbei oder lassen absichtlich die Autotüren laut zufallen. Sie wollen mich ärgern, sie haben es auf mich abgesehen!“

Vom Wahn betroffene Menschen können davon überzeugt sein, dass äußere Kräfte ihnen die Gedanken entziehen *(Gedankenentzug)* oder aber fremde Gedanken von außen eingegeben werden *(Gedankeneingebung)*. Gedanken scheinen sich für die Betroffenen auch im Raum auszubreiten und werden von anderen gehört *(Gedankenausbreitung)*. Manchmal herrscht auch die bizarre Überzeugung vor, dass der Körper von anderen Mächten oder toten Personen gelenkt werde, was das eigene Selbst nicht kontrollieren kann.

MERKEN

Bei dauerhaften Wahnvorstellungen ohne weitere charakteristische Symptome einer Schizophrenie spricht man von einer „wahnhaften Störung“ (ICD-11, 6A24).

Halluzinationen

DEFINITION

Halluzinationen
„Halluzinationen sind wahrnehmungsähnliche Erfahrungen, die ohne adäquate externe Reize auftreten“ (DSM-5, 2015, S. 118).

Betroffene nehmen Halluzinationen in gleicher Weise wahr wie normale Wahrnehmungen. Halluzinationen können alle Sinnesmodalitäten betreffen, am häufigsten sind jedoch akustische Halluzinationen, bei denen Betroffene bei klarem Bewusstsein fremde, selten vertraute Stimmen hören. Diese Stimmen scheinen das eigene Verhalten oft kritisch zu kommentieren und sich sogar untereinander zu unterhalten. Sehr fordernde Stimmen sind besonders quälend für die Betroffenen und spielen im Hinblick auf Selbst- und Fremdgefährdung eine bedeutsame Rolle. Bei optischen Halluzinationen werden u. a. Dinge gesehen, die nicht da sind oder aber völlig verfremdet wahrgenommen werden. Manche der Betroffenen nehmen ungewöhnliche Gerüche wahr und schmecken anders (Geruchs- und Geschmackshalluzinationen).

Desorganisiertes Denken (desorganisierte Sprache)

„Der König und das Fußballspiel gingen in Sonne schien, aber am Abend musste ich vorher rauchen.“

(Quelle: Huppert/Kienzle, 2010, S. 17)

Aus den sprachlichen Äußerungen der von Schizophrenie betroffenen Menschen schließt man auf formale Denkstörungen oder Störungen des Denkablaufs. Die Gedanken scheinen zu entgleisen oder von einem Thema zum nächsten zu springen. In schweren Fällen können Denken und Sprache völlig unverständlich, zusammenhangslos und so zerfahren sein, dass dieser „Wortsalat“ für den Außenstehenden nicht mehr nachvollziehbar ist.

Desorganisiertes Verhalten oder gestörte Motorik

Alltägliche Bewegungen und Handlungen sowie Gestik und Mimik werden verschroben, übertrieben oder gekünstelt *(maniriert)* ausgeführt. Das Verhalten der betroffenen Menschen wirkt unnatürlich, affektiert oder verkrampft. Betroffene Menschen scheinen auf Umgebungsreize nicht mehr angemessen reagieren zu können *(katatone Verhaltensweisen)*. Sie nehmen u. a. bizarre Haltungen ein oder scheinen in ihren Bewegungen einzufrieren *(katatoner Stupor)* oder zu verstummen *(Mutismus)*. Andere hingegen zeigen eine *katatone Erregung* und führen scheinbar sinnlose und stereotype motorische Bewegungen aus, die nicht durch äußere Reize hervorgerufen worden sind.

Negativsymptome

Neben den bereits genannten, stark belastenden, auffälligen und sehr störenden „psychotischen" Symptomen, der sogenannten **Positivsymptomatik**, gibt es auch eine sogenannte **Negativsymptomatik** als charakteristisches Merkmal einer Schizophrenie. Wahn, katatone Verhaltensweisen oder Halluzinationen werden zwar von außenstehenden Bezugspersonen dramatisch und besonders gut wahrgenommen, viel folgenreicher hingegen ist die diffuse und weit weniger auffällige Negativsymptomatik einer Schizophrenie. Besonders häufig zeigen sich diese Symptome in einem verminderten emotionalen Ausdruck, einer reduzierten Willenskraft und einer verminderten gezielten Aktivität. Betroffene Menschen wirken depressiv, scheinen nur noch dasitzen zu wollen, sie werden stiller, zeigen nur wenig Interesse, wenig Lebensfreude und ziehen sich weitgehend aus dem sozialen Leben zurück. Die Negativsymptomatik einer Schizophrenie ist schwieriger zu behandeln als die Positivsymptomatik, die durch Medikamente (Antipsychotika) relativ gut zurückgefahren werden kann.

MERKEN

Im ICD-10 werden noch Unterformen der Schizophrenie beschrieben, die jeweils symptomatologische Schwerpunkte haben (z. B. paranoide Schizophrenie, hebephrene Schizophrenie, schizophrenes Residuum, Schizophrenia Simplex usw.). Im ICD-11 finden sich diese Begriffe jedoch nicht mehr, da die Systematik verändert wurde.

2.2 Verlauf – Wann beginnt die schizophrene Störung?

Die schizophrene Störung tritt erstmals bevorzugt zwischen dem 15. und 35. Lebensjahr auf. Zwischen den ersten Anzeichen oder Auffälligkeiten und dem Vollbild einer Schizophrenie können Wochen, Monate oder sogar Jahre liegen. Eine schizophrene Psychose kann sich jedoch auch akut innerhalb weniger Tage entwickeln.

Vor dem voll ausgeprägten schizophrenen Störungsbild zeigt sich meist eine **Vorfeldsymptomatik** mit relativ uncharakteristischen Auffälligkeiten, z. B. häufiger Stimmungswechsel, Reizbarkeit, Niedergeschlagenheit, Empfindlichkeit, Gedankenblockaden und Ausdrucksprobleme. Meist zeigt sich diese Symptomatik im Jugendalter oder jungen Erwachsenenalter schleichend und wird fälschlicherweise als Persönlichkeitsmerkmal oder Entwicklungsauffälligkeit interpretiert.

„Unser Sohn hat sich so verändert

Eher widerstrebend lässt sich der 21-Jährige von seinen Eltern in die psychiatrische Praxis bringen. Diese sind in großer Sorge. Seit einem Jahr verlässt er kaum noch das Haus. Tagsüber schläft er, nachts sitzt er vor dem Computer. Manchmal hören sie ihn in seinem Zimmer reden – mit sich selbst? Am Ausbildungsplatz gab es öfter Streit, immer häufiger blieb er weg, schließlich brach er ab. Sein Sportverein und seine Freunde wurden ihm egal. Sein Äußeres auch."

(Quelle: Hambrecht, 2009, S. 325)

Eine langanhaltende und oft auch unerkannte **Vorfeldsymptomatik** ist für den Verlauf und die Behandlung einer Schizophrenie sehr ungünstig. Die betroffenen Menschen (hier vor allem Männer) waren über einen langen Zeitraum in ihrer Aktivität und Teilhabe bereits derart eingeschränkt und haben sich so grundlegend verändert, dass sie selbst bei einer später abklingenden Positivsymptomatik nur noch über wenige Ressourcen, Hobbys und soziale Anknüpfungspunkte verfügen, die einen guten Umgang mit der schizophrenen Erkrankung ermöglichen. Eine möglichst früh einsetzende Diagnostik und ein frühes Erkennen der Symptome ist bedeutsam, um einem ungünstigen und chronischen Verlauf der Störung und frühe Sterblichkeit (z. B. durch Suizid und Substanzmissbrauch) rechtzeitig vorzubeugen. Etwa 20 % der Fälle nehmen einen relativ günstigen Verlauf, aber nur sehr wenigen Betroffenen gelingt eine vollständige Genesung. Tendenziell lassen die psychotischen Symptome, je nach Ersterkrankungsalter, im Alter nach, aber es kann auch zu Verschlechterungen kommen. Die meisten Betroffenen benötigen lebenslang direkte oder indirekte Alltagsunterstützung.

2.3 Ursachen einer Schizophrenie

Die exakte Ursache einer Schizophrenie ist bisher nicht bekannt und so geht man von einer multifaktoriellen Entstehung dieser Störung aus (s. auch Vulnerabilitäts-Stress-Modell, Seite 36). Man nimmt an, dass Schizophrenie in den meisten Fällen das Endergebnis einer komplexen Interaktion zwischen verschiedenen Genen und umweltbezogenen Risikofaktoren ist, die einzeln keine schizophrene Störung auslösen würden. Wesentliche Risikofaktoren sind:

- **Biologische Faktoren:** Die Wahrscheinlichkeit, an einer derartigen Störung zu erkranken, ist deutlich höher, wenn andere Familienmitglieder daran erkrankt sind (ca. 12 % bei einem erkrankten Elternteil). Neben den erblichen Faktoren spielen Entwicklungsstörungen und Dysfunktionen des Gehirns aufgrund unterschiedlicher

Störeinflüsse (z. B. Geburtskomplikationen) eine Rolle. Aufgrund der Wirksamkeit bestimmter Medikamente schließt man darauf, dass Störungen im Stoffwechsel der Neurotransmitter (Botenstoffe) für die Entwicklung einer Psychose bedeutsam sind.
- **Psychologische Faktoren:** Hier spielen die Störbarkeit im Denken sowie Aufmerksamkeits- und Konzentrationsprobleme und die Anfälligkeit für Reizüberflutung eine Rolle. Menschen, die vor allem psychosoziale Belastungen und Stress schlecht bewältigen können, schnell überfordert sind, ständige Streitereien ausfechten, sich wenig flexibel und angespannt zeigen, haben ein erhöhtes Risiko für die Entwicklung einer schizophrenen Störung. Wenn es zur Linderung dieser Belastungen zu einem Alkohol- und Drogenmissbrauch kommt, erhöht sich das Risiko für den Ausbruch einer Psychose. Persönlichkeitsmerkmale wie die Neigung zur Nervosität, Einzelgängertum, Einschränkungen in der Empathiefähigkeit und besondere Empfindsamkeit werden oft vor dem Ausbruch einer Psychose beschrieben.

Die genannten Faktoren führen bei vielen Betroffenen bereits im Kindesalter zu Beeinträchtigungen. Die soziale Einbindung ist erschwert, die Anpassung an schulische Anforderungen gelingt nicht, die Kinder reagieren mit Gefühlsschwankungen, Ängsten und Rückzug. Diese Probleme wachsen mit den komplexen schulischen Anforderungen. Da kindliche schizophrene Psychosen äußerst selten sind und der Ausbruch der Erkrankung meist im Jugend- und jungen Erwachsenenalter liegt, vermutet man, dass die störanfällige Entwicklung des Gehirns im Rahmen der pubertären Reifung in Verbindung mit den neuen Entwicklungsaufgaben für Jugendliche und junge Erwachsene eine bedeutsame Rolle bei der Entwicklung einer Schizophrenie spielt.

2.4 Schizophrenie bei Menschen mit Intelligenzentwicklungstörung

Schizophrene Störungen zeigen sich bei Menschen mit einer leicht- bis mittelgradigen Störung der Intelligenzentwicklung in ähnlicher Weise und mit den gleichen Symptomen wie bei nicht beeinträchtigten Menschen. Man geht davon aus, dass Menschen mit einer Intelligenzentwicklungsstörung drei- bis viermal häufiger an einer Schizophrenie erkranken können als der Durchschnitt der Bevölkerung (vgl. Hennicke, 2002, S. 2; Došen, 2018, S. 309).

„Ruud ist ein 20-jähriger, leicht intellektuell behinderter Mann. Er zeigte schon seit vier Jahren ein sehr schwieriges Verhalten mit Aggressivität, bizarren Äußerungen und Aktivitäten, abwechselnd mit Perioden von Apathie, Zurückgezogenheit und undefinierbarer Stimmung [...]. Die ersten Schwierigkeiten entstanden im Alter von 16 Jahren, nachdem ein Schulpraktikum an einer weiterführenden Schule scheiterte. Er war sehr angespannt, wurde schnell wütend, aggressiv und zerstörungswütig. Er pflegte sich nicht mehr, zeigte kaum noch Interessen oder Initiative. Des Weiteren berichtet er von Stimmen, die sagen würden, er sei verrückt. Er wollte wissen, was sich da „im Inneren seines Kopfes" befindet. Als sich dieser Zustand verschlimmerte, wurde er zur Beobachtung in einer Einrichtung für Menschen mit intellektueller Behinderung aufgenommen. Dort setzte sich die Rückentwicklung seines psychosozialen Zustandes fort. Ruud wurde inkontinent, vergesslich und apathisch. Dieser Zustand dauerte etwa 2 Jahre. Danach änderte sich sein Verhalten. Er wurde aggressiv, hyperaktiv, lief weg. Er brüllte und schrie, verfluchte den Postboten, rannte über die Straße, lachte ohne erkennbaren Grund und nahm manchmal eine sonderbare Körperhaltung ein. Die Diagnose Psychose wurde gestellt [...]"

(Quelle: Došen, 2010, S. 250)

➔ AUFGABE

Welche Positiv- und Negativsymptome einer Schizophrenie erkennen Sie bei Ruud? Welche Wahntypen werden hier beschrieben?

Die Diagnosestellung einer Schizophrenie ist bei Menschen mit Intelligenzminderung allgemein schwierig, insbesondere ist dies jedoch bei einer schwergradigen bis tiefgreifenden Störung der Intelligenzentwicklung der Fall. Da die verbalen Ausdrucksmöglichkeiten eingeschränkt sind oder sogar oftmals fehlen, ist man auf die Beobachtungen des Verhaltens von Bezugspersonen, Heilerziehungspflegern und -pflegerinnen u. a. sowie auf anamnestische Daten angewiesen. Oftmals werden entwicklungstypische Symptome, wie sie bei jüngeren und normal entwickelten Kinder häufig auftreten, fälschlich als psychotisches Verhalten gewertet (s. SEO/SEED, Seite 75).

Zu-sich-selbst-Sprechen, ausgeprägte Fantasiespiele und das Sprechen mit Fantasiefiguren – auch von erwachsenen Menschen mit Intelligenzminderung – sind daher immer vor dem Hintergrund des Entwicklungsalters der betroffenen Person zu sehen. Deutlich wird der Beginn einer Schizophrenie meist durch einen „Entwicklungsknick" und ein deutlich verändertes Verhalten des Menschen mit einer Störung der Intelligenzentwicklung, mitunter zeigt sich auch nur ein einziges Symptom, wie z. B.

- der Verlust bisheriger Fähig- und Fertigkeiten und Rückfälle in altes Verhalten trotz intensiver Förderung,
- Ablehnung bisher als angenehm erlebter Aktivitäten (z. B. zur WfbM gehen, Freizeitangebote wahrnehmen usw.),
- Erstauftreten und/oder Zunahme auffälligen Verhaltens, z. B. Bewegungsstereotypien, Schreien, Rückzug, motorische Unruhe, Ängste, Schlaf- und Konzentrationsstörungen, mutistisches Verhalten, Fremd- und Autoaggressionen, Zuhalten und/oder Selbstverletzung der Augen oder Ohren, Entscheidungsschwierigkeiten, Gefühle der Bedrohung oder Verfolgung, Nervosität, starkes Misstrauen usw.

2.5 Schizoaffektive Störung

Die schizoaffektive Störung (ICD-11, 6A21) ist dadurch gekennzeichnet, dass neben den tiefgreifenden Episoden einer Depression und einer Manie (s. bipolare Störung, Seite 124 ff.) beim betroffenen Menschen zusätzlich episodisch Wahnphänomene oder Halluzinationen auftreten. Das Auftreten psychotischer Symptome ist sehr variabel, so können Betroffene zunächst Symptome einer bipolaren Störung zeigen, dann aber etwa zwei Monate später ausgeprägte akustische Halluzinationen und Verfolgungswahn. Eine klare Abgrenzung zur Schizophrenie, Depression oder bipolaren Störung kann im Einzelfall jedoch durchaus schwierig sein.

2.6 Heilerziehungspflegerischer Umgang mit Menschen mit einer schizophrenen Störung

Grundsätzlich unterscheidet sich die Behandlung und der Umgang nicht von dem mit Betroffenen ohne Intellingenzentwicklungsstörung. In der Regel kann man *nicht* davon ausgehen, dass trotz des hohen Leidens und der großen Ängste immer eine Einsichtsfähigkeit in die Notwendigkeit von Hilfe bei den betroffenen Menschen vorliegt. Pflegerische Hilfe, auch wenn sie noch so gut gemeint ist, kann von einem Menschen auch abgelehnt werden. Das heißt, es werden hier hohe Anforderungen an die Bezugspersonen gestellt, diese Entscheidungen, die nicht zum Nutzen des betroffenen Menschen sind, anzuerkennen und nicht zu verurteilen. Der Mensch mit einer Schizophrenie ist im hohen Maße durch die Symptome verunsichert. Er fühlt sich oft missverstanden und falsch eingeschätzt, kann sich aber zugleich nicht richtig mitteilen. Ihm sollte daher mit Geduld und Zeit begegnet werden, um eine vertrauensvolle Beziehung herzustellen. Der betroffene Mensch sollte gegen allzu starke Emotionen im sozialen Umfeld abgeschirmt werden. Seine emotionalen Bedürfnisse sollten erkannt werden. Kontakt kann über nonverbales Spiegeln aufgebaut werden.

Da der akute Verlauf einer Schizophrenie oder Psychose mitunter sehr dramatisch sein kann, können sehr eingreifende Maßnahmen zum Schutz der Person notwendig sein. Einem akut erkrankten Menschen muss unter Umständen für vorübergehende Zeit eine Entscheidung abgenommen werden, dies kann auch zur Einweisung auf eine geschützte Station in der Psychiatrie führen. Diese Maßnahmen sollten von kompetenten Bezugspersonen, Heilerziehungspflegerinnen und -pflegern, Ärztinnen und Ärzten usw. mit Entschiedenheit, unter Berücksichtigung rechtlicher Vorgaben, aber auch mit angemessenem Taktgefühl und Einfühlungsvermögen ergriffen werden. An Schizophrenie erkrankte Menschen können durchaus gleichzeitig in der Haupt- als auch in ihrer psychotischen Nebenrealität sein. Mit der betroffenen Person sollte daher stets in angemessener Weise gesprochen werden, auch ist es wichtig, sie Menschen an jeder Entscheidung und an jeder Art und Weise des Umgangs zu beteiligen und sie diesbezüglich zu informieren. Heilerziehungspflgerische und heilpädagogische Fachkräfte sollten über Kenntnisse zur Deeskalation verfügen und entsprechende Trainings absolvieren.

TIPP

GRUNDREGELN DER DEESKALATION

- Überprüfen Sie realistisch Ihre Erwartungen in der Situation (z. B.: Kann die Situation ohne körperliches Eingreifen bewältigt werden?).
- Besprechen Sie Ihre Risikoeinschätzung, die Entscheidungen, die Verantwortung und die notwendigen Handlungen im Team, interdisziplinär und mit den Kolleginnen und Kollegen.
- Beachten Sie stets die Sicherheit unbeteiligter Personen, z. B. in der Wohngruppe.
- Versuchen Sie nicht, Ihr Gegenüber zu kontrollieren, sondern kontrollieren Sie die Situation. Die Wahrscheinlichkeit eines aggressiven Verhaltens steigt, wenn ein betroffener Mensch sich kontrolliert fühlt.
- Zeigen Sie Empathie, Sorge, Respekt, Ernsthaftigkeit und Fairness („Ich verstehe Ihre Situation“). Bauen Sie eine wertschätzende „Arbeitsbeziehung“ auf („Sie entscheiden, wie es hier ausgeht“).
- Deeskalation wirkt am besten als frühe Intervention. Hat sich Spannung bereits aufgebaut, funktioniert keine aggressionsvermeidende Intervention. Aggressives Verhalten gegenüber einem Menschen fördert in der Regel ein aggressives Gegenverhalten.
- Versuchen Sie, Zeit zu gewinnen für sorgfältige Entscheidungen und zur Spannungsreduktion.
- Halten Sie mindestens eine Armlänge Abstand, dies vermindert das Bedrohungserleben.
- Führen Sie Interventionen mit sichtbarem Selbstbewusstsein aus, ohne zu provozieren. Vermeiden Sie Machtspiele, Moralisierungen und Herabsetzungen.

Die Behandlung der Schizophrenie erfolgt zunächst durch **ärztlich verordnete Medikamente**. Ein medikamentöser Therapieversuch ist auch bei noch unklarer Diagnose, gerade bei Menschen mit intellektuellen Beeinträchtigungen, gerechtfertigt, da bei einer erfolgreichen Behandlung das Vorliegen einer schizophrenen Störung als wahrscheinlich gilt. Während früher Medikamente im Wesentlichen auf die Beruhigung und Dämpfung der gesamten Person abzielten, können heute durch eine gezielte Medikation mit Antipsychotika/Neuroleptika akute Symptome wie Wahnerleben, Halluzinationen usw. in der Regel günstig beeinflusst werden. Bisweilen werden ergänzende Medikamente wie z. B. Antidepressiva (s. Seite 153), Anti-Epileptika oder angstreduzierende Medikamente (Benzodiazepine, s. Seite 188) gegeben. Die **Pharmakotherapie** erfolgt entsprechend danach, ob eine Negativ- oder Positivsymptomatik beim betroffenen Menschen überwiegt. An eine **Dosisreduktion** ist stets im Sinne der Betroffenen zu denken, wenn zuvor festgelegte Therapieerfolge (z. B. hinsichtlich der Positivsymptomatik) erreicht worden sind. Nicht selten müssen Antipsychotika jedoch auch höher dosiert werden, da deren Wirkung mit der Zeit nachlässt. Heilerziehungspflegerische Fachkräfte und andere Bezugspersonen sollten als „Anwälte“ der Betroffenen stets darauf achten, inwieweit übliche Funktionen sowie Aktivitäten und Teilhabe im Alltag der Betroffenen durch die Medikamente stark beeinträchtigt werden, und dies mit den kooperierenden Ärztinnen und Ärzten oder Psychiaterinnen und Psychiatern besprechen.

Alle genannten Medikamente wirken nicht ursächlich heilend, d. h., sie lindern und verbessern vielmehr die Lebensqualität gerade bei den quälenden Symptomen von Halluzinationen oder Wahn, aber sie beseitigen nicht die eigentlichen Ursachen der Schizophrenie. Eine zwingend zuverlässige, oftmals lebenslange Einnahme von Medikamenten ermöglicht es den Betroffenen, gut mit dieser Störung leben zu können. Es ist aber stets damit zu rechnen, dass von einer Schizophrenie betroffene Menschen mit einer Medikamentengabe – gerade wegen der vielfältigen Nebenwirkungen – nicht einverstanden sind, diese verweigern („Ich bin nicht krank, das wollen mir nur alle einreden und schwatzen mir die Pillen auf!"), die medikamentöse Therapie abbrechen oder sie still boykottieren.

DEFINITION

Neuroleptika (Antipsychotika)
Neuroleptika oder Antipsychotika dämpfen die übersteigerte Hirntätigkeit. Sie bewirken in der Regel eine deutliche Verbesserung der psychotischen Positivsymptome. Sie werden als Kapsel, Tablette oder Flüssigkeit, gelegentlich als Depot-Spritze (z. B. bei Langzeitbehandlungen) bei akuten Psychosen, bei starken Ängsten und aggressiver Unruhe eingesetzt. Das Medikament wird in der Regel langsam eindosiert bzw. ausgeschlichen („Start slow, go slow").

Neuroleptika machen nicht abhängig, aber es werden trotz gezielter Wirkmechanismen vielfältige gravierende unerwünschte **Nebenwirkungen** entsprechend dem jeweiligen Medikament beschrieben. So kann es zu Bewegungseinschränkungen und -störungen, Müdigkeit, Muskelkrämpfen, Zittern, Unruhezuständen, Speichelfluss, Blutbildveränderungen, Organschädigungen u. a. kommen.

MERKEN

Folgende Neuroleptika werden häufig verordnet: Pipamperon, Haloperidol, Haldol, Melleril, Leponex, Truxal, Taxilan.

Nach erfolgter medikamentöser Einstellung können **psychotherapeutische Interventionen** für Menschen mit leichter Intelligenzminderung hilfreich sein. Dabei geht es wesentlich darum, einer weiteren Chronifizierung vorzubeugen und mehr Sicherheit im Erkennen der Vorzeichen psychotischer Verläufe zu erhalten. Therapeutische Wahrnehmungsübungen, Konzentrationstrainings u. a. dienen dazu, Sicherheit bei der Bewertung von Sinneseindrücken, beim Einschätzen von sozialen Situationen und Hilfen bei der Bewältigung und Planung des Alltags zu bekommen. Angehörige benötigen Informationen über die Störung und ihren Verlauf („Psychoedukation"). Insbesondere sehr „gefühlsaufgeladene" Familienangehörige müssen darauf hingewiesen werden, dass aggressive, übermäßig kritische oder feindselige Verhaltensweisen gegenüber den Betroffenen zur Stabilisierung und Besserung des Verhaltens nicht angezeigt sind. Heilerziehungspflegerische Fachkräfte und Angehörige sollten Freiräume des betroffenen Menschen respektieren und ihm nicht „nachspionieren". Eine eher gelassene, offene und empathische Grundhaltung gegenüber dem Menschen mit schizophrener Störung reduziert störende Verhaltensweisen und beugt deren Verfestigung vor.

BEISPIEL

Frau Schulte ist unruhig und sehr ängstlich: „Ich werde ausspioniert ... sie wollen mich unschädlich machen!" Heilerziehungspfleger Paul sagt daraufhin zu Frau Schulte: „Sie haben Angst und Sie sind unruhig. Wir bemühen uns darum, dass Sie hier in der Wohngruppe ganz sicher sind. Wir passen auf! Möchten Sie mich zur Post begleiten? Wir müssen noch ein paar Briefe abschicken."

→ AUFGABE

Wie verhält sich Heilerziehungspfleger Paul im Umgang mit Frau Schulte? Was erscheint Ihnen dabei hilfreich?

Heilerziehungspflegerische Fachkräfte sollten neben grundsätzlichen pädagogischen Haltungen versuchen, Beeinträchtigungen infolge der psychotischen Störung gerecht zu werden und schützende Rahmenbedingungen für den schizophrenen Menschen zu schaffen. Unbeeinträchtigte Fähigkeiten und Ressourcen sind gezielt zu fördern. Auch mögliche suizidale Absichten aus dem Wahnerleben heraus müssen beachtet werden, zumal die Häufigkeit von Selbstmorden bei schizophrenen Störungen deutlich erhöht erscheint Ihnen

→ AUFGABE

Was ist in den folgenden Situationen mit an Schizophrenie erkrankten Menschen zu tun? Üben und erproben Sie mögliche Reaktionen auch in Rollenspielen. Nehmen Sie dazu die Übersicht auf Seite 121 ff. zu Hilfe.

- Herr Karst isoliert sich zunehmend aus dem Gruppengeschehen.
- Herr Breuer äußert Verunsicherung gegenüber seinen Bezugspersonen: „Ich weiß nicht, ob ich dir trauen kann!"
- Frau Lengfeld äußert beim gemeinsamen Abendessen, dass sie nicht essen könne, da das Essen mit Sicherheit vergiftet worden sei.
- Frau Gondal meint, dass in ihrem Schrank eine Schlange sei.
- Herr Tesheme klagt darüber, ständig Stimmen zu hören, die ihn erniedrigten.
- Frau Jost meint, dass alle Pflegepersonen Spitzel seien, die vom Geheimdienst NSA geschickt worden seien.
- Herr Lange ist nicht in der Lage und willens, sich zu waschen und anzuziehen.
- Herr Paulus zeigt mutistisches Verhalten und spricht nur noch mit ausgewählten Personen.
- Frau Zahabi leidet sehr stark unter Einschlafstörungen.
- Herr Schmitz versperrt sein Zimmer mit dem Sessel und droht, in seinem Zimmer ein Feuer zu legen.
- Herr Önur ist sehr erregt und droht Ihnen im Essensraum Schläge an, weil er sich durch Ihren Wunsch, dass er zum Abendessen kommen möge, bedroht und gegängelt fühlt.

ZUSAMMENFASSUNG

Die Schizophrenie gehört nach ICD-11 und DSM-5 mit anderen psychotischen Störungen wie z. B. der schizoaffektiven Störung zum Schizophrenie-Spektrum. Wesentliches Merkmal ist das psychotische Erleben der Betroffenen, das sich in Positivsymptomen wie Wahn, Halluzinationen und desorganisiertem Verhalten ausdrückt. Betroffene zeigen ferner sogenannte Negativsymptome, die sich in diffus reduziertem Verhalten äußern.
Eine Schizophrenie zeigt sich meist in einer sogenannten Vorfeldsymptomatik mit unspezifischen Verhaltensänderungen. Eine langandauernde Vorfeldsymptomatik wird als ungünstig für den weiteren Verlauf bewertet. Die Ursachen sind multifaktoriell, bedeutsam sind Veränderung des Hirnstoffwechsels sowie weitere biologische und psychologische Faktoren, die oft bereits im Kindes- und Jugendalter zu Veränderungen im Verhalten führen. Menschen mit intellektuellen Beeinträchtigungen können die gleichen Symptome einer Schizophrenie zeigen, eine Diagnose ist jedoch oftmals schwer zu stellen. Ein ungewöhnlich stark verändertes Verhalten kann eine schizophrene Störung anzeigen. Da Menschen mit einer schizophrenen Störung selten Krankheitseinsicht zeigen, sind deeskalierende Maßnahmen oder eine Klinikeinweisung zum Schutz vor den Auswirkungen der Psychose unter Umständen notwendig. Wichtige Bausteine einer Begleitung sind die medikamentöse Behandlung, psychotherapeutische Interventionen und eine gute Beziehungsgestaltung sowie schützende Rahmenbedingungen.

Störungen aus dem Schizophrenie-Spektrum: mögliche heilerziehungspflegerische Hilfen im Überblick

Störungen aus dem Schizophrenie-Spektrum	
Mögliche Auffälligkeiten im heilerziehungspflegerischen Handlungsfeld	
Mögliche Verhaltensauffälligkeiten unter Berücksichtigung der bestehenden Intelligenzminderung	• Wahn • Gefahr für sich und andere • desorganisiertes Verhalten • Halluzinationen • soziale Isolation/beeinträchtigte soziale Interaktion • Selbstversorgungsdefizite, sich nicht waschen, nicht essen usw. • Schlafstörungen • Störungen im Lern- und Arbeitsverhalten
Mögliche heilerzieherische Maßnahmen, pädagogisch-pflegerische Haltungen und Handlungsansätze	
Hilfen im Arbeitsfeld	• Hauptrealität verdeutlichen, ablenken von der „eigenen (Neben-) Realität" • Wahnvorstellungen als subjektiv notwendige „falsche Realität" akzeptieren, wahnhaftes Erleben nicht ausreden, jedoch nicht als Realität teilen • begründete Zweifel an der wahnhaften Realität andeuten („Es fällt mir schwer zu glauben, dass ..."), aber nicht als „falsch oder unmöglich" benennen • Zusammenhang zwischen Wahn und Angst aufzeigen, zur Reduzierung von Angst beitragen, Entspannung anbieten • jede realitätsbezogene Wahrnehmung positiv rückmelden und bestätigen, Vermeiden von vagen Formulierungen

Störungen aus dem Schizophrenie-Spektrum	
Mögliche heilerzieherische Maßnahmen, pädagogisch-pflegerische Haltungen und Handlungsansätze	
Hilfen im Arbeitsfeld	• suizidale Absichten erkennen und intervenieren • Reizabschirmung (Licht, Lärm, möglichst wenig Menschen, einfache Einrichtungsgegenstände) • gute Beobachtung durch ausreichend Personal • alle gefährlichen Gegenstände entfernen • ruhige und sichere Haltung einnehmen (s. auch Regeln der Deeskalation) • Intervention, Setzen verlässlicher Grenzen • Vertrauen und Beziehung durch möglichst konstante Bezugspersonen herstellen, Akzeptanz, Respekt und Empathie vermitteln, Zuwendung • absolute Aufrichtigkeit und Verlässlichkeit • gute Nähe und Distanz wahren • Vermeiden von missverständlichen, unklaren und unsicheren Botschaften • falls paranoide Wahrnehmung des Essens: kreative Ideen entwickeln (z. B. gemeinsam Dose öffnen; Anrichten/Auf-den-Teller-geben des Essens in Anwesenheit des Patienten) • Ruheräume anbieten • zur Mitteilung über den Inhalt der Halluzinationen ermuntern und diese nicht anzweifeln • Signale der Angst wahrnehmen • Zusammenhang von (erhöhter) Angst und Halluzinationen vermitteln • Ablenkung von Halluzinationen versuchen • eventuell Techniken der Kontrolle lernen (z. B. Radio hören, Fernsehen, „Wegschicken der Stimmen“) • häufige kurze Kontakte mit der Grundhaltung der vorbehaltlosen Akzeptanz, unaufgeregtes Miteinander fördern, aufeinander zugehen • feste Begegnungstermine einrichten • langsames Einführen/Begleiten in Gruppenaktivitäten; Freiräume und Rückzug zulassen, wenn gewünscht • Sportangebote, körperliche Aktivierung • Orientierungen vermitteln • selbstständige und sozial angepasste Kontaktaufnahmen verstärken • Ermutigung zur selbstständigen Aktivität im Alltag und konkrete Hilfen absprechen • bisher Erreichtes positiv herausstellen, loben • Nahrungsaufnahme protokollieren • Schlafprotokoll erstellen • zu viel Tagschlaf vermeiden • Einschlafrituale durchführen

Störungen aus dem Schizophrenie-Spektrum	
Mögliche heilerzieherische Maßnahmen, pädagogisch-pflegerische Haltungen und Handlungsansätze	
Hilfen im Arbeitsfeld	• Aktivitäten am Tag anregen • reizarme Umgebung anbieten • Stress sowie Unter- bzw. Überforderung vermeiden • strukturierte und überschaubare Aufgaben anbieten • kurze Arbeitszeiten, kurze Aufgaben • Förderung des Selbstvertrauens und der Selbstständigkeit • Eigenverantwortung fördern • für ausreichende Entspannung sorgen, individuelle Pausen einrichten • Kritik vermeiden • Schlafhygiene unterstützen, klare Bettzeiten • Stimmungstagebuch, Tages- und Wochenpläne anlegen, Episoden dokumentieren • Betroffene und Angehörige über die Krankheit informieren • Notfallregeln und Risiken besprechen („Wenn du sehr unruhig bist, dann ...“)
Mögliche externe Hilfen	• Klärung der Diagnose, Schulung, Beratung und Unterstützung durch spezialisierte regionale Beratungsstellen sowie Fachleute aus den Bereichen Psychotherapie, Medizin und Psychiatrie • Psychotherapie • pharmakologische Hilfen bei Berücksichtigung der Nebenwirkungen: Antidepressiva, Neuroleptika, Anti-Epileptika, Benzodiazepine • Fachambulanzen aufsuchen • vorübergehende stationäre Aufnahme in der Psychiatrie • Musiktherapie • Physio- und Ergotherapie • tiergestützte Angebote

3 Bipolare und verwandte Störungen

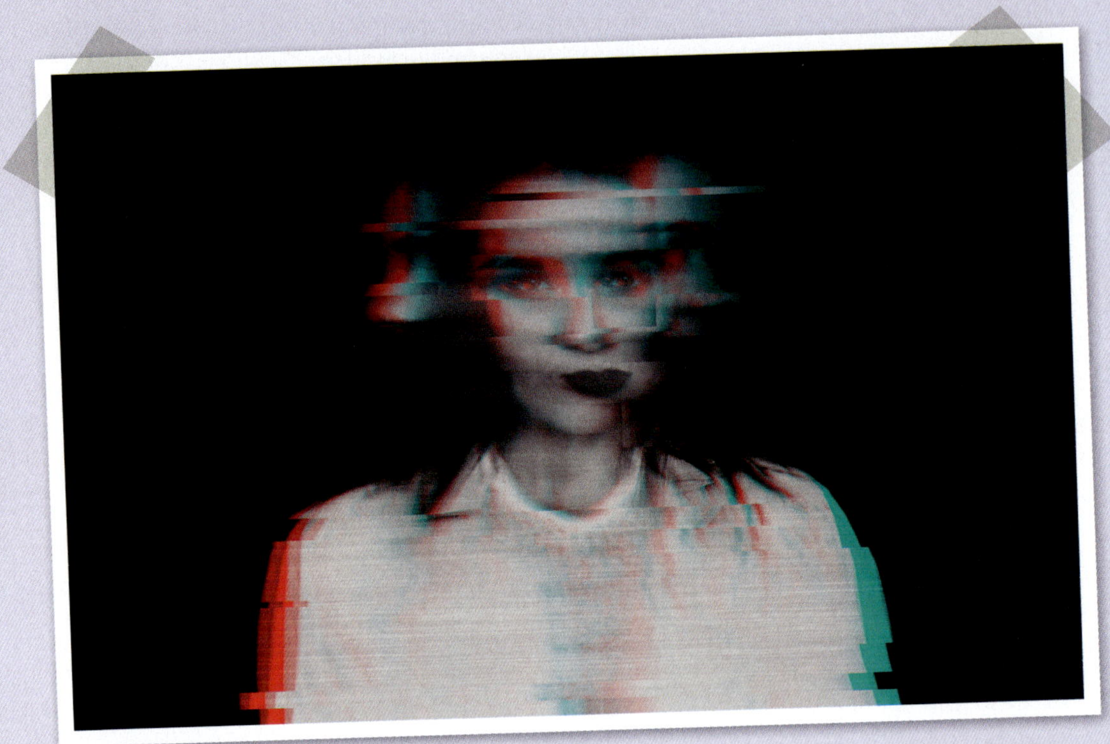

Angestrebte Kompetenzen

Fachkompetenz (Wissen und Fertigkeiten):

→ Sich Wissen über die Symptome, Verlaufsmuster und Behandlungsmöglichkeiten von bipolaren Störungen aneignen.

Personale Kompetenz (Sozialkompetenz und Selbstständigkeit):

→ Manische und depressive Episoden erkennen können.

→ Ein Verständnis für die Bedürfnisse von Menschen mit bipolaren Störungen und für die Bedeutung von Medikation entwickeln.

→ Pädagogisch-pflegerisch angemessen mit Stimmungsschwankungen umgehen und bei deren Bewältigung unterstützen können.

Jeder Mensch erlebt Stimmungsschwankungen, während derer er sich mal besser, mal weniger gut fühlt. Wenn aber diese Schwankungen im Jugend- und Erwachsenenalter zunehmen und unerträglich werden, spricht man von „bipolaren Störungen".

Bipolare und verwandte Störungen sind episodisch auftretende **affektive Störungen**, die durch den Wechsel von depressiven und (hypo-)manischen Stimmungslagen gekennzeichnet sind (ICD-11, 6A6-). Nach deren Abklingen gibt es in der Regel eine Phase mit ausgeglichener Stimmung. Insgesamt bestehen jedoch erhebliche individuelle Unterschiede in der Häufigkeit und Art der einzelnen Krankheitsphasen. Es werden unterschiedliche Episoden und Formen der bipolaren Störung unterschieden, die meist erstmals im Jugendalter auftreten.

„Herr M. (25 Jahre) wurde von seiner Partnerin und seinen Freunden als ‚zuverlässiger und umgänglicher Typ' beschrieben, ‚wenn er nicht seine Phasen hat'. Das Wort ‚Phasen' war dabei nicht im klinischen Sinn gemeint, sondern bezeichnet einfach nur einen Zeitraum von einigen Tagen bis einer Woche, in denen Herr M. aus Sicht seiner Partnerin und Freunde zu einem ‚selbstbezogenen Kotzbrocken mutierte'. Sie führten dies meistens auf vermehrten Stress im Studium und in seinem Job als wissenschaftliche Hilfskraft zurück, da er in diesen Zeiten vermehrt an der Universität arbeitete und oft bis spät abends Überstunden machte. Wenn er mit ihnen dann am Wochenende unterwegs war, wirkte er ständig auf dem Sprung, amüsierte sich gern auf Kosten anderer (z. B. in Witzen, Seitenhieben), flirtete aus Spaß mit anderen Frauen und manchmal auch Männern und war in Unterhaltungen sehr selbstbezogen und bewertend. Alle wussten, dass Herr M. seit seiner Jugend schon mindestens zwei- oder dreimal eine Depression hatte, aber dass diese kaum erträglichen Phasen hypomane Phasen sind und es sich klinisch bei Herrn M. um eine Bipolar-II-Störung handelt, hatte niemand in Betracht gezogen."

(Quelle: Hautzinger/Meyer, 2011, S. 3f.)

→ AUFGABE

Beschreiben Sie in eigenen Worten die oben beschriebene Symptomatik. Stellen Sie sich vor, Sie wüssten nichts von der Diagnose und den Schwierigkeiten des Herrn M. Wie würden Sie als Freund oder Lebenspartnerin mit der Zeit wohl auf ihn reagieren? Wie könnte Ihrer Einschätzung nach Herr M. reagieren, wenn Sie ihn mit der Äußerung „selbstbezogener Kotzbrocken" konfrontierten?

Im DSM-5 werden im Rahmen der bipolaren Störungen verschiedene Episoden unterschieden (vgl. DSM-5, 2015, s. 167 ff.). In der ICD-11 werden zusätzlich bipolare Störungen mit und ohne psychotische Symptome (Halluzinationen, Wahn) aufgeführt.

Manische Episode

Diagnostische Kriterien einer manischen Episode

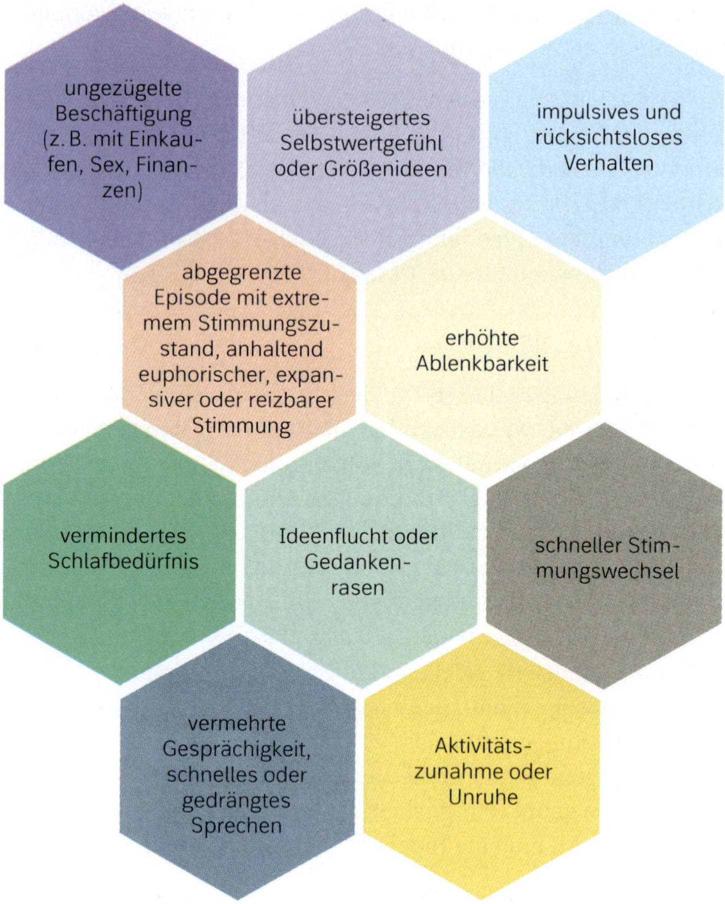

Ergänzender Hinweis:
über mindestens eine Woche mit deutlichen Einschränkungen in Beruf und sozialem Bereich

Kriterien einer manischen Episode (vgl. ICD-11, 6A6-; DSM-5, 2015, S. 167f.)

Die manische Episode wird als „Hochstimmung“, als euphorisch, aufgekratzt und überglücklich beschrieben. Diese Stimmung, die ohne Stimulanzien oder Suchtmittel entsteht, kann für das Umfeld anfangs sehr belebend und geradezu ansteckend sein. Sie wird aber auch mit der Zeit als übersteigert und anstrengend erlebt, wenn die Betroffenen in Unterhaltungen kein Ende finden, ständige Begeisterung zeigen, unablässig und unbesonnen Projekte angehen, laut, gereizt und gehetzt agieren, endlos Nachrichten versenden, unaufhaltsam Witze reißen sowie flirten und sexuelle Anspielungen oder Seitensprünge machen. Betroffene finden in der Regel kaum Schlaf, aber sie erleben sich trotzdem mit voller Energie. Eine Krankheitseinsicht haben Betroffene nicht, sie widersetzen sich in der Regel allen guten Ratschlägen und therapeutischen

Bemühungen. In der Folge dieser selbstschädigenden Verhaltensweisen kommt es zu schweren Beeinträchtigungen, z. B. Arbeitsplatzverboten, finanziellen Verlusten, Gesetzeskonflikten und sozialer Isolation, die am Ende einen Klinikaufenthalt als Schutzmaßnahme notwendig machen.

Bei Kindern ist eine Diagnose sehr gut abzuwägen und frühestens ab elf Jahren zu stellen. Betroffene Kinder zeigen ein andauerndes unangemessenes albernes, scheinbar überglückliches Verhalten und neigen zu „Dummheiten" sowie waghalsigen Kunststücken, bei denen sie ihre persönlichen Fähigkeiten überschätzen. Dieses ungebremste Verhalten, bei dem Kinder scheinbar alles gleichzeitig machen wollen, wird für Bezugspersonen mit der Zeit zur schweren Belastung.

Hypomane Episode

Eine hypomane Episode (griech. „hypo" = „unter") zeigt sich mit der gleichen Haupt- und Zusatzsymptomatik wie die oben beschriebene manische Episode. Die Periode der „aufgekratzten" Aktivität als Hauptsymptom ist jedoch nicht so lang, sondern auf ungefähr vier Tage begrenzt. Das gezeigte Verhalten ist für die Person zwar ungewöhnlich und wird auch vom Umfeld als untypisch „aufgeputscht" wahrgenommen, es ist jedoch nicht so offensichtlich schwer gestört, dass es zu starken beruflichen oder sozialen Einschränkungen kommen muss. Die Symptomatik erscheint für Außenstehende vermeintlich schwächer, tatsächlich ist sie mit der Zeit ebenso störend und für den Betroffenen belastend.

Depressive Episode

Eine depressive Episode zeigt sich durch eine Phase gedrückter Stimmung oder verminderter Interessen, die nahezu jeden Tag über mindestens zwei Wochen mit weiteren Symptomen wie beispielsweise Konzentrationsproblemen oder dem Gefühl von Wertlosigkeit auftritt (s. Seite 137 ff.).

3.1 Formen bipolarer Störungen

Bipolare Störung Typ I

Die bipolare Störung Typ I (ICD-11, 6A60.0) wurde traditionell als **manisch-depressive Störung** bezeichnet. In der Regel beginnt diese Form der Störung mit einer manischen Phase. Es folgen in der Regel ausgeprägte depressive und manische Episoden, gelegentlich auch mehr manische als depressive Phasen, dazwischen aber auch immer Phasen, in denen die Betroffenen voll funktionsfähig und normal erscheinen. Die Betroffenen kippen oder „switchen" von einer Manie in eine Depression, manchmal über Nacht, meist jedoch eher schleichend.

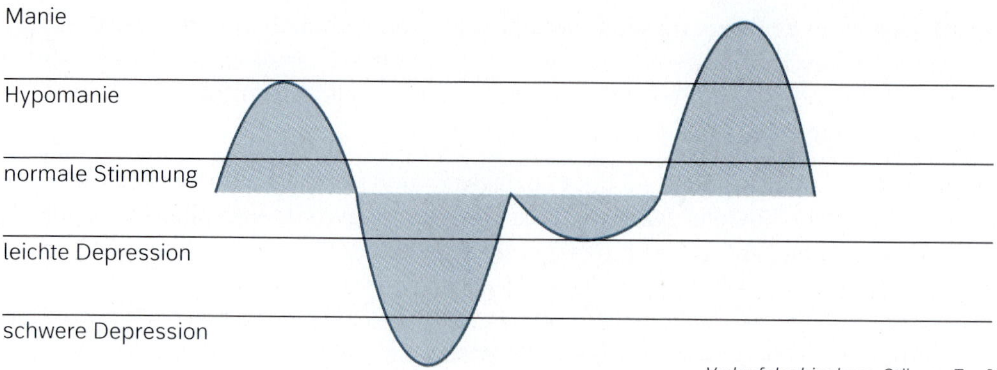

Verlauf der bipolaren Störung Typ I

→ AUFGABE

Kennen Sie Betroffene oder haben Sie Menschen mit bipolaren Störungen in Ihrem Arbeitsfeld kennengelernt? Beschreiben Sie: Wie sieht deren Muster oder „Kurve" aus?

Häufig leiden Betroffene unter zusätzlichen Störungen wie Ängsten, Panikstörungen, Suchterkrankungen oder Aufmerksamkeitsdefizitstörungen u. a. Das Risiko einer suizidalen Handlung ist gerade in den ruhigen und stabilen Übergangsphasen recht hoch (s. Seite 145 ff.). In der ICD-11 werden bipolare Störungen mit psychotischen Symptomen gesondert aufgeführt. Dabei wird diagnostisch unterschieden, ob z. B. gegenwärtig eine manische oder depressive Episode vorliegt und mit welchen Schweregrad (s. Seite 137 ff.).

Bipolare Störung Typ II

Gerrit, 27, erzählt: „Eigentlich war ich ein ganz normaler Junge. Während meiner Schulzeit lief alles glatt, bis auf diese Stimmungsschwankungen, die mich manchmal alles leicht bewältigen ließen und mir dann wieder alles schwer machten. In den kleinen Hochs war ich voll aufnahmefähig und wusste, ich muss nicht viel lernen, um mitzukommen. Doch in den Tiefs war alles anders; ich schleppte mich von einem Tag zum anderen [...] Aber niemand ahnte, dass etwas mit mir nicht stimmte, außer mir selbst."

(Quelle: Meyer, 2014, S. 12)

Bei dieser Form der bipolaren Störung sind hypomane und immer auch mindestens eine depressive Episode in der Vorgeschichte festzustellen, es sind aber keine ausgeprägten manischen Phasen aufgetreten (ICD-11, 6A61).

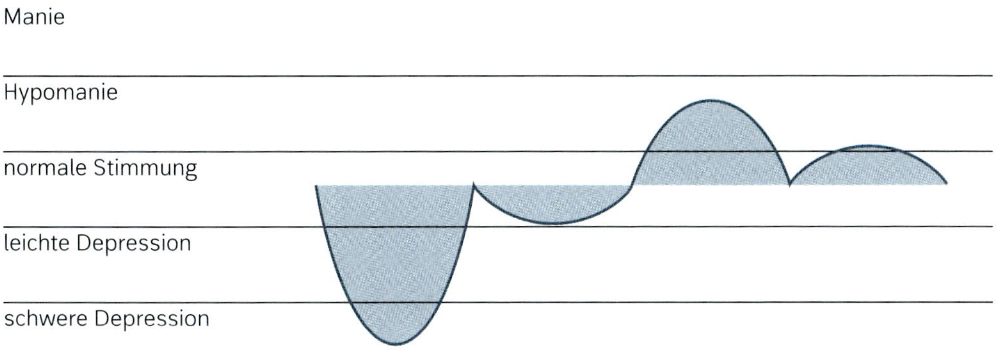

Verlauf der bipolaren Störung Typ II

Eine bipolare Störung Typ II ist schwer zu diagnostizieren, die Betroffenen sind etwas aufgedrehter oder überspannt, fühlen sich jedoch selbst sehr gut und voller Energie. Die hypomanen Phasen werden daher oft übersehen, sodass die Betroffenen meist nur aufgrund der Depression, z. B. mit Antidepressiva, behandelt werden. Dadurch steigt jedoch das Risiko der Chronifizierung und dass diese Menschen einen immer schnelleren Wechsel der Phasen erleben und in die ausgeprägten Manien einer bipolaren Störung Typ I geraten.

Eine Unterform beider Ausprägungen der bipolaren Störung ist das **Rapid Cycling**, der rasche Wechsel oder das schnelle Wiederkehren von mindestens vier Krankheitsepisoden pro Jahr. Die Unterformen **Ultra Rapid Cycling** und **Ultradian Cycling** beschreiben den Wechsel der Stimmungen innerhalb von Wochen oder sogar innerhalb eines Tages.

Abzugrenzen ist an dieser Stelle die **„schizoaffektive Störung"** (s. Seite 117), in der manisch-depressive Episoden ebenfalls auftreten, die jedoch aufgrund des zusätzlichen Auftretens schizophrener Symptome dem „schizophrenen Spektrum" zugeordnet wird.

Zyklothyme Störung

Eine zyklothyme Störung (ICD-11, 6A62) ist eine **chronische** Form der bipolaren Störung mit zahlreichen abgrenzbaren hypomanen und depressiven Episoden über mindestens zwei Jahre. Die Intensität und Dauer der Episoden ist deutlich geringer, aber dafür gibt es kaum längere Zeiten, in denen die Betroffenen eine ausgeglichene und stabile Stimmung aufweisen.

3.2 Ursachen einer bipolaren Störung

Die Ursache einer bipolaren Störung ist unklar und man geht daher von einer **multifaktoriellen Genese** aus, d. h., dass verschiedene Ursachen in ihrer jeweiligen wechselseitigen Kombination zur Entstehung dieser Art von Störung beitragen.

Wichtige Faktoren für die Entstehung einer bipolaren Störung

- **Genetische Faktoren:** *Das* Gen, das eine bipolare Störung verursacht, gibt es nicht, aber bipolare Störungen treten familiär deutlich gehäuft auf. Das heißt, das Risiko, an einer bipolaren Störung zu erkranken, steigt bis zu 20 %, wenn bei Verwandten ersten Grades eine bipolare Störung diagnostiziert wurde. Vermutlich kommt es aufgrund der genetischen Ursachen zu einer mangelnden Stabilität der Übertragung von Nervenimpulsen im Gehirn durch Neurotransmitter. Während es bei starkem Stress oder Erregung üblicherweise zu einer Gegensteuerung kommt, damit wieder Ruhe einkehren kann, scheint dieser Mechanismus jedoch bei Menschen mit bipolarer Störung gestört zu sein.
- **Stress, familiäre und aktuelle Belastungen oder traumatische Erfahrungen:** Sie kommen als Auslöser bei vorhandener genetischer Vulnerabilität („Anfälligkeit") hinsichtlich der Reizübertragung infrage. Zugleich beeinflusst Stress auch den weiteren Verlauf der Erkrankung (s. „kognitives Modell", Seite 39 f., 143 und 206).
- **Gestörter Schlaf-Wach-Rhythmus:** Manische Episoden beginnen meist mit der Veränderung des Schlafverhaltens: Betroffene fühlen sich nicht müde. Vermutlich verursachen biologische Faktoren, dass Menschen mit bipolarer Störung weniger Schlaf benötigen und dadurch sehr aktiv sein können. Die Steigerung der Aktivität führt kurzzeitig zur Selbstwertsteigerung („Ich kann alles erreichen!"). Der mangelnde Schlaf führt auf Dauer jedoch zu massiven psychischen Einschränkungen bis hin zu psychotischen Zuständen.
- **Psychodynamisch** kann man Manie und Depression auch als einen Lösungsversuch zur Herstellung eines emotionalen Gleichgewichtes bei bestehenden Konflikten betrachten. Die Manie, „die Champagnerlaune" oder das stark aufgeputschte Verhalten hilft dem Menschen, bestehende Ängste, Selbstwertzweifel oder Gefühle der Sinnlosigkeit und Leere abzuwehren. Die unweigerlich folgende Depression schützt den Menschen wiederum, indem sie ihn ins Grübeln versinken lässt, handlungsunfähig macht und suizidale Absichten vorübergehend lähmt.

Der kognitive Kreislauf bei manischen Episoden

Gefühle, Gedanken und das Verhalten des Menschen beeinflussen sich gegenseitig. Während bei einer Depression *negative* Gedanken und unbewusste kognitive Muster einen „depressiven Teufelskreis" (s. Seite 143) auslösen können, werden bei der Manie spiegelbildlich zur Depression, *positive* Bewertungen und entsprechende Verarbeitungsprozesse als ursächlich betrachtet. Das Selbst und die persönlichen Fähigkeiten werden idealisiert und völlig überschätzt. Es kommt beim betroffenen Menschen zu typischen Verzerrungen in seiner Wahrnehmung, zu Übertreibungen und eindimensionalen Gedanken.

Ausgelöst durch eine **Stresssituation** (z. B. Prüfung, drohender Verlust der Arbeitsstelle u. a.) werden nicht funktionale Grundüberzeugungen („Die anderen werden mich bewundern!", „Ich brauche niemanden!") unbewusst aktiviert, was zu einer Veränderung der allgemeinen Aktivität führen und das Schlafverhalten vermindern kann. Es kommt so insgesamt zu einer **Steigerung der Aktivität**, aber auch zu einer **erhöhten Reizbarkeit**. Das positive Selbstwerterleben, das Empfinden, alles bewältigen zu können („Alles kein Problem!"), nimmt für die Betroffenen kurzfristig stark zu und die Grundüberzeugungen werden dadurch bestätigt und verstärkt („Ich bin die Beste!", „Man kann alles schaffen, wenn man nur will!"). Durch dieses Verhalten wird jedoch der Stress wiederum erhöht, der betroffene Mensch gerät in hektische Betriebsamkeit und Überforderung, er muss sich rechtfertigen, Dinge ins Lot bringen und so beginnt ein manischer Teufelskreis, bis er möglicherweise von einem depressiven Zirkel abgelöst wird.

→ AUFGABE

Tauschen Sie sich über Ihr Schlafverhalten aus: Gehen Sie früh oder spät ins Bett? Wachen Sie erst spät wieder auf? Wie ist es für Sie, wenn Sie eine Nacht oder sogar mehrere Nächte schlecht geschlafen haben? Wie fühlt sich das an?

3.3 Bipolare Störungen bei Menschen mit einer Intelligenzentwicklungsstörung

Bipolare Störungen sind bei Menschen mit schwerer und schwerster Intelligenzminderung nicht zu diagnostizieren (vgl. Seidel u.a., 2004, S. 9f.). Aber auch bei leichten und mittleren Intelligenzminderungen fallen gerade hypomanische und leichtere Formen der depressiven Verstimmung zunächst selten auf. Oft werden die Symptome überdeckt von anderen Verhaltensauffälligkeiten. Erst durch eine genaue Beobachtung durch nahe Bezugspersonen wird es möglich, die genannte bipolare Symptomatik auch bei Menschen mit Intelligenzminderung zu erkennen.

BEISPIEL

Heilerziehungspflegerin Maria bemerkt, dass die Bewohnerin Lara (40 Jahre), die eine leichtgradige Störung der Intelligenzentwicklung aufweist, in „guten Phasen" in der Wohngruppe äußerst aktiv ist. Lara erzählt dann viel, oft überschießend und laut, aber nicht immer ist alles zu verstehen. Sie geht tagsüber zur nahegelegenen Werkstatt (WfbM), erscheint dort aber fahrig und kann ihre Arbeiten nicht immer zu Ende bringen. In der Wohngruppe deckt sie laut vor sich hinsingend den Tisch für das Abendessen und räumt die Geschirrspülmaschine aus, obwohl sie eigentlich gar nicht den entsprechenden „Dienst" in der Gruppe hat. Weil sie mitunter distanzlos in die Zimmer der Mitbewohnerinnen geht und dort Dinge durcheinanderbringt, kommt es in diesen „Phasen" immer auch zu Streitereien. Dann aber kann es passieren, dass Lara über Nacht in eine ganz andere „Phase" kommt. Dann zieht sie sich zurück, spricht kaum noch, isst wenig und jede Tätigkeit scheint ihr sehr schwerzufallen.

→ AUFGABE

Welche Symptome erkennen Sie bei der Bewohnerin Lara? Haben Sie ähnliche Verhaltensweisen bei Bewohnerinnen oder Bewohnern in Ihren Praxis- und Arbeitsstellen kennengelernt?

Depressive und manische Phasen wechseln sich auch bei Menschen mit intellektuellen Beeinträchtigungen ab, gelegentlich ausgelöst durch Umgebungsveränderungen, sensorische Reize, Feiertage u. a. Die Phasen können einander rasch im Tagesverlauf abwechseln, sie können aber auch Monate andauern und dazwischen können auch Zeiten völliger Unauffälligkeit liegen. Manische Zustände erkennt man beim betroffenen Menschen durch erhöhte Anspannung, Reizbarkeit, selbstverletzendes oder aggressives Verhalten, Zunahme von Aktivitäten, Lautieren und Sprechen sowie durch Schlafstörungen und selbstüberschätzendes Verhalten.

3.4 Heilerziehungspflegerischer Umgang mit Menschen mit bipolaren Störungen

Wenn bipolare Störungen unbehandelt bleiben, führt dies in der Regel dazu, dass die Phasen, in denen sich Betroffene in normaler Weise als leistungsfähig erleben, immer kürzer werden. Die starken Gefühlsschwankungen – insbesondere einer bipolaren Störung Typ I – führen in der Regel zu sehr massiven Beeinträchtigungen der zwischenmenschlichen Beziehungen. Angehörige, Bezugspersonen, Freundinnen und Freunde erleben zwar die affektiven Veränderungen, können damit aber kaum angemessen umgehen. Eine Aufklärung, so weit möglich auch des betroffenen Menschen und seiner Bezugspersonen, über die Art der Störung ist daher wichtig. In einer Akutphase und als Schutz der betroffenen Person vor weiteren familiären, beruflichen oder sozialen Beeinträchtigungen und einem stets drohenden Suizid ist eine kurzzeitige stationäre Aufnahme in einer psychiatrischen Klinik angezeigt. Als schwierig erweist sich die mangelnde Krankheitseinsicht der Betroffenen während der manischen Phasen. Grundpfeiler einer Behandlung sind in den unterschiedlichen Phasen stimmungsstabilisierende Medikamente, z. B. Lithium, Antidepressiva (s. Seite 153), Anti-Epileptika, z. B. Lamotrigin, Carbamazepin, oder gelegentlich auch Neuroleptika (s. Seite 119). Dabei muss darauf geachtet werden, dass eine maximale Wirkung erzielt wird und die unerwünschten Nebenwirkungen und Begleiterscheinungen möglichst gering gehalten werden.

Eine **Psychotherapie** kann Betroffenen mit leichter Intelligenzminderung helfen, mit der Störung umgehen zu lernen, Belastungen und Stress im Alltag zu erkennen und ein Frühwarnsystem („Woran erkennen Sie erste depressive Symptome?“) oder Notfallpläne für die entsprechenden Phasen zu entwickeln.

Der Einsatz von Stimmungstagebüchern (z. B. mit Notizen wie „Heute war meine Stimmung wechselhaft“) sowie die sorgfältige Dokumentation manischer und depressiver Phasen hilft dem betroffenen Menschen und seinem Umfeld, sich abzeichnende Phasen zu erkennen und rechtzeitig zu handeln. Tages- und Wochenpläne (s. Seite 152) helfen, phasenangemessene Aktivitäten zu fördern und die Tage zu strukturieren. Ziel ist es, eine hinlängliche affektive Stabilität und Selbststeuerung beim betroffenen Menschen im Alltag einzurichten und zu erhalten. Depressive „Teufelskreise“ (s. Seite 143) sollen durch angenehme Tätigkeiten unterbrochen werden. Eine gute Schlafhygiene und ritualisierte Begleitung in den Schlaf kann Menschen helfen, zur Ruhe zu kommen.

Im Rahmen einer **gut ausbalancierten Beziehungsgestaltung** ist es nicht sinnvoll, den „expansiven Wahn“ in der Akutphase der Manie anzugreifen oder in Zweifel zu ziehen, aber er sollte auch nicht bestätigt und „mitgespielt“ werden. Bei der Begleitung der manischen Phasen ist eine angemessen konsequente Grenzziehung notwendig, damit die Betroffenen lernen, ihr grenzen- oder respektloses Verhalten wieder selbstständig eindämmen zu können.

TIPPS

Lassen Sie sich von manischen Menschen nicht provozieren, aber auch nicht enttäuschen oder entmutigen, wenn Absprachen von den Betroffenen nicht oder nur teilweise eingehalten werden. In depressiven Phasen sind kurze Gespräche und Beziehungsangebote sinnvoll. Auf eine leichte Verbesserung des Verhaltens sollte hingewiesen werden. Unter www.psychenet.de und www.dgbs.de 09.02.2024 finden Sie gut aufbereitete Informationen zum Thema. Es gibt eine Reihe von Filmen, die sich mal dokumentarisch, mal künstlerisch und eher populär mit dem Thema „bipolare Störungen“ beschäftigen, z. B. „Silver Linings“ (2013), „Die Bipolaren“ (2008) oder „Mr. Jones“ (1994).

→ AUFGABE

Wie würden Sie mit der im obigen Beispiel (s. Seite 131) vorgestellten Bewohnerin Lara pädagogisch-pflegerisch im Alltag umgehen? Nehmen Sie dazu die folgenden Anregungen zu Hilfe und begründen Sie Ihr Vorgehen.

ZUSAMMENFASSUNG

Bipolare Störungen sind durch den Wechsel von depressiven und manischen Phasen und Episoden mit unterschiedlichen Schweregraden gekennzeichnet. In der Häufigkeit und der Art der Episoden gibt es große individuelle Unterschiede. Es wird zwischen bipolaren Störungen Typ I und II unterschieden, letztere sind oftmals vordergründig nicht zu erkennen und daher schwerer zu diagnostizieren.
Die Ursachen bipolarer Störungen sind multifaktoriell. Genetische Störungen, Stress und besondere kognitive Muster können bipolare Störungen wie auch die chronische Variante, die zyklothyme Störung, verursachen. Nur bei genauer Verhaltensbeobachtung lassen sich diese Störungen auch bei Menschen mit Intelligenzminderung erkennen. Die Aufklärung über das Störungsbild, eine gute medikamentöse Einstellung, gute Schlafhygiene und stressreduzierende Maßnahmen im Alltag können den betroffenen Menschen helfen und zur Teilhabe und Bedürfnisbefriedigung beitragen.

Bipolare Störungen: mögliche heilerziehungspflegerische Hilfen im Überblick

<table>
<tr><th colspan="2">Bipolare Störungen</th></tr>
<tr><th colspan="2">Mögliche Auffälligkeiten im heilerziehungspflegerischen Handlungsfeld</th></tr>
<tr><td>Mögliche Verhaltensauffälligkeiten unter Berücksichtigung der bestehenden Intelligenzminderung</td><td>Manische Episode
• euphorisch, unangemessen aufgekratzte Hochstimmung, hohe Aktivität
• Reizbarkeit
• Selbstüberschätzung
• vermindertes Schlafbedürfnis
• Rededrang, schnelles und/oder lautes Reden
• Gedanken- und Ideenrasen
• stark ablenkbar, unkonzentriert, fahrig, Arbeiten werden nicht beendet
• leichtsinnig, Risiken werden nicht beachtet
• übertriebener Optimismus
• Verlust sozialer Hemmungen
• verändertes Essverhalten
• stetes Wechseln der Kleidung
• Dinge verschenken, Geschenke machen
• Singen in der Öffentlichkeit
• gesteigertes sexuelles Interesse, Hemmungslosigkeit, Selbstbefriedigung

Hypomanische Episode
• gehobene und gereizte Stimmung
• vermindertes Schlafbedürfnis
• gesteigerter Antrieb
• Gesprächigkeit
• auffallendes Gefühl von Wohlbefinden, körperliche Leistungsfähigkeit
• gesteigerte Geselligkeit
• übermäßige und ungewöhnliche Vertrautheit
• freches, flegelhaftes Verhalten
• gesteigerte Libido
• leichte Beeinträchtigungen in der Lebensführung und im Alltag

Depressive Episode
(Hinweise für heilerziehungspflegerische Hilfen in einer depressiven Phase, s. Seite 155 ff.)</td></tr>
<tr><th colspan="2">Mögliche heilerzieherische Maßnahmen, pädagogisch-pflegerische Haltungen und Handlungsansätze</th></tr>
<tr><td>Hilfen im Arbeitsfeld</td><td>Manische Episode
• Grenzen setzen; klare Regeln und Strukturen, ruhiges und bestimmtes Auftreten, dabei eigene Grenzen spüren (Nähe und Distanz), trotzdem dem Menschen zugewandt bleiben, klare Kommunikationsregeln
• für ruhige (Tages-)Abläufe sorgen, Alltagsanforderungen und -pflichten formulieren
• Achtsamkeit und Selbstbeobachtungsfähigkeit fördern (sich Zeit nehmen, über das aktuelle Befinden, das Wetter, das Essen u. a. sprechen, den Tag in Ruhe planen, bewusste Naturerlebnisse anbieten, basale Stimulation)</td></tr>
</table>

Bipolare Störungen	
Mögliche heilerzieherische Maßnahmen, pädagogisch-pflegerische Haltungen und Handlungsansätze	
Hilfen im Arbeitsfeld	• Möglichkeiten des nonverbalen Ausdrucks anbieten (z. B. großflächiges Malen, Sport, Tanz, Angebot von Übungen aus der basalen Kommunikation) • Möglichkeit der aktiven Entspannung anbieten (Körper- und Gymnastikübungen, Spazierengehen, Yoga u. a.) **Hypomanische Episode** • Unruhe kanalisieren (Zeitungen und Kartons zerreißen, laufen, Schaukeln gehen, Bälle zum Kneten anbieten u. a.) • eher kurze Kontakte anbieten, keine „ausufernden" Gespräche führen, sich ruhig und zurückhaltend äußern, kein „Öl ins Feuer gießen" (z. B. durch lautes Mitlachen) • sich nicht durch Distanzlosigkeit, Provokationen und schlechte Witze reizen lassen • auf Größenideen und Selbstüberschätzung nicht eingehen, ruhig zur Kenntnis nehmen, Grenzen aufzeigen; zu vorsichtigem „Realitätstest" oder „Rollentausch" anregen („Denkst du wirklich, dass ..."; „Wenn du jetzt X bist, was denkst du dann?") • Kritik am Selbstbild des betroffenen Menschen eher vermeiden, da dies zu unnötigen Aggressionen führen kann • Unterstützung beim Aufräumen • Schutz von Mitbewohnerinnen, Mitbewohnern und Angehörigen (z. B. bei Anfeindungen, ständigen Anrufen, Geldgeschäften, sexuellen Annäherungen) • Schuld- und Schamgefühle, z. B. nach dem Abklingen der Manie, wahrnehmen und ansprechen • Essverhalten normalisieren • Schlafhygiene unterstützen, klare Bettzeiten • Stimmungstagebuch, Tages- und Wochenpläne anlegen, Episoden dokumentieren • Betroffene und Angehörige über die Krankheit informieren • Notfallregeln und Risiken besprechen („Wenn du sehr unruhig bist, dann ...")
Mögliche externe Hilfen	• Klärung der Diagnose, Schulung, Beratung und Unterstützung durch spezialisierte regionale Beratungsstellen sowie Fachleute aus den Bereichen Psychotherapie, Medizin und Psychiatrie • Psychotherapie • pharmakologische Hilfen bei Berücksichtigung der Nebenwirkungen: Antidepressiva, Neuroleptika • Fachambulanzen aufsuchen • vorübergehende stationäre Aufnahme in einer psychiatrischen Klinik • Musiktherapie • Physio- und Ergotherapie • tiergestützte Angebote, z. B. Reittherapie

4 Depressive Störungen

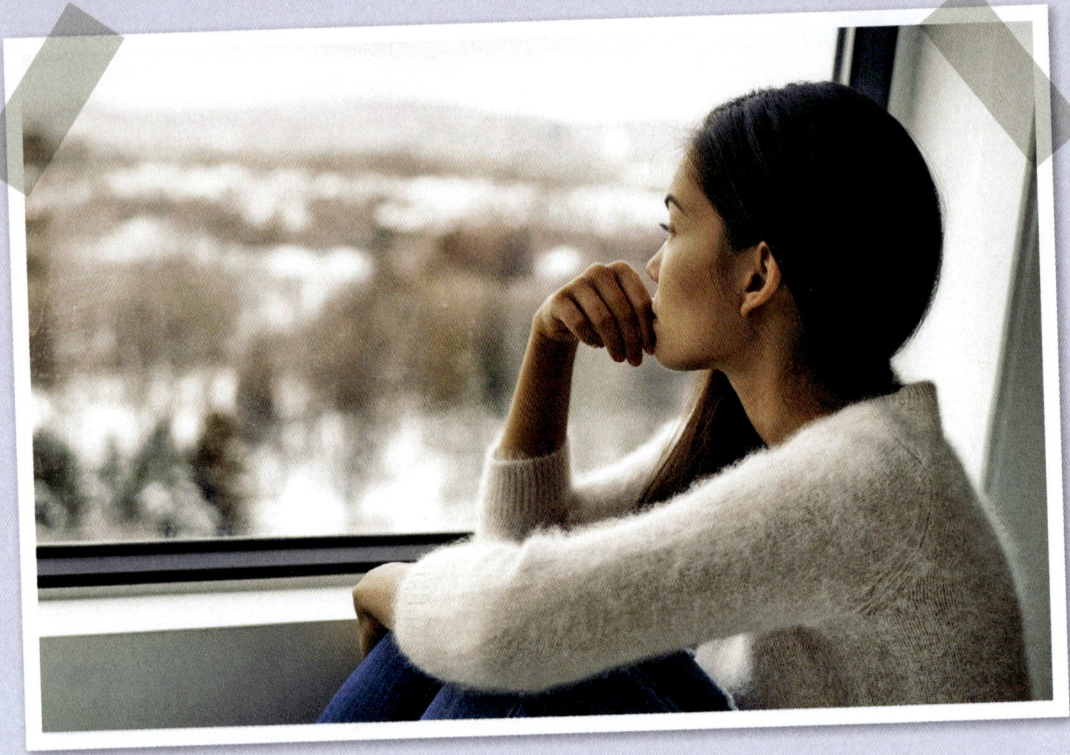

Angestrebte Kompetenzen

Fachkompetenz (Wissen und Fertigkeiten):

- Ein grundlegendes Verständnis von depressiven Störungen, ihren Symptomen, Ursachen und Behandlungsmöglichkeiten entwickeln.
- Ein Bewusstsein für mögliche Auswirkungen von Depressionen auf das Verhalten, die Emotionen und die soziale Interaktion bei Menschen mit intellektuellen Entwicklungsstörungen

Personale Kompetenz (Sozialkompetenz und Selbstständigkeit):

- Veränderungen im Verhalten und Anzeichen von Depressionen bei den betreuten Menschen erkennen können.
- Ausreichend Sicherheit und Unterstützung sowie eine angemessene heilerziehungspflegerische Hilfeleistung in depressiven Krisen anbieten können.
- Menschen mit einer depressiven Störung einfühlsam begleiten können.

Das gemeinsame Merkmal depressiver Störungen ist die **Veränderung der Stimmungslage** („**affektive Störung**“, ICD-10 und ICD-11) hin zu einer traurigen oder reizbaren Stimmung, begleitet von dem Gefühl der Leere sowie körperlichen Symptomen und kognitiven Veränderungen (lat. „deprimere“ = herunter-, unterdrücken). In der ICD-11 werden unterschiedliche Schweregrade sowie die rezidivierende und dysthyme Störung unterschieden. Die disruptive Affektregulationsstörung (mit Symptomen der schweren Reizbarkeit u. a.), die noch im DSM-5 zu den „affektiven Störungen“ gezählt wurde, findet sich in der ICD-11 bei den Störungen des Sozialverhaltens (6C9-).

Depressive Störungen sind recht häufig und gehören weltweit zu den wichtigsten Volkskrankheiten. So leiden 16 bis 20 von 100 Menschen im Verlauf ihres Lebens unter einer Depression. Dabei sind Frauen etwa doppelt so häufig betroffen wie Männer. Menschen mit einer chronischen körperlichen Erkrankung wie Krebs, Herzerkrankungen oder Diabetes haben statistisch gesehen eher mit Depressionen zu kämpfen. Depressive Störungen können in jedem Lebensalter auftreten, oft auch in Kombination mit einer weiteren psychischen Störung, beispielsweise einer Angststörung. Depressionen zeichnen sich durch einen Verlauf in Phasen (Episoden) aus.

4.1 Einzelne depressive Episode

BEISPIEL

Herr Meier, 54 Jahre, ist angestellt in einem großen Betrieb, er ist verheiratet und Vater eines erwachsenen Sohnes. Seit einigen Wochen hat sich Herr Meier erkennbar verändert: Sonst sportlich aktiv, optimistisch und aufgeschlossen, fällt ihm jetzt alles unendlich schwer. Er fühlt sich kraftlos und schon morgens nach einer ruhelosen Nacht erschöpft. Bei der Arbeit im Betrieb kann er sich nur schwer konzentrieren und häufig hat er Kopfschmerzen. Selbst einfache Entscheidungen fallen ihm schwer, stundenlang grübelt er über alles Mögliche. Seine Vorgesetzten und Kollegen haben diese Veränderungen bereits bemerkt. An seinen Hobbys, z. B. Volleyball, oder an Kontakten mit Freunden und mit der Familie zeigt er kein Interesse. Seine Frau erlebt ihn unzugänglich, sein sexuelles Interesse ist völlig erloschen. Weder er noch seine Angehörigen können sich diesen Zustand erklären. Der Hausarzt hat bei einer Untersuchung keinerlei krankhafte organische Veränderungen feststellen können.

➔ AUFGABE

Welche Symptome einer psychischen Störung erkennen Sie bei Herrn Meier? Worin liegt im Verhalten von Herrn Meier der Unterschied zu Trauerreaktionen, z. B. nach einem Verlust?

Wesentliches Merkmal einer einzelnen depressiven Episode ist eine mindestens zweiwöchige Phase mit anhaltender depressiver, niedergeschlagener und trauriger Stimmung an fast jedem Tag. Die Betroffenen verlieren jegliches Interesse an sonst üblichen und zuvor als erfreulich empfundenen Aktivitäten wie beispielsweise Hobbys oder sozialen Kontakte. Kinder und Jugendliche wirken insgesamt weniger traurig, sind jedoch sehr reizbar, übellaunig oder stimmungslabil. Somatische Ursachen, z. B. eine Schilddrüsenunterfunktion, sind hierbei auszuschließen.

Diagnostische Kriterien einer einzelnen depressiven Episode

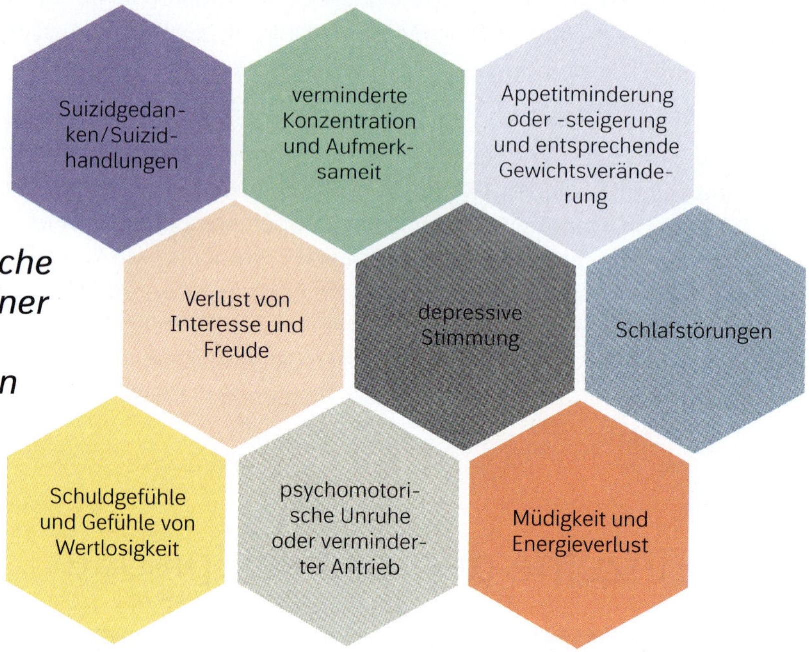
Suizidgedanken/Suizidhandlungen
verminderte Konzentration und Aufmerksameit
Appetitminderung oder -steigerung und entsprechende Gewichtsveränderung
Verlust von Interesse und Freude
depressive Stimmung
Schlafstörungen
Schuldgefühle und Gefühle von Wertlosigkeit
psychomotorische Unruhe oder verminderter Antrieb
Müdigkeit und Energieverlust

Ergänzender Hinweis:
Symptome über mehr als zwei Wochen können ein Hinweis auf eine Depression sein.

Kriterien einer einzelnen depressiven Episode (vgl. ICD-11, 6A70; DSM-5, 2015, S. 217 ff.)

Mehrere der folgenden Symptome bestehen über mehr als zwei Wochen und verursachen einen hohen Leidensdruck und Beeinträchtigungen, z. B. in sozialer oder beruflicher Hinsicht:

- depressive Verstimmung (z. B. Gefühle wie Traurigkeit, Leere und Hoffnungslosigkeit) über den Tag und an fast allen Tagen; bei Kindern und Jugendlichen auch reizbare Stimmung
- deutlich vermindertes Interesse oder verminderte Freude an (fast) allen Aktivitäten
- Gewichtsverlust ohne Diät oder deutliche Gewichtszunahme
- Schlafstörungen (Insomnie) und Tageschläfrigkeit (Hypersomnie) an fast allen Tagen
- beobachtbare psychomotorische Unruhe oder Verlangsamung
- Müdigkeit und Energieverlust an fast allen Tagen
- Gefühle der Wertlosigkeit oder übermäßige Schuldgefühle
- verminderte Denkfähigkeit und Konzentration, verringerte Entscheidungsfähigkeit
- wiederkehrende suizidale Gedanken und Vorstellungen

Wichtig ist in diesem Zusammenhang die **Unterscheidung von Depression und Trauer**. Als Reaktion, z. B. auf einen Todesfall, können vorübergehend intensive Trauerreaktionen und körperliche Symptome wie beispielsweise Schlafstörungen auftreten, die jedoch in der Regel als angemessen erlebt werden. Depressive Störungen gehen mit andauernden depressiven Gefühlen einher, die nicht an bestimmte Gedanken (z. B. an den Verstorbenen) oder Sorgen geknüpft sind.

Was ist eine Depression?

Manche Menschen sind immer traurig.
Oder dauernd schlecht gelaunt.
Und haben keine Freude mehr.
Oder nur ganz wenig.
Sie haben auch keine Lust, was zu machen.
Und sind oft am liebsten allein.
Wenn es jemandem über lange Zeit so schlecht geht,
also länger als nur ein paar Tage,
dann ist man krank.
Dann sagt man, der Mensch ist depressiv.
Depression ist eine Krankheit.

(Quelle: Erretkamps u. a., 2017, S. 31)

Schweregrade einer Depression

Es werden in der ICD-10 einzelne Episoden mit unterschiedlichen Schwergeraden, mit und ohne psychotische Symptomen unterschieden (s. Wahn, Halluzinationen, S. 111 f.).

Leichtgradige depressive Episode

Der betroffene Mensch ist in der Regel durch die auftretenden Symptome beunruhigt und hat Schwierigkeiten, persönliche, schulische, berufliche und soziale Aufgaben zu bewältigen.

Mittelgradige depressive Episode

Mehrere Symptome einer depressiven Episode sind im ausgeprägten Maße vorhanden oder eine hohe Anzahl von Symptomen mit leichter Ausprägung führen zu Beeinträchtigungen in mehreren Bereichen. Die Arbeitsfähigkeit ist bereits stark eingeschränkt und auch soziale Kontakte werden zunehmend weniger gepflegt.

Schwere depressive Episode

Bei einer schweren depressiven Episode sind viele oder die meisten Symptome im ausgeprägten oder starken Maße vorhanden. Der betroffene Mensch hat ernsthafte Schwierigkeiten in allen Bereichen. In diesem Zustand ist es in der Regel nicht mehr möglich, zu arbeiten, den Haushalt zu erledigen oder Freizeitaktivitäten nachzugehen.

Eine einzelne depressive Episode kann in jedem Lebensalter, insbesondere aber im frühen Erwachsenenalter auftreten und ist in ihrem Verlauf sehr variabel. Depressive Episoden beginnen meist nach zwei bis drei Monaten abzuklingen, dann leben viele Betroffene einige Jahre oder sogar lebenslang ohne depressive Symptome. Andere Menschen erleben dagegen einen phasenhaften Verlauf.

Rezidivierende depressive Störung
Eine rezidivierende depressive Störung (ICD-11, 6A71) ist gekennzeichnet durch mindestens zwei depressive Episoden im Lebensverlauf, zwischen denen mehrere Monate ohne Beeinträchtigungen liegen.

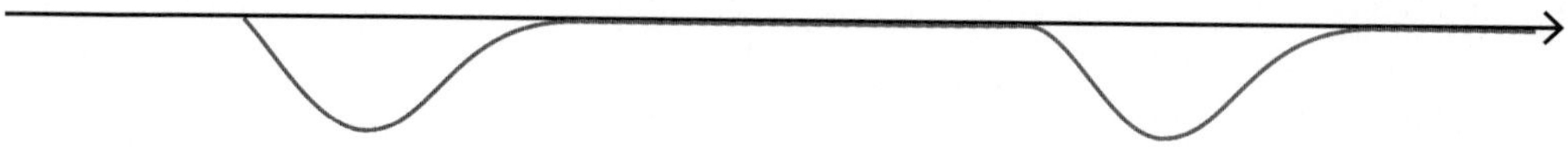

Verlauf einer rezidivierenden depressiven Störung

Nach gut zwei Monaten der Symptomfreiheit kann bereits erneut eine depressive Episode auftreten. Entscheidend für den Verlauf der Störung ist natürlich dabei der bisherige Behandlungsverlauf. Effektive therapeutische Maßnahmen können die Phasen verkürzen und zum vollständigen Verschwinden der depressiven Symptome beitragen. Oftmals bleiben „Restsymptome“, die Betroffene als belastend erleben und die in der Folge die Rückfallwahrscheinlichkeit deutlich erhöhen.

Depressive Störungen gehen stets mit **psychosozialen Beeinträchtigungen** einher, wie z. B. zwischenmenschlichen Problemen, sozialem Rückzug oder Problemen in Schule und Arbeitswelt. Nikotin-, Alkohol- und Drogenmissbrauch spielen unter Umständen auch eine Rolle.

Bei Kindern und Jugendlichen können sich depressive Störungen – oft bei Jungen – in aggressiv-rüpelhaftem Benehmen zeigen. Eine Depression kann sich auch hinter anderen schweren Störungen verbergen, etwa bei Mädchen, die unter einer Essstörung leiden.

4.2 Persistierende depressive Störung (Dysthymie)

Bei einer chronischen depressiven Verstimmung über mindestens zwei Jahre (bei Kindern/Jugendlichen ein Jahr) ohne größere Phasen der Symptomfreiheit spricht man von der Dysthymie bzw. einer fortdauernden depressiven Störung.

Diagnostische Kriterien einer Dysthymie

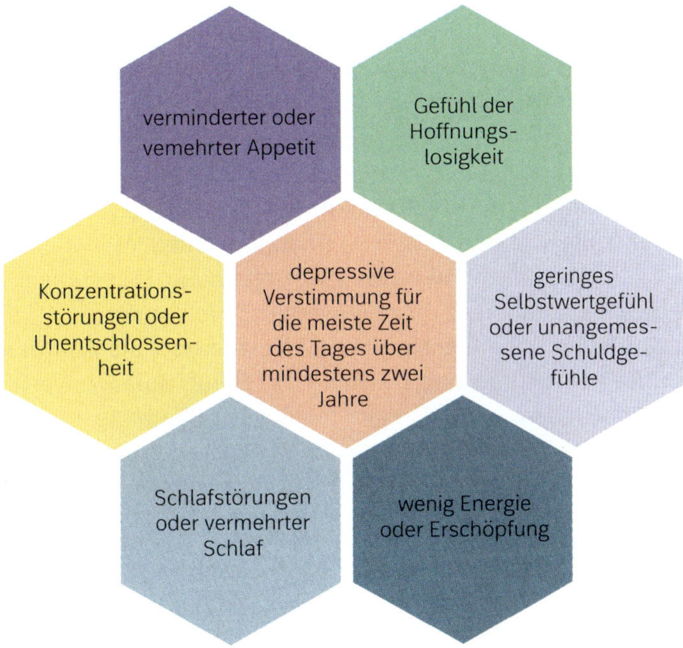
verminderter oder vemehrter Appetit
Gefühl der Hoffnungs-losigkeit
Konzentrations-störungen oder Unentschlossen-heit
depressive Verstimmung für die meiste Zeit des Tages über mindestens zwei Jahre
geringes Selbstwertgefühl oder unangemes-sene Schuldge-fühle
Schlafstörungen oder vermehrter Schlaf
wenig Energie oder Erschöpfung

Ergänzender Hinweis:
Die diagnostischen Anforderungen für eine depressive Episode wurden in den ersten zwei Jahren nicht erfüllt und vorherige manische Episoden liegen nicht vor.

Kriterien einer Dysthymie (vgl. ICD-11, 6A72; DSM-5, 2015, S. 228)

Eine schwere depressive Episode kann einer Dysthymie vorausgehen. Die Dysthymie wird von den Betroffenen als weniger intensiv erlebt als eine schwere depressive Episode. Sie hat einen oft frühen, schleichenden Beginn und nimmt dann einen chronischen Verlauf, in dem es nicht mehr als zwei Monate mit Symptomfreiheit gibt. Betroffene erleben diese depressive Verstimmung bereits als Teil ihres Alltagslebens („So bin ich eben!"). Die Dysthymie ist zu unterscheiden von einer depressiven Persönlichkeitsstörung (s. negative Affektivität, Seite 265).

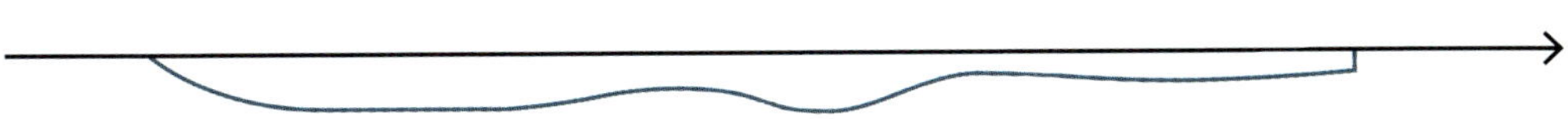

Verlauf einer Dysthymie

4.3 Ursachen einer depressiven Störung

Bei der Entstehung depressiver Störungen wird von einem komplexen Zusammenspiel mehrerer Faktoren ausgegangen (vgl. Ihle/Groen, 2012, S. 15 f.; Hofmann u. a., 2020, S. 17 ff.):

- **Biologische Faktoren:** z. B. Veränderungen des Hirnstoffwechsels, Dysbalance der Neurotransmitter, hormonelle Veränderungen, erhöhte Stressempfindlichkeit
- **Genetische Faktoren**: Familienstudien belegen genetische Veranlagung, Häufung depressiver Störung, insbesondere wenn Elternteile depressiv erkrankt sind.
- **Kognitiv-emotionale Faktoren:** z. B. ungünstige gedankliche Verarbeitungs- und Bewertungsmuster, verzerrtes negatives Bild von sich oder anderen, ungünstige Regulation von Emotionen und mangelnde Problemlösungsfähigkeit, Stressbelastungen und Traumatisierungen
- **Familiäre Faktoren, Eltern-Kind-Interaktion:** z. B. unsichere Bindung, mangelnde Fürsorge und Feinfühligkeit, Trennungen und Verlust
- **Weitere soziale Faktoren:** z. B. Ablehnung, Belastungen im Freundeskreis, geringe soziale Kompetenz, soziale Vergleiche mit anderen
- **Kritische Lebensereignisse („Life events") als Auslöser:** z. B. Stresserfahrungen durch Überforderung in Schule und Beruf, Umzüge, Verlusterfahrungen, Misserfolgserleben, Erkrankungen und Klinikaufenthalte
- **Sonstige Faktoren:** Licht und Jahreszeiten, mangelnde Bewegung, Einnahme bestimmter Medikamente, chronische Erkrankungen u. a.

Es gibt eine Vielzahl von Erklärungsansätzen und Hypothesen für die Entstehung depressiver Störungen. Die wichtigsten werden im Folgenden kurz vorgestellt.

Psychodynamische Theorien

Psychodynamische Theorien stellen zur Erklärung einer Depression frühkindliche Mangelerfahrungen („unsichere Bindungen") in den Vordergrund. Der Ärger und die Wut, die aus dem Gefühl des Nichtversorgtseins entstehen, können nicht gegen die herbeigesehnten Eltern gezeigt werden und werden daher beim depressiven Menschen gegen sich selbst gerichtet. So entstehen Gefühle des „Zu-wenig-wert-Seins", des Versagens sowie Schuldgefühle über die gespürte Wut gegenüber geliebten Menschen, die in einen Selbsthass münden können. Eine Depression kann auch als Vermeidung und unbewusster Lösungsversuch gesehen werden, um eine konfliktreiche Entwicklungsaufgabe (z. B. Auszug aus dem Elternhaus, Berufswahl/Berufswechsel, Trennung von Partner oder Partnerin) zu bewältigen.

→ AUFGABE

Stellen Sie sich vor, Sie hätten demnächst eine wichtige Prüfung. Auf welche Weise könnten Sie diese anstehende Aufgabe „depressiv unterlaufen" bzw. vermeiden?

Das kognitive Modell

Als hilfreiche Erklärung dient das kognitive Modell (vgl. Beck u. a., 2010, S. 41 ff.). Der depressive Mensch hat bereits im Vorfeld der Erkrankung infolge unkontrolliert und negativ erlebter Ereignisse eine grundsätzlich negative Wahrnehmung von der eigenen Person, der Umwelt und der Zukunft. Durch Stresserfahrungen und sogenannte Life events werden typische depressive Denkmuster und Gedanken aktiviert und verstärkt.

BEISPIEL

Herr Kremer hat die unbewusste Grundüberzeugung, wenn er nicht von allen gemocht würde, dann sei er nicht liebenswert. Seine konkrete Beobachtung ist, dass die Nachbarin ihn bei einer Begegnung im Treppenhaus und in anderen Situationen nicht grüßt und beachtet. Herr Kremer hat automatisch den bewussten Gedanken: „Ich bin nicht liebenswert!“

→ AUFGABE

Lesen Sie das Beispiel. Was genau passiert hier? Welche unbewussten Grundüberzeugungen, Verallgemeinerungen und „Denkfallen“ fallen Ihnen noch ein?

Willkürliche Schlussfolgerungen, Verallgemeinerungen oder undifferenzierte Generalisierungen sowie die Überbewertung kleinerer Mängel und die Tendenz depressiver Menschen, eigentlich positive Leistungen abzuwerten, führen zu einer einseitigen verzerrten negativen Wahrnehmung der eigenen Person und anderer Menschen. Mit einem solchen stabilen Denkschema („Tunnelblick“) und Bewertungsmuster werden realitätsfremd, schließlich auch für die eigene Zukunft, nur Probleme oder Niederlagen vorhergesehen und die Aktivität zunehmend eingeschränkt.

Gedanken, Gefühle und Verhalten beeinflussen sich gegenseitig, was einen „Teufelskreis“ der Depression oder eine **„Abwärtsspirale“** bewirkt, welche die Stimmung des betroffenen Menschen immer weiter verschlechtern.

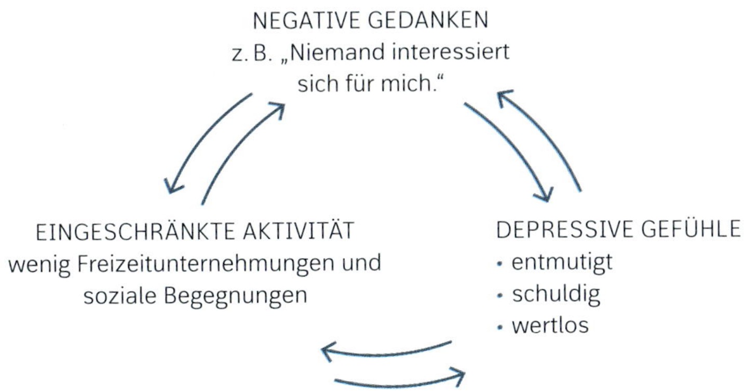

Teufelskreis Depression

BEISPIEL

Die 16-jährige Laura hat eine Trisomie 21. Laura wirkt, entgegen dem sonst doch eher fröhlichen Verhalten von Menschen mit Trisomie 21, durchgehend traurig und bedrückt. Sie hat sehr starkes Übergewicht und bewegt sich schon deshalb nur noch wenig von ihrem Lieblingsplatz auf dem Sofa weg. Man bekommt den Eindruck, man könne sie mit nichts „locken", sie wirkt passiv und nichts scheint sie wirklich zu interessieren. Die Mutter berichtet, dass Laura ein absolutes Wunschkind gewesen sei. Sie habe Laura erst spät, wohl zu spät bekommen. Die Mutter fühle sich daher für die Beeinträchtigungen ihrer Tochter schuldig. Laura sei früher ein so fröhliches Kind gewesen. Sie habe sich immer aufopferungsvoll um ihre Tochter gekümmert, habe ihr stets alles ermöglicht, sie überall hingefahren und immer alles für sie gemacht.

➔ AUFGABE

Was könnte ein Grund für Lauras passiv-trauriges Verhalten sein? Begründen Sie Ihre Aussage.

„Erlernte Hilflosigkeit"

Der US-amerikanische Psychologe Martin Seligman (vgl. Seligman, 2010) geht davon aus, dass es durch das Erleben unkontrollierbarer Ereignisse zu Hilflosigkeitsverhalten, Rückzug und einer depressiven Befindlichkeit kommen kann („erlernte Hilflosigkeit"). Wer in seinem Leben die Erfahrung macht, dass alles ohne sein Zutun geschieht, sei es z. B. durch Überbehütung, Verwahrlosung oder überfordernde Stresserfahrungen, wird allgemein und auf Dauer seine Möglichkeiten oder Kompetenzen der Einflussnahme als sehr gering einschätzen („Es macht überhaupt keinen Sinn, sich anzustrengen").

Verhaltensbiologische Theorie

In der Verhaltensbiologie wird beobachtet, dass eine zeitweise Unterwerfung des Menschen, z. B. bei einem aggressiv und mächtig auftretenden Gegenüber, ein durchaus sinnvolles Verhalten der sozialen Auseinandersetzung und Konfliktregulierung sein kann. Mit diesem Verhalten kann Stress abgebaut werden. Eine andauernde und temperamentsabhängige Unterwerfung sowie stete Duldung, Unterordnung, Überanpassung und Rückzug werden jedoch als eine Art Entgleisung dieses natürlichen Anpassungsprozesses in sozialen Konflikten betrachtet. Dadurch kommt es langfristig zur Nichterfüllung der eigenen Grundbedürfnisse nach Bindung, Selbstwert, Autonomie usw. Die andauernde Nichterfüllung und Frustration dieser Grundbedürfnisse führt aus verhaltensbiologischer Sicht schließlich zu einer auf sich selbst gerichteten und unterdrückten Wut sowie zu den bekannten depressiven Symptomen.

➔ AUFGABE

Inwieweit könnte die verhaltensbiologische Erklärung zur Entstehung depressiver Störungen gerade für Menschen mit Intelligenzminderung zutreffend sein? Nennen Sie hierzu passende Beispiele.

4.4 Suizidalität

Die Suizidrate ist vor allem bei depressiv erkrankten Menschen recht hoch. Besonders gefährdet sind auch Personen mit einer psychotischen Symptomatik. Eine besondere Suizidgefährdung liegt dann vor, wenn nach einer Medikamenteneinnahme und dem Abklingen einer Symptomatik z. B. die depressive Antriebshemmung überwunden wird.

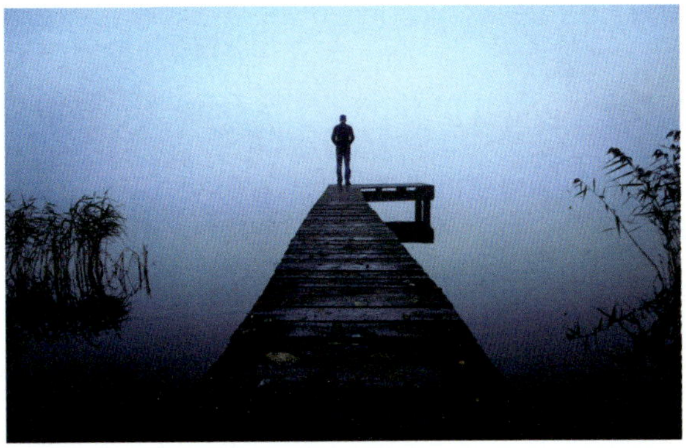

Alles sinnlos?

Suizidalität muss aber nicht mit einer psychischen Störung einhergehen. Es wird grob unterschieden zwischen einer Suizididee (Nachdenken über den Tod u. a.), Suizidalität (latente Absicht), Suizidversuch und dem Suizid selbst. Die Zahl der Suizidversuche wird in der Bundesrepublik Deutschland auf ca. 15 000 jährlich geschätzt. Im Jahr 2022 haben sich über 10 000 Menschen das Leben genommen, das sind etwa 28 Personen pro Tag (vgl. Statistisches Bundesamt, 2023).

Das **Suizidrisiko** ist bei Männern deutlich höher (3:1) und steigt mit dem 65. Lebensjahr nochmals deutlich an. Junge Frauen unternehmen mehr Suizidversuche als junge Männer. Suizidale Handlungen treten jahreszeitlich gehäuft von März bis Mai sowie in den frühen Morgen- und Abendstunden auf.

Die **Ursachen** sind sehr komplex. Neben den psychischen Störungen, chronischen und akuten Lebensbelastungen, Überforderungserleben, Kurzschlusshandlungen und dem Bilanzsuizid (Suizid nach einer persönlich negativen Bilanz der gegebenen Lebensumstände) gibt es den sogenannten „Werther-Effekt", der sich heute nach Suizidhandlungen mit starker medialer Aufmerksamkeit zeigt.

Umgang mit Suizidankündigungen und -drohungen

MERKEN

Suizidale Äußerungen und Hinweise sind immer ernst zu nehmen, auch bei Menschen mit Intelligenzminderung. Grundsätzlich muss immer, wenn sich ein Mensch in der Krise befindet und beim geringsten Verdacht auf Suizidgefahr gehandelt werden!

„Es ist doch alles sinnlos!"
„Ich kann nicht mehr!"

Pflegende sollten sich keinesfalls als Geheimnisträger für ansonsten nicht offen ausgedrückte Suizidankündigungen anbieten. Der betroffene Mensch muss vielmehr direkt nach seinen Suizidgedanken befragt und aus seiner seelischen Isolation geholt werden. Notwendig ist eine konstante Beobachtung, Einzelbetreuung und eine durchgängig erreichbare Anlaufstelle (Ärztin bzw. Arzt, Psychiatrie, Sozialpsychiatrischer Dienst u. a.). Problemzentrierte Gespräche sowie Nonsuizidverträge und -verhandlungen können von erfahrenen Fachkräften mit den Betroffenen durchgeführt werden.
Tröstende Angebote und Ratschläge („Denken Sie doch mal an Ihre Familie") sind zu vermeiden, da die Verzweiflung meist als nicht ernst genommen erlebt wird. Hilfreich sind hingegen Einzelbetreuungsangebote, bei denen der suizidgefährdete Mensch auf ein anderes, gemeinsames Thema gelenkt werden kann (Spiele, Rätsel, Vorlesen, Zeitung lesen, aufräumen etc.). **Aber:** Selbst bei größter Aufmerksamkeit und Vorsicht kommt es immer wieder zu Suiziden!

> „Wenn Sie jetzt gehen, dann werden Sie die Folgen zu spüren bekommen!"

Eine kleine Gruppe von Betroffenen verursacht mit Suizidankündigungen und -drohungen großen Aufruhr, und zwar umso mehr, wenn bereits zahlreiche Suizidversuche unternommen worden sind. Bezugspersonen und Pflegende fühlen sich dadurch stark „erpresst" und oft hilflos ausgeliefert. Manche Teams in Wohngruppen werden durch diese Personen mitunter auch gespalten, indem einzelne Mitarbeiterinnen gekränkt und unter Druck gesetzt werden („Mit dir rede ich nicht!"), hingegen andere als „Lieblinge" und „Geheimnisträger" auserkoren werden. Grundsätzlich benötigen auch diese Menschen ausreichenden Schutz und die erforderliche Sicherheit. Es ist wenig hilfreich, *gegen* das Verhalten anzugehen. Es ist besser, als pflegende Fachkraft anzunehmen, dass man grundsätzlich durch diese Menschen erpressbar bleiben wird, so fühlt man sich nicht mehr den steten Androhungen und „Spielchen" ausgeliefert. Grundsätzlich besteht die Chance, dass die Person mit der Zeit von diesem Verhalten ablassen kann.

Menschen mit Intelligenzminderung können suizidale Fantasien haben und grundsätzlich auch suizidal handeln, wenn sie sich bedrängt, belastet, wertlos, hilflos und überfordert fühlen. Selbstverletzungen, aggressive und riskante Verhaltensweisen, z. B. auch im Rahmen einer Psychose, können bereits mit suizidaler Absicht verfolgt werden. Gelegentlich geschieht ein erfolgreicher Suizid aus einem wenig reflektierten Impuls und „kindlich" erscheinenden Risikoverhalten heraus („Dann springe ich eben aus dem Fenster!") mit eigentlich ungewollten, aber dann doch tödlichen Folgen. Menschen mit tiefgreifenden Intelligenzentwicklungsstörungen können nicht suizidal handeln, da kein kognitives und emotionales „Todeskonzept" vorliegt (z. B. bezogen auf lebensnotwendige Körperfunktionen oder auf das Bewusstsein der Unumkehrbarkeit des Todes).

→ AUFGABE

Tauschen Sie sich mit Ihren Mitschülerinnen bzw. Mitstudierenden über folgende Fragen aus:

- Welche Auslöser für suizidale Krisen können Sie sich vorstellen?
- Welche Menschen sind besonders gefährdet, suizidal zu werden?
- Woran können Angehörige und Bezugspersonen unter Umständen eine Suizidneigung erkennen?
- Welche Suizidmethode ist vermutlich die häufigste? Recherchieren Sie die Antwort im Internet.

Hinweise auf eine mögliche Suizidalität

- **Überraschende Verhaltensänderung ohne ersichtlichen Grund**

BEISPIELE

- Frau Walter trug schon immer lautstark ihre Meinungsverschiedenheiten mit ihrer Zimmernachbarin aus. Heute bezeichnet sie diese als gute Freundin.
- Herr Baltes hat bisher immer an Wohngruppenaktivitäten teilgenommen, heute zieht er sich zurück.

- **Änderung der Stimmungslage ohne ersichtlichen Grund**

BEISPIEL

Herr Caglar, sonst immer eher mürrisch, der stets an allem etwas auszusetzen hat, wirkt heute geradezu heiter und gelassen.

- **Veränderung in Beziehung und Kommunikation**

BEISPIEL

Herr Schmidt ist bei Gesprächen in der Wohngruppe sonst eher still und in sich gekehrt. Seit einigen Tagen ist er sehr verändert und spricht auch unaufgefordert viel.

- **Einengung von Interessen und Gedanken**

BEISPIELE

- Frau Trompe kümmerte sich stets liebevoll um „ihre Vögel“ in der Voliere am Haus, jetzt hat sie die Vögel schon einige Tage lang nicht mehr gefüttert und auch nicht das Trinkwasser der Tiere ausgetauscht.
- Herr Dohmen erzählt ständig von Beerdigungen und liest Todesnachrichten in der Tageszeitung.

- **Entwertung der eigenen Person**

BEISPIEL

- Herr Lange, sonst immer akkurat gekleidet, trägt seit Tagen immer den gleichen Pullover.
- Frau Feit liebt es zu essen, hält sich heute aber ohne erkennbaren Grund zurück: „Ich brauch das nicht mehr!“

- **Aggressionshemmung/gegen die eigene Person gerichtete Aggressionen**

BEISPIELE

- Vor Tagen kam Herr Rossi volltrunken zurück, beschimpfte Teammitglieder und Mitbewohner lautstark. Heute zeigt er sich überangepasst, fast unterwürfig, aber es brodelt in ihm.
- Herr Gruber läuft neuerdings nachts unruhig umher und schlägt sich selbst mit der flachen Hand ins Gesicht.

(Vgl. Schädle-Deininger, 1996, S. 245ff.)

4.5 Depressive Störungen bei Menschen mit einer Intelligenzentwicklungsstörung

Depressive Störungen zählen auch bei Kindern, Jugendlichen und Erwachsenen mit Intelligenzminderung zu den am häufigsten vorkommenden psychischen Erkrankungen. Man geht sogar davon aus, dass noch weit mehr Menschen mit Intelligenzminderung an einer depressiven Störung leiden als die Durchschnittsbevölkerung. Für Menschen mit intellektuellen Beeinträchtigungen stellen übliche Alltagssituationen, z. B. aufgrund ihrer verminderten Aufmerksamkeitsspanne oder Gedächtnisleistungen, bereits eine erhebliche Stressbelastung dar, die zu ängstlich abwehrenden Reaktionen und depressivem Rückzug führen kann. Ein negativer sozialer Vergleich mit anderen sowie die Wahrnehmung sozialer Stigmatisierungen können bei Menschen mit leichter intellektueller Beeinträchtigung zu depressiven Symptomen führen. Eine depressive Störung zeigt sich in der Veränderung der primären Persönlichkeit („So kenne ich Sie sonst gar nicht!").

BEISPIEL

Der 23-Jährige Marcel Hamann wohnt allein mit seiner Mutter in einem Vorort und arbeitet als Tischler in einer Behindertenwerkstatt, wo Paletten gezimmert, Schränke und Regale gebaut und alte Möbel aufgearbeitet werden. Herr Hamann hat bei seiner Geburt einen Sauerstoffmangel erlitten, das äußert sich in einer leichten kognitiven Einschränkung. Herr Hamann geht eher zögerlich auf Menschen zu, aber er antwortet auf alle Fragen, sagt, dass er seinen Job, sein Zuhause und seine Hobbys, den Computer und die Modelleisenbahn eigentlich sehr gern mag. Doch seit einigen Wochen macht ihm nichts mehr wirklich Spaß, nachts quälen ihn Albträume, er ist oft schlaflos und tagsüber in der Werkstatt überfällt ihn wegen winziger Anlässe mitunter eine brennende Wut. Er wirkt mürrisch und unkonzentriert an seinem Arbeitsplatz, sodass er derzeit nicht mehr an die Maschinen darf. Er kommt jeden Tag zur Arbeit. Zuhause jedoch liegt er nur noch auf dem Sofa und schaut fern. An seinen Hobbys habe er kaum noch Interesse, zudem verliere er seit einiger Zeit sehr an Gewicht, berichtet die Mutter auf Nachfrage.

MERKEN

Die wichtigsten Symptome sind eine depressive oder gereizte Stimmung sowie der Interessen- und Freudverlust, der sich in einem sozialen Rückzug, reduzierter Selbstfürsorge und Sprache/Kommunikation mindestens über zwei Wochen zeigt.

Zusätzlich sind bei Menschen mit Intelligenzminderung weitere mögliche Verhaltensbesonderheiten zu nennen: Lethargie, ängstliches Verhalten, Schlafstörungen Weinerlichkeit, verstärkte Unentschlossenheit, Verlangsamung, Agitiertheit sowie vermehrtes Problemverhalten, z. B. Zerstören von Gegenständen, aggressives und selbstverletzendes Verhalten.

Sehr häufig werden depressive Störungen bei Menschen mit Intelligenzminderung durch andere massiv auftretende selbstwertregulierende Verhaltensweisen wie Aggression, andauernde Beschimpfungen und Beleidigungen überdeckt und daher nicht als solche erkannt. Mitunter ist in dem Verhalten eine Form der depressiven Selbstzerstörung und -entwertung zu erkennen. Eher selten zeigen sich bei Menschen mit Intelligenzminderung ansonsten typische Grübeleien oder Gedankenspiralen von Wertlosigkeit, Leere oder Schuld.

Depressive Symptome zeigen sich bisweilen bei Betroffenen in den Gesprächen oder in Zeichnungen, die sich vorrangig mit den Themen Tod, Verlust, Begräbnis, Unglück u. a. beschäftigen. Da Menschen mit Intelligenzentwicklungsstörung oftmals eine bewegungsarme Lebensweise zeigen, kommt es im Verlauf einer Depression zu einer weiteren Verringerung der Aktivität und nicht selten zu erheblichem Übergewicht.

Bei Menschen mit schwergradigen und tiefgreifenden Störungen der Intelligenzentwicklung kann sich eine depressive Störung möglicherweise auch im starren Gesichtsausdruck, durch „leere“ Augen und mangelnden Augenkontakt, in motorischer Inaktivität, jeglichem Fehlen von Interesse und Freude sowie in starken Regulationsstörungen (Schlafstörungen, Störungen im Essverhalten u. a.) zeigen. Diese „stille Depression“ (vgl. Došen, 2018, S. 336) und der niedrige emotionale Entwicklungsstand erinnern an die von René A. Spitz (vgl. Spitz: 1985, S. 123 ff.) beschriebene lebensbedrohliche Trauerreaktion der „anaklitischen Depression“ infolge schwerer Mangelerfahrungen („Deprivation“, „Hospitalismus“). Die ständige für den Menschen mit Intelligenzminderung oft unbeeinflussbare hektische Betriebsamkeit, der Lärm, die mangelnde Zuwendung und Selbstbestimmung im Rahmen „struktureller Gewalt“ in Behinderteneinrichtungen kann schließlich auch zu individuellem Stress, erlernter Hilflosigkeit und einer depressiven Symptomatik beitragen.

4.6 Heilerziehungspflegerischer Umgang mit Menschen mit depressiven Störungen

→ AUFGABEN

1. Wie sollten andere Menschen mit Ihnen umgehen, wenn Sie niedergeschlagen oder traurig sind?
   Führen Sie ein kleines Rollenspiel zu zweit oder zu dritt mit einem Beobachter oder einer Beobachterin durch: Eine der spielenden Personen ist offensichtlich traurig, die andere nimmt eine Haltung dazu ein und versucht Kontakt aufzunehmen. Probieren Sie sich weiter aus: Was löst ein konfrontatives und wenig einfühlendes Verhalten aus? Tauschen Sie sich über Ihre Erfahrungen aus.
2. Sicher haben Sie bereits Menschen mit depressiven Symptomen kennengelernt. Welche Gefühle wurden im Umgang mit diesen Menschen bei Ihnen ausgelöst?

Im Rahmen eines guten Gesamtkonzeptes ist der Aufbau einer tragfähigen Beziehung in der Betreuung und Unterstützung depressiver Menschen sehr wichtig. Wenn ein betreuter Mensch ausgeprägte depressive Symptome zeigt, steht zunächst die Entlastung im Vordergrund.

Der Mensch mit einer depressiven Symptomatik soll sich grundsätzlich sicher, geborgen und auch mit seiner Antriebslosigkeit und Handlungsunfähigkeit ernst genommen fühlen. Dies ist deshalb so wichtig zu betonen, da die depressive Symptomatik auf Seiten der Betreuenden und Bezugspersonen mit der Zeit zu einer starken Ablehnung und Aggression gegenüber den Betroffenen führen kann. Da sich der depressive Mensch z. B. in einem Moment durch zu viel Nähe bedroht, im nächsten Moment jedoch durch zu wenig Nähe verletzt fühlen kann, durchleben Bezugspersonen möglicherweise auch sehr zwiespältige Gefühle von Mitleid, Zorn oder Hilflosigkeit. In einer professionell reflektierten Beziehungsgestaltung ist daher jeglicher Aktionismus („Jetzt reißen Sie sich mal zusammen!“) ebenso zu vermeiden wie gut gemeinte Ratschläge oder Appelle („Kopf hoch, wird schon wieder!“) und tiefschürfende Ursachenforschung. Sich die Zeit im Alltag zu nehmen, Anwesenheit zu signalisieren, aktives Zuhören und Gefühle zu validieren, fördert hingegen eine notwendige haltgebende Beziehungsgestaltung zum Menschen mit depressiver Störung.

TIPP

Nicht selten haben die betreuten Menschen eigene Erklärungen für ihr Verhalten. Das sollte aufgegriffen werden und durch Erklärungen zur Depression in leichter Sprache ergänzt werden. Da eine Depression nicht so greifbar ist wie andere Erkrankungen, können auch bildliche Erklärungen hilfreich sein („Regenwetter im Kopf“).

Die Förderung der körperlichen Gesundheit, die Stärkung des unterstützenden Netzwerkes und die Teilhabe an sozialen Aktivitäten sind neben der Beziehungsgestaltung weitere wichtige Punkte in der Begleitung depressiver Menschen. Sie tragen zur Selbstwertsteigerung, zur Verminderung der depressiven Symptomatik und zur Verbesserung der Lebensqualität des Menschen wesentlich bei. Konkret geht es also darum, den betroffenen Menschen in einer tragfähigen Beziehung darin zu unterstützen, einen guten Tag- und Nacht-Rhythmus zu finden, sich gut zu pflegen, ausgewogenen zu ernähren und zu bewegen sowie das Freizeitverhalten aufrechtzuerhalten und persönliche Freundinnen und Freunde, Angehörige usw. zu treffen. Es könnte unter Umständen hilfreich sein, hierzu einen „Unterstützerkreis" im Sinne der „persönlichen Zukunftsplanung" (vgl. Doose, 2020) zur sozialen Unterstützung für den Menschen mit geistiger Behinderung einzurichten („Wer kann dir helfen?").

Ein Mensch mit Depressionen benötigt in seiner „depressiven Abwärtsspirale" eine empathische und wertschätzende heilerziehungspflegerische Assistenz und eine vorsichtige Anleitung zur Aktivierung, damit eine **„Aufwärtsspirale"** in Gang gebracht werden kann. Jeder erfolgreiche Schritt sollte hierbei gelobt oder belohnt werden. Das Einsetzen von Smileys oder anderen „Verstärkern" kann hilfreich sein. Gemeinsam mit dem betroffenen Menschen kann überlegt werden, welche Aktivitäten, Stärken und Ressourcen geeignet und möglich sind, damit die Stimmung sich verbessern und das Vermeidungsverhalten reduziert werden kann. Über- und Unterforderung sind dabei zu vermeiden.

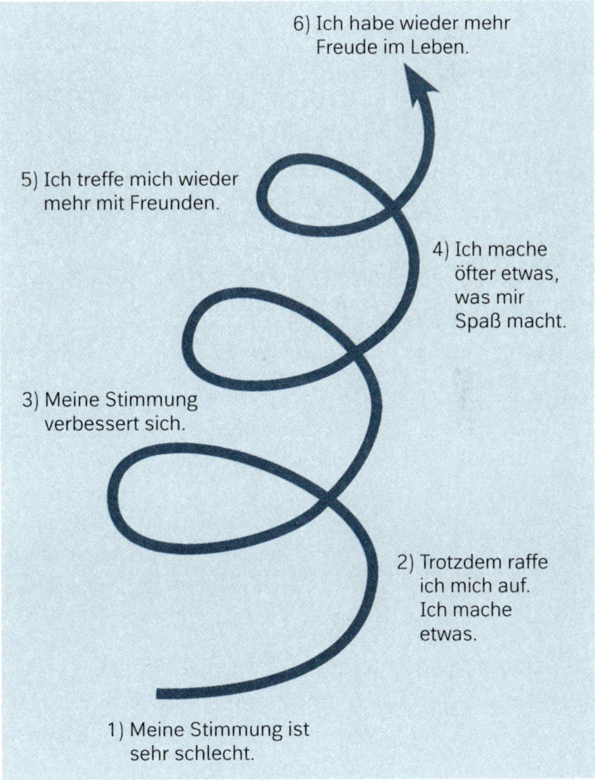

„Aufwärtsspirale" (Quelle: Erretkamps u. a., 2017, S. 61)

Schöne Aktivitäten wie spazieren oder einkaufen gehen, malen, snoezelen, Musik hören, telefonieren, sich im Garten aufhalten, Fahrrad fahren, das Wetter beobachten usw. können vorgeschlagen und als Ziel für den Tag formuliert werden. In **Tages- und Wochenplänen** können durchgeführte Aktivitäten („Was ich gemacht habe") visuell ansprechend protokolliert oder geplante Tätigkeiten („Was ich mir vornehme") notiert werden. Jegliches Erleben von **Selbstwirksamkeit** ist zu unterstützen. Etwaige innere und äußere Barrieren für eine positive Verhaltensänderung wie eine mangelnde Motivation, Hilflosigkeit und Unvermögen, Personal-, Geld- oder Zeitmangel usw. sind zu berücksichtigen. Strategien zur Überwindung dieser Barrieren und Hindernisse sind mit dem betreuten Menschen gemeinsam zu überlegen. So kann der von einer depressiven Störung betroffene Mensch Schritt für Schritt die Erfahrung machen, dass er handlungsfähig ist und Fähigkeiten besitzt, die er glaubte, verloren zu haben.

	Montag	Dienstag	Mittwoch
Morgens	Feiertag! Nicht arbeiten! Ausschlafen und spät frühstücken	Sportsachen mitnehmen! 07:20 Uhr Bus 50 zur Arbeit	07:20 Uhr Bus 50 zur Arbeit
Mittags	Fertig machen für Familientreffen; Lisa holt dich um 12:30 Uhr ab.	Arbeiten	Arbeiten
Nachmittags	Familientreffen bei Tante Maria	Arbeiten 16:35 Uhr Bus 12 zum Sportzentrum	14:00 Uhr Jan holt dich ab 15:00 Uhr Zahnarzt
Abends	Lisa bringt dich nach Hause. TV: Fußball gucken	17:30–19:00 Uhr Fußball 19:15 Bus 20 zurück nach Hause	Freie Zeit Entspannen Abendessen mit Jan

Beispiel für einen Wochenplan (Quelle: Erretkamps u. a., 2017, S. 90)

Menschen mit depressiven Störungen können in ihrer Selbstwahrnehmung weiter gestärkt werden. Die Einrichtung eines Gefühlstagebuches (oder auch „Ich-Buchs"), das Arbeiten mit Stimmungsbarometern oder -ampeln kann hier ebenso hilfreich sein wie psychomotorische Übungen zur Körperwahrnehmung. Durch das sensible und stärkenorientierte Ansprechen von „Hindernissen", „Behinderungen", „Einschränkungen" sowie unrealistischen Zukunftsvorstellungen kann das Selbstbild des Menschen mit Intelligenzentwicklungsstörungen gestärkt werden („Ich bin eben nicht normal, ich bin anders normal und das ist gut so!").

MERKEN

Bedeutsam ist in der heilerziehungspflegerischen Begleitung, die Gefährdung einer möglichen suizidalen Handlung frühzeitig einzuschätzen.

„Ich verstand nicht, warum sich einer umbringen wollte. Auch nach all den Wochen verstand ich es nicht.
Also, irgendwie verstand ich es schon, aber ich verstand nicht, dass es einer wirklich versuchte.
Traurig sein und sich umbringen wollen, das waren zwei ganz verschiedene Paar Stiefel. Ich wusste, was Depressionen waren. Meine Mutter hat es mir erklärt. Das war, wenn einer bloß noch dasaß. Oder lag. Und nichts mehr tun konnte. Normalerweise führte ein Gedanke zum nächsten. Aber wenn man Depression hatte, führte kein Gedanke irgendwohin. Er hört einfach auf.
Ein Gehirn mit Depression, das war wie ein Fahrrad mit einem kaputten Tretlager. Man konnte strampeln, wie man wollte, aber man kam doch nicht vom Fleck."

(Quelle: Bjerg, 2016, S. 81)

Wenn die Gefühle zu stark werden, der betroffene Mensch angespannt erscheint, neben Trauer auch Wut ausgelöst wird, dann ist es gut, mit dem Menschen angemessene Lösungs- oder **Ablenkungsstrategien** zu entwickeln, z. B. einen Igelball zu holen und diesen zu kneten, zu laufen, das Kuscheltier zu holen, an einem Parfümfläschchen zu riechen usw.

Eine Unterstützung durch Psychotherapeutinnen und Psychotherapeuten, die Durchführung einer **Verhaltensanalyse** und einer dem Entwicklungsstand angepassten **Psychotherapie** (vgl. Erretkamps u. a., 2017; Bergmann, 2019) ist bei depressiven Menschen auch bei leichter Intelligenzminderung angezeigt.

Eine pharmakologische Behandlung – u. a. mit Antidepressiva und sogenannten Serotoninaufnahmehemmern – kann vor allem bei schweren depressiven Formen angezeigt sein und ärztlich verordnet werden.

DEFINITION

Antidepressiva
Antidepressiva greifen in das Botenstoffsystem im Gehirn ein und wirken stimmungsaufhellend und stabilisierend. Sie haben eine angstlösende und zum Teil auch antriebssteigernde Wirkung. Antidepressiva finden auch Anwendung bei Angst- und Zwangserkrankungen. Schlaf-, Appetitstörungen und andere körperliche Symptome sollen gelindert und einengendes Denken gelockert werden. Eine Krankheitsbewältigung und Krankheitseinsicht wird ermöglicht, allerdings besteht anfangs auch eine erhöhte Gefahr der Selbsttötung. Bei 60 % der Patientinnen und Patienten kommt es nach sechs bis acht Wochen zu einer Besserung der Symptome. Eine Akutbehandlung erstreckt sich über vier bis sechs Monate. Antidepressiva machen nicht abhängig. Nebenwirkungen sind bei modernen Medikamenten deutlich reduziert, aber trotzdem zu beachten.

Neben den erwünschten Wirkungen von Antidepressiva sollten immer auch die unerwünschten Phänomene, die z. B. nach dem Absetzen einer Behandlung mit Antidepressiva möglicherweise auftreten können, bedacht werden. So können grippeähnliche Symptome, Schlafstörungen u. a., ein sogenannter **Rebound** („Wiederkehr der Symptome im stärkeren Ausmaß") oder eine Rückkehr der Grunderkrankung (Rezidiv/Relapse) auftreten. Ein abruptes Absetzen der Medikation stellt diesbezüglich ein großes Risiko dar.

Unterschieden werden folgende Antidepressiva:

- **Trizyklische Antidepressiva:** Sie gehören zu den älteren Medikamenten und hemmen die Wiederaufnahme von Serotonin, Noradrenalin und Dopamin. Sie haben deutliche Nebenwirkungen wie Mundtrockenheit, Sedierung, Kreislaufstörungen oder Gewichtszunahme. Die stimmungsaufhellende und angstlösende Wirkung erfolgt nach zwei bis vier Wochen. Beispiele für trizyklische Antidepressiva sind Amitriptylin, Clomipramin, Desipramin, Doxepin, Dosulepin, Imipramin, Nortriptylin und Trimipramin.
- **Selektive Serotonin-Wiederaufnahmehemmer (SSRI):** Sie werden am häufigsten eingesetzt und blockieren die Rezeptoren, die für die Wiederaufnahme des Botenstoffs Serotonin zuständig sind. Als Nebenwirkung können Übelkeit, Durchfall und Unruhe auftreten. Beispiele für SSRI sind Fluoxetin, Fluvoxamin, Paroxetin, Sertralin, Citalopram und Escitalopram.
- **Serotonin-Noradrenalin-Wiederaufnahmehemmer (SNRI):** Hierbei handelt es sich um eine relativ neue Medikamentengruppe. SNRI hemmen die Wiederaufnahme von Serotonin und Noradrenalin und haben ähnliche Nebenwirkungen wie die SSRI. Da es bei einem abrupten Entzug zu Entzugserscheinungen kommen kann, ist zum Absetzen des Medikamentes ein Ausschleichen notwendig. Beispiele für SNRI sind Trevilor, Cymbalta, Yentreve.
- **Serotonin-Wiederaufnahmeverstärker (SRE):** Sie erhöhen die Serotonin-Rückaufnahme aus dem synaptischen Spalt. Serotonin, Dopamin und Noradrenalin sind sogenannte Neurotransmitter. Als Nebenwirkungen des neuen Medikamentes, das auch zur Behandlung von Angsterkrankungen eingesetzt wird, können u. a. Kopfschmerzen auftreten. Ein Beispiel für einen SRE ist Tianeptin.

DEFINITION

Neurotransmitter
Hierbei handelt es sich um endogene, biochemische Botenstoffe, welche die Informationen von einer Nervenzelle zur anderen über die Kontaktstelle der Nervenzelle, die Synapse, weitergeben.

MERKEN

Medikamente ersetzen nicht die notwendige pädagogisch-therapeutische Unterstützung im Alltag der Betroffenen.

Nicht zuletzt müssen heilerziehungspflegerische Fachkräfte u. a. daran denken, dass weitere Episoden einer depressiven Störung auftreten können und sie vorausschauend bei typischen Anzeichen und Verläufen einer depressiven Störung dem Menschen aktiv bewährte und entsprechende Hilfen zur Linderung anbieten.

TIPP

„Notfallplan" für Bezugspersonen

Wenn Sie beobachten, dass die betreute Person erneut depressive Symptome zeigt und sich möglicherweise eine depressive Episode anbahnt („rezidivierende depressive Störung"), dann können Sie Folgendes tun:

- Erinnern Sie die betreute Person daran, bewährte und erlernte Fertigkeiten aus dem „Notfallkoffer" (z. B. Igelball kneten, Musik hören, Snoezelen, ins Bällebad gehen) anzuwenden. Unterstützen Sie sie dabei.
- Unterstützen Sie die betreute Person in der Einhaltung einer förderlichen Tagesstruktur (z. B. regelmäßiger Schlaf, Tagesaktivitäten planen).
- Unterstützen Sie die Person darin, sich nicht zu isolieren, sondern im Gegenteil Kontakte zu pflegen, aktiv zu sein. Welche Kontakte täten ihr jetzt gut?
- Überlegen Sie, ob und wenn ja, wann Ärztinnen, Psychiater, Therapeutinnen und weitere Bezugspersonen von Ihnen rechtzeitig informiert werden müssen.

AUFGABE

Zeichnen Sie auf ein Papier einen großen Werkzeugkoffer. Überlegen Sie, was in diesen „Notfallkoffer" unbedingt hinein müsste, wenn es Ihnen einmal nicht so gut geht. Schreiben Sie es dort hinein.

Depressive Störungen: mögliche heilerziehungspflegerische Hilfen im Überblick

Depressive Störungen	
Mögliche Auffälligkeiten im heilerziehungspflegerischen Handlungsfeld	
Mögliche Verhaltensauffälligkeiten unter Berücksichtigung der bestehenden Intelligenzminderung	**Depressive und gereizte Stimmung (länger anhaltend, ohne konkreten Anlass)** • trauriger Gesichtsausdruck, lethargisch, seltenes Lächeln, weinerlich, Auseinandersetzung mit traurigen Themen, fehlende emotionale Reaktion • verbal oder tätlich aggressiv, reagiert auf geringste Frustrationen, verminderte Toleranz, mürrisch, selbstverletzendes Verhalten, reagiert verärgert, spuckt, flucht, schreit herum **Interessen- und Freudverlust** • **frühere Aktivitäten werden vermieden**, freudlos, aggressiv bei Ansprache zur Teilhabe • **sozialer Rückzug**, in sich gekehrt, öfter allein als üblich, kein Blickkontakt, wenig Eigeninitiative • **reduzierte Selbstfürsorge**, vorhandene lebenspraktische Kompetenzen sind eingeschränkt verfügbar oder werden verweigert, z. B. waschen, anziehen, Brote schmieren • **Reduktion von Sprache und Kommunikation,** redet oder gestikuliert weniger als üblich oder gar nicht

Depressive Störungen	
Mögliche Auffälligkeiten im heilerziehungspflegerischen Handlungsfeld	
Mögliche Verhaltensauffälligkeiten unter Berücksichtigung der bestehenden Intelligenzminderung	**Weitere mögliche Symptome** • Energieverlust, Lethargie (müde, sitzt herum) • Verlust von Selbstvertrauen („Das kann ich nicht!“) • rückversicherndes Verhalten („Bin ich lieb?“; „Alles richtig?“) • vermehrtes ängstliches Verhalten • Beginn oder Verstärkung somatischer Beschwerden (z. B. Kopf- und Bauchschmerzen, wiederholtes Zeigen von Körperteilen, Beschäftigung mit Krankheiten, Übergewicht) • Konzentrationsschwierigkeiten (mangelnde Produktivität, ablenkbar, wenig Ausdauer) • Unentschlossenheit (nicht entscheiden können) • vermehrtes Problemverhalten • motorische Unruhe oder Verlangsamung (zappelig, auf und ab gehen, weniger aktiv als üblich, Bewegungsvermeidung)
Mögliche heilerzieherische Maßnahmen, pädagogisch-pflegerische Haltungen und Handlungsansätze	
Hilfen im Arbeitsfeld	• Validation, konfliktfreie, verlässliche und sichere Beziehungsgestaltung • Vermeidung von Beschämen, Besserwisserei, Durchhalteparolen, Anschuldigungen, Bagatellisierungen, Appellen und Überforderung • vorsichtige aktivierende Alltags- und Freizeitgestaltung (z. B. gemeinsam Essen zubereiten, Kaffee kochen, bügeln, handarbeiten, Musik, Hobbys nachgehen) • „Ruhe-Inseln“ herstellen, allgemein: keine Hektik, keinen Stress und keine Reizüberflutung, Entspannung • vorsichtige sensorische Anregungen und Wahrnehmungsförderung wie Snoezelen • Bewegungsangebote, Psychomotorik (z. B. Morgengymnastik, Yoga, Schwimmen) • guten Schlaf fördern, stabilen Tag-Nacht-Rhythmus herstellen, Einschlafrituale • auf gute Grundpflege achten • gesunde Ernährung • Angehörige einbeziehen und informieren • medikamentöse Prophylaxe bei wiederkehrenden depressiven Episoden (auch homöopathische Heilmittel) • Beachtung der Suizidgefahr, mögliche Anzeichen wahrnehmen • Lichttherapie mit Speziallampen • „Unterstützerkreis“ aktivieren (s. „persönliche Zukunftsplanung“) • gute Dokumentation des Verhaltens • unterstützte Kommunikation, anhand von Symbolkarten mögliche Aktivitäten auswählen • mögliche Aktivitäten, anknüpfend an Ressourcen des betreuten Menschen anbieten und gut begleiten • Tages- und Wochenpläne mit einfachen Aktivitäten gestalten

<table>
<tr><th colspan="2">Depressive Störungen</th></tr>
<tr><th colspan="2">Mögliche heilerzieherische Maßnahmen, pädagogisch-pflegerische Haltungen und Handlungsansätze</th></tr>
<tr><td>Hilfen im Arbeitsfeld</td><td>• auf Aktivitäten gut vorbereiten, Verlauf visualisieren, rechtzeitig Bescheid geben, nicht überfordern
• Lösungsstrategien besprechen: „Was kann ich tun, wenn es mir richtig schlecht geht?“
• Stimmungsampeln oder Gefühlstagebücher einsetzen
• stets an Erfolge erinnern: „Heute haben Sie geschafft, dass ...“; „Womit waren Sie heute zufrieden?“
• Einsatz von mobilen elektronischen Geräten zur Erinnerung für bestimmte Vorhaben, z. B. Zähneputzen oder Radfahren
• Maßnahmen zur Spannungsregulation („Anti-Stress-Training“) anbieten, wenn Gefühle von Wut oder Trauer zu groß werden, z. B. einen Igelball kneten, tanzen und laute Musik hören, eine Zeitung zerreißen, an die frische Luft gehen, schaukeln, ins Bällebad gehen, ein scharfes Kaugummi kauen
• Akzeptanz fördern durch sensibles Ansprechen tatsächlicher Einschränkungen und Hindernisse
• positive und selbstbejahende Sätze fördern („Ich bin nicht perfekt, aber genau richtig“, „Anders zu sein macht mich interessant“)
• Umgang mit erlebter Ausgrenzung und Zurückweisung thematisieren
• „Fragestunde“ einrichten, in der alle Rückversicherungsfragen („War das in Ordnung, dass ich ...“) gestellet werden dürfen</td></tr>
<tr><td>Mögliche externe Hilfen</td><td>• Klärung der Diagnose, Schulung, Beratung und Unterstützung durch spezialisierte regionale Beratungsstellen sowie Fachleute aus den Bereichen Psychotherapie, Neurologie und Psychiatrie
• Psychotherapie
• pharmakologische Hilfen bei Berücksichtigung der Nebenwirkungen: Antidepressiva
• Fachambulanzen für Depression
• vorübergehende stationäre Aufnahme in der Psychiatrie
• Musiktherapie
• Physio- und Ergotherapie
• tiergestützte Angebote, z. B. Reittherapie</td></tr>
</table>

4.7 Diagnose „Burnout“ – eine Form der Depression?

Als „Burnout“ bezeichnet man einen chronischen Erschöpfungszustand, der sich als schleichender Prozess des „seelischen Ausbrennens“ über Wochen, Monate oder Jahre hinziehen kann. Der Begriff wurde vom Psychoanalytiker Herbert Freudenberger 1974 geprägt und beschreibt das Ungleichgewicht von Anforderungen und den lebendigen Ressourcen eines Menschen, insbesondere in Gesundheits- und Helferberufen wie der Heilerziehungspflege. Burnout steht im Gegensatz zu einer ausreichenden Achtsamkeit, Psychohygiene und einer ausgewogenen Work-Life-Balance des Menschen. Auch Menschen anderer Berufsgruppen können einen Burnout erleiden. Der Begriff steht mittlerweile als Synonym für die Auswirkungen von Stress auf Millionen gestresster Menschen in einer „überforderten Leistungsgesellschaft“. Etwa 30 % der Erwerbstätigen leiden unter Stress und Belastung am Arbeitsplatz. Sogar Kinder scheinen unter diesen Anforderungen zu leiden und die typischen Symptome zu entwickeln („Burnout-Kids“, vgl. Schulte-Markwort, 2015).

MERKEN

In der ICD-11 wurde mit der Aufnahme von Burnout ein wichtiges Signal gesetzt. Burnout (QD85) befindet sich als „Problematik in Verbindung mit Berufstätigkeit oder Arbeitslosigkeit“ im Kapitel 24 unter den „Faktoren, die den Gesundheitszustand beeinflussen“. Burnout ist als Syndrom weiterhin keine eigenständige Störungsdiagnose, kann aber zur Inanspruchnahme des Gesundheitswesens führen.

Burnout gilt nach ICD-11 als Syndrom und Folge von chronischem Stress am Arbeitsplatz, der nicht erfolgreich bewältigt wurde. Symptome sind Gefühle der Erschöpfung, erhöhte mentale Distanz zur Arbeit, Negativismus oder Zynismus sowie das Gefühl der Ineffektivität und des Mangels an Leistung.

Verwendet werden bei Menschen mit den typischen Burnout-Symptomen in der Regel Diagnosen wie beispielsweise **Anpassungsstörung** oder **depressive Störung.**

Ursächlich für die Entwicklung eines Burnouts sind individuelle Faktoren (s. Seite 23 ff.) und Arbeitsplatzfaktoren, die anfänglich zu einer Arbeitsüberforderung, bei andauernder Belastung zum Burnout und schließlich zu chronifiziertem Stress und Leistungseinschränkungen führen. Folgeerkrankungen sind Depression, Ängste, Substanzmittelabhängigkeit, Tinnitus und somatische Folgen wie Bluthochdruck, Tinnitus u. a

BEISPIEL

Heilerziehungspflegerin Louisa arbeitet in einer Wohngruppe mit alten Menschen mit schweren Beeinträchtigungen. Sie schiebt täglich Frühdienst von 06:30 bis 14:00 Uhr, und zwar über Wochen. Der Dienst ist psychisch und körperlich sehr anstrengend. Hinzu kommt, dass die Gruppe seit Monaten überbelegt ist und zwei Mitarbeiter langzeiterkrankt sind. Louisa ist als „Berufsneueinsteigerin" sehr engagiert, aber sie kommt immer wieder unter erheblichen Zeitdruck und fühlt sich überlastet. Nach der Arbeit versorgt sie ihre fünfjährige Tochter, die tagsüber in der Kindertagesstätte ist. Am Abend ist Louisa schließlich so erschöpft, dass sie keine Anrufe mehr annimmt und nichts mehr machen will. Ihr Ehemann ist zunehmend gereizt, weil er gern etwas mit ihr unternehmen will. Louisa zieht sich jedoch auf das Sofa zurück, schaut auf ihr Smartphone, spielt und schaut Videos.

→ AUFGABE

Beschreiben Sie Louisas Situation. Tauschen Sie sich darüber aus, was Ihnen dabei bekannt vorkommt. Was würde wohl passieren, wenn Louisa auf die hier beschriebene Art und Weise weiterleben und -arbeiten würde? Was könnte Luisa Ihrer Meinung nach tun? Begründen Sie Ihre Aussage.

Die „Erschöpfungsspirale"

Zu unterscheiden sind **drei Stufen** des Burnouts:

- **Stufe 1:** erste Anzeichen von Erschöpfung
- **Stufe 2:** Das Verhalten ändert sich und alles scheint sich nur noch um Arbeit zu drehen.
- **Stufe 3:** Die Leistung und der Lebensmut schwinden, es kommt zur völligen Erschöpfung.

→ AUFGABE

In welcher Stufe befindet sich Louisa aus dem oben stehenden Beispiel? Begründen Sie Ihre Aussage.

Ein Burnout beginnt, wie in dem Fall von Louisa, mit ersten Anzeichen der Erschöpfung und Überforderung, mitunter folgen Schlafstörungen oder auch Schmerzen aller Art. Es kommt zu einem Energieverlust, denn alles scheint sich nur noch um die Arbeit zu drehen. Betroffene werden schließlich reizbar, oft aggressiv und fühlen sich gekränkt. „Ich muss meine Aufgaben doch schaffen können", glauben sie und spüren zugleich, dass sie zunehmend unkonzentrierter bei der Arbeit sind. Es folgt ein sozialer Rückzug („Mein Job lässt mir einfach keine Zeit mehr für Beziehungen und Freizeit"). Es entwickeln sich Schuldgefühle und schließlich wechseln sich Kampfgeist („Es muss doch zu schaffen sein!") und Phasen von Widerwillen, Mutlosigkeit und Motivationsverlust ab. Nicht selten folgt die (innere) Kündigung oder eine „Deformation der Berufsrolle", die sich im Dienst nach Vorschrift, Helferroutine und mechanischen Begegnungen mit den Betreuten zeigt. Grübelattacken („Ich schaff das nicht ...") und eine niedergeschlagene Stimmung sind typische Symptome bei einer weiter andauernden Belastung. Dies kann schließlich in eine starke Apathie, Verzweiflung oder quälende Unruhe und eine depressive Störung münden.

Die Burnout-Prophylaxe

Der Mensch ist durchaus in der Lage, engagiert und ausdauernd zu arbeiten, allerdings ist andauernder psychosozialer „Stress", wie er in pflegerischen und sozialen Berufen vermehrt auftritt, auf Dauer gesundheitsschädlich, vor allem wenn man dem nicht aktiv und bewusst entgegenwirkt.

Eine Vorbeugung (Prophylaxe) kann auf drei verschiedenen Ebenen erfolgen:

1. Auf der **Ebene der Person** helfen gezielte Achtsamkeitsübungen bzw. eine besondere Form der Aufmerksamkeit und Selbstfürsorge zur Stressbewältigung und Entschleunigung als tägliche Praxis. Sich selbst wertzuschätzen, die eigene Leistung anzuerkennen und eigene Antreiber, Helferideale und Glaubenssätze („Ich bin unersetzlich!") zu hinterfragen sowie der Einsatz gezielter Entspannungstechniken und ausgleichender Betätigungen tragen zu einer guten Psychohygiene und Stressbewältigungskompetenz und damit zur Prävention von Burnout bei.
2. Auf der **Ebene der organisationsbezogenen Unterstützung** sind regelmäßige Reflexionen, Supervision sowie institutionelle Maßnahmen zur Unterstützung und Verbesserung der Arbeitsbedingungen sinnvoll und hilfreich (z. B. Regulierung der Lautstärke in Wohngruppen und Werkstätten, Einrichtung von Pausenräumen, mitarbeiterfreundliche Arbeitszeiten, kleine Gruppengrößen, Verringerung von Überstunden, Teamzeiten u. a.).
3. Schließlich ist die **Ebene der sozialen Unterstützung** von großer Bedeutung. Auf die Unterstützung und Hilfe von Kolleginnen und Kollegen, Vorgesetzten, der Partnerin oder dem Partner, Freundinnen und Freunden sowie Familienmitgliedern sollte im Bedarfsfall immer wieder zurückgegriffen werden können.

→ AUFGABE

Stellen Sie sich eine berufliche Drucksituation vor und beantworten Sie folgende Fragen (vgl. Brentrup/Geupel, 2016):

- Wie erleben Sie gerade Ihren Körper? Achten Sie auf Ihre Atmung.
- Können Sie sich einen passenden Ton oder ein Geräusch dazu vorstellen?
- Welche inneren Antreiber und Gedanken kommen in Ihnen auf?
- Nehmen Sie eine dazu passende Körperhaltung ein.
- Gehen Sie erst zehn Schritte in die eine Richtung, dann zehn Schritte in die andere Richtung.
- Lenken Sie Ihre gesamte Aufmerksamkeit auf Ihren Körper beim Gehen. Wie setzen Sie den Fuß auf? Achten Sie auf Ihren Atem.
- Stoppen Sie und spüren Sie in Ihrem Körper nach. Welche Gedanken haben Sie gerade? Tauschen Sie sich über Ihre Erfahrungen aus.

ZUSAMMENFASSUNG

Eine **schwere depressive Episode** zeigt sich in einzelnen oder wiederholten („rezidivierenden“) mehrwöchigen Episoden mit traurig gereizter Stimmung und weiteren Symptomen. Eine Dysthymie hingegen zeigt sich in einer chronisch depressiven Verstimmung. Depressive Störungen werden multifaktoriell verursacht. Neben früh als unsicher erlebten Bindungen spielen weitere Stressoren und die Wechselwirkungen zwischen Gedanken, Gefühlen und Verhalten eine große Rolle. In der heilerziehungspflegerischen Begleitung von Menschen mit einer depressiven Störung ist eine reflektierte professionelle Beziehungsgestaltung wichtig, in der auch suizidale Signale im Verhalten beachtet werden. Auf der Grundlage einer tragfähigen und sicheren Beziehung kann eine vorsichtige Aktivierung und Förderung der Selbstwahrnehmung mit unterschiedlichen Methoden stattfinden. Medikamente wie z. B. Antidepressiva können ergänzend nach ärztlicher Verordnung eingesetzt werden.
Von einem **Burnout** sind oftmals Menschen betroffen, die in sozialen Berufen arbeiten. In der ICD-11 wird Burnout zwar nicht als Störungsdiagnose, jedoch als Problematik in Verbindung mit Berufstätigkeit anerkannt. Die Symptome eines Burnouts können denen der Depression ähneln. Achtsamkeit im Umgang mit sich selbst und mit beruflichen Anforderungen kann dazu beitragen, ein „Ausbrennen“ zu verhindern.

MERKEN

Die ICD-11 übernimmt aus dem DSM-5 nicht die Kategorie **„Disruptive Affektregulationsstörung“** als affektive Störung. Die Symptome der chronischen Reizbarkeit und häufigen Wutausbrüche von Kindern und Jugendlichen, die in eine depressive Episode münden können, finden sich nun unter **„Störung des Sozialverhaltens mit oppostionellem und aufsässigen Verhalten“** (6C90.00, n.ICD-11).

5 Angst- und furchtbezogene Störungen

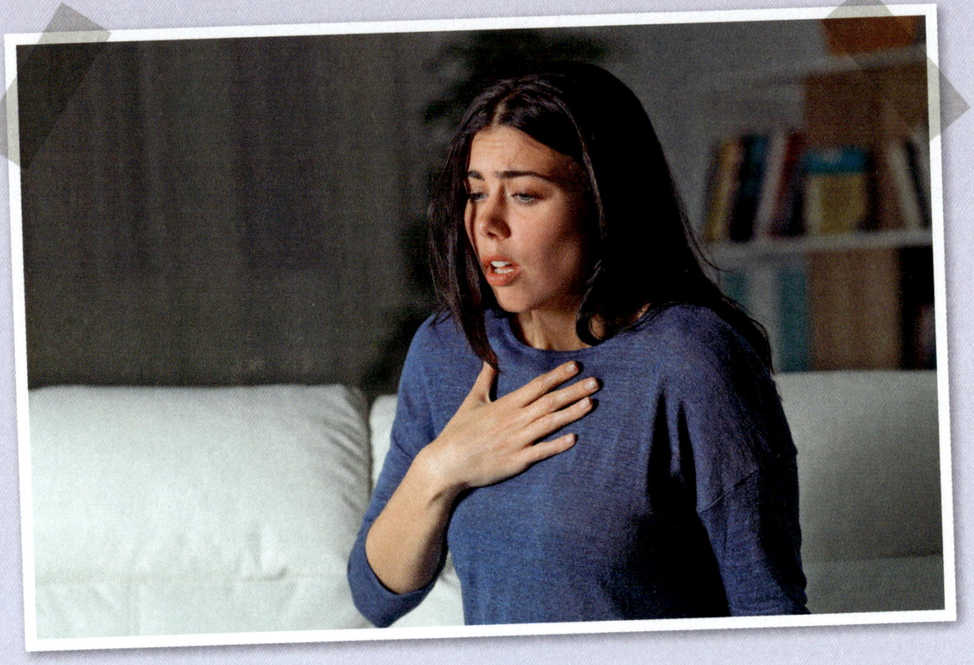

Angestrebte Kompetenzen

Fachkompetenz (Wissen und Fertigkeiten):

→ Verschiedene Arten von Angststörungen unterscheiden können.

→ Mögliche Ursachen und Auslöser von Angststörungen kennen.

→ Kenntnisse über verschiedene Angstbewältigungsstrategien erwerben.

Personale Kompetenz (Sozialkompetenz und Selbstständigkeit):

→ Anzeichen von Angststörungen bei den betreuten Menschen erkennen können.

→ Sensibel mit ängstlichen Betreuten umgehen sowie angemessene heilerziehungspflegerische Hilfen und Assistenz anbieten können.

→ Effektiv mit ängstlichen Betroffenen kommunizieren können, um ihre Bedürfnisse zu verstehen.

→ In Zusammenarbeit mit anderen Fachkräften, Ärztinnen und Therapeuten angepasste Bewältigungsstrategien anbieten können.

BEISPIEL

Herr Karlsen, 40 Jahre, hat eine leichtgradige Störung der Intelligenzentwicklung und traut sich häufig selbst einfache Dinge nicht zu. Wenn im Winter ein bisschen Schnee auf den Straßen liegt, mag Herr Karlsen aus Angst vor dem möglichen Glatteis nicht mehr vor die Tür treten und zur Arbeit in die nahegelegene Werkstatt gehen. Weil er sich auch vor Höhe fürchtet, verweigert er die Benutzung der Treppe zum Freizeitbereich. In diesen Momenten kommt Herr Karlsen in höchste körperliche Anspannung und größte Erregung. Er ist so sehr gereizt, dass er mitunter sogar die Betreuenden beschimpft und angreift. Herr Karlsen zieht sich zunehmend auf sein Zimmer zurück.

AUFGABE

Lesen Sie das oben stehende Beispiel und tauschen Sie sich aus.

- Was passiert hier gerade?
- Können Sie mögliche Interessen oder Beweggründe von Herrn Karlsen erkennen?
- Welche Fragen zur beobachteten Situation können Sie formulieren?
- Haben Sie in Ihrer beruflichen Praxis bereits ein ähnliches Erlebnis gehabt? Oder kennen Sie aus Ihrem Umfeld Menschen mit Angststörungen?

5.1 Angst und Furcht

Furcht und Angst sind normale und gesunde Reaktionen des Menschen zum Schutz und zur Bewältigung belastender Situationen. **Furcht** ist eine wichtige Basisemotion des Menschen und hilft dabei, das Leben zu erhalten, sie versetzt in Alarmbereitschaft und schützt vor vielfältigen Gefahren in der Umwelt. Auch Tiere erleben Furcht, so vermeiden es z. B. Pferde, durch Wasser oder kleine Pfützen zu gehen. Die **Angst** (aus dem Lateinischen = „Enge“) ist gegenüber der Furcht etwas diffuser und weniger direkt, da hierbei auch Gedanken und Gefühle zur Vorbereitung auf eine mögliche zukünftige Gefahr eine Rolle spielen.

AUFGABE

Überlegen Sie einmal, welche „normalen“ Ängste Ihnen selbst vertraut sind.

BEISPIEL

Wenn ein Kind unachtsam über die Straße läuft und ein Fahrzeug nur mit starker Bremsung zum Stehen kommt, wird es ziemlich direkt Angstreaktionen seines Körpers zu spüren bekommen. Die Muskulatur, die Lunge und das Herz werden auf Trab gebracht. Das Kind wird aber auch spüren, dass sich die Schreckreaktionen ziemlich rasch wieder legen. Es wird künftig, so ist jedenfalls zu hoffen, wohl etwas aufmerksamer über die Straße gehen.

DEFINITION

Furcht
Furcht ist eine überlebenswichtige Funktion, die jedem Menschen angeboren ist und bei unmittelbarer Bedrohung sofort aktiviert wird.

Furcht hat einen hohen Überlebenswert. Sie warnt uns vor Bedrohung und bereitet uns vor. Über die **Sympathikusstimulation** im Gehirn sorgen vor allem die Hormone Adrenalin und Noradrenalin dafür, dass der Körper in einen kurzfristigen automatisierten Zustand höchster Leistungsbereitschaft versetzt wird – bereit, sich der Bedrohung entweder zu stellen („Kampf") oder sein Leben zu schützen („Flucht"). Das unwillkürliche Steuerungssystem des Nervensystems (Parasympathicus) sorgt im Anschluss dafür, dass der Mensch sich wieder beruhigen kann, er nicht kopflos reagiert, somit die Kontrolle über die Angst bekommt und im besten Fall eine angemessene Reaktion auf die Bedrohung zeigen kann. Besteht die Bedrohung und die Angst jedoch weiterhin, kommt es schließlich zu lähmenden und passiven Reaktionen. Dieses Furchtsystem ist evolutionär sehr alt und stark auf Reize ausgerichtet und vorbereitet („prepared", s. Seite 166), die bereits unsere Vorfahren als lebensbedrohlich erlebten (z. B. Höhe, gefährliche Tiere, Wasser). Aber auch durch im Lebensverlauf gelernte Gefahrensignale kann das Furchtsystem ausgelöst werden.

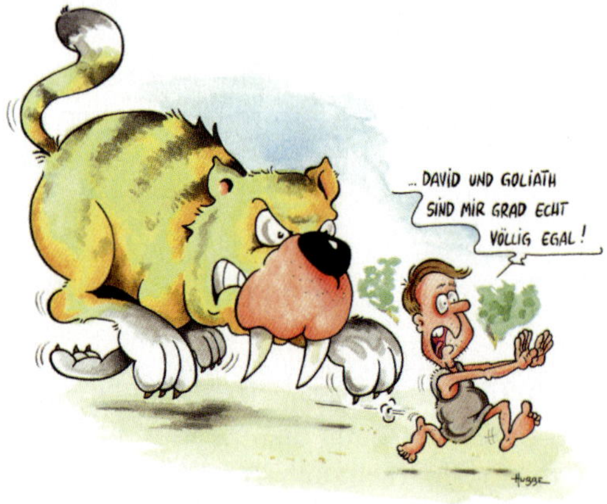

DEFINITION

Angst
Angst ist die affektive und sinnvolle Reaktion auf Bedrohung. Sie wird ausgelöst durch die An- oder Abwesenheit innerer oder äußerer Reize.

Angst ist wichtig für den Menschen, damit dieser sich besser auf Situationen – wie beispielsweise eine Prüfung – adäquat einstellen kann. Angst kann bei entsprechenden Gedanken und Erwartungen auch zu Übererregung und Anspannung führen. Bei negativen Gedanken (z. B. „Das geht schief, ich kann nichts!"), ist die Wahrscheinlichkeit recht hoch, dass die Angstanspannung steigt. Eine angemessen regulierte Angst hingegen lässt uns gut auf Anforderungen vorbereitet sein. „Angst verleiht Flügel" hat schon der Schriftsteller Gustave Flaubert formuliert – eine leichte bis mittlere Angst kann Motivation und Leistungsfähigkeit des Menschen steigern. Entscheidend für eine **adäquate Angstreaktion** sind dabei die **persönlichen Kontrollüberzeugungen**, die ein Mensch im Laufe seines Lebens aufgrund vielfältiger Lernerfahrungen hat machen können („Ich kann die Prüfungssituation gut bewältigen, ich weiß, was ich gut kann.").

MERKEN

Typische **akute Angstsymptome** sind u. a.
- schnelle und flache Atmung, hohe Herz-/Pulsschlagfrequenz und hoher Blutdruck,
- Engegefühl und Brustschmerzen,
- verstärkte Durchblutung der Extremitäten und/oder des Kopfes,
- verminderte Durchblutung der inneren Organe,
- Schwindel, weiche Knie, Erbleichen, Erröten, Kopfschmerzen,
- Bauchschmerzen, Übelkeit, Erbrechen, trockener Mund, fehlender Appetit,
- Harndrang, Stuhldrang, Einnässen und Einkoten,
- Schweißausbrüche, Kälteschauer,
- angespannte Muskeln, Gänsehaut, Zittern, Krämpfe, allgemeine hohe Erregung,
- erhöhte Reaktionsbereitschaft und -geschwindigkeit,
- angespannte Mimik und weit aufgerissene Augen mit erweiterten Pupillen,
- allgemeine Reizempfindsamkeit, aber auch Wahrnehmungseinschränkungen.

→ AUFGABE

Können Sie sich an eine Situation erinnern, in der Sie große Angst hatten? Versuchen Sie diese Angst genau zu beschreiben. Welche Gedanken gingen Ihnen durch den Kopf, wie reagierte Ihr Körper, wie haben Sie sich verhalten?

Da Angst prinzipiell unvermeidbar ist und zum menschlichen Leben gehört, ist es die Entwicklungsaufgabe eines jeden Menschen, mit Angst situationsangemessen umzugehen und die Angstreaktion entsprechend zu regulieren. Die Angst des Menschen muss für die Bewältigung seiner Lebensvollzüge hinsichtlich ihrer Intensität, Dauer und Häufigkeit in einem angepassten Rahmen und kontrollierbar bleiben.

Kinder haben in der Regel zunächst häufiger Angst, weil sie ihre Umwelt nur entsprechend der von ihnen entwickelten Fähigkeiten verstehen können und erst Kontrollerfahrungen machen müssen („Entwicklungs- oder Reifungsangst"). Manche Ereignisse, z. B. Donner oder Blitz, sind für ein kleines Kind noch unverständlich und damit zunächst angstauslösend. Nahe Bezugspersonen greifen in der Regel feinfühlig die Angst des Kindes auf und geben dem Kind den notwendigen Rahmen, sich zu beruhigen und seine Angst mehr und mehr selbstwirksam zu bewältigen.

In jedem Entwicklungsalter gibt es „normale" Anlässe für Furcht und alters- und entwicklungsgemäße typische Angstquellen, die hinlänglich reguliert werden müssen:

Alter	Anlass/Quelle der Angst
0 bis 6 Monate	intensive sensorische Reize (z. B. starke Berührung), Verlust von Zuwendung, laute Geräusche
6 bis 12 Monate	fremde Menschen, Trennung von Bezugspersonen
2 bis 4 Jahre	Dunkelheit, Fantasiegestalten (z. B. Monster, Drachen, Riesen), potenzielle Einbrecher, Alleinsein
5 bis 7 Jahre	medienbasierte Ängste, Angst vor Tieren, Naturkatastrophen (Feuer, Überschwemmung), Gewitter, Verletzungen
8 bis 11 Jahre	schlechte schulische und sportliche Leistungen, Angst zu versagen, Angst vor Krankheiten
12 bis 18 Jahre	Ablehnung durch Gleichaltrige

Entwicklungsphasentypische Angstquellen (vgl. Schneider, 2004, S. 10)

Angst ist also *keine* Krankheit. Gelingt es dem Menschen jedoch nicht, seine Angst zu regulieren, und zeigt sie sich auch in vermeintlich harmlosen Situationen unangemessen, dann gehen damit in der Regel Leiden, Vermeidungsverhalten und Beeinträchtigungen der Teilhabe einher. Die Angstreaktionen sind dann nicht mehr funktional und sinnvoll, es entwickelt sich vielmehr eine **Angststörung**.

MERKEN

Angststörungen unterscheiden sich von der altersangemessenen Furcht und der vorübergehenden angepassten Angst hinsichtlich ihrer Ausprägung, ihrer Dauer und Häufigkeit.

Wichtige Modelle zur Entstehung von Angst

Bindung
Unsichere Bindungen und wenig feinfühlige Bezugspersonen erhöhen das Risiko einer Angststörung, insbesondere wenn das Kind gleichzeitig „verhaltensgehemmt", d. h. leicht irritierbar ist, viel weint und schreit.

Kognitive Modelle
Gedanken spielen eine zentrale Rolle bei der Angstentwicklung. Bei Ängsten kommt es zu einer Überaktivierung von im Gedächtnis aktivierten Informationsnetzwerken („verzerrte Informationsverarbeitung"), die zu einem fehlangepassten Verhalten führen.

Zwei-Faktoren-Theorie (nach Mowrer)
1. Furcht wird erlernt, d. h.: Ein ursprünglich neutraler Reiz (z. B. Kaufhaus) wird aufgrund eines traumatischen Ereignisses mit einem Angstzustand verbunden (klassische Konditionierung).
2. Das anschließende Vermeidungsverhalten baut unangenehmes Angsterleben ab, verstärkt dadurch die Furchtreaktion und das weitere Vermeidungsverhalten (operante Konditionierung).

Temperament
Temperamentseigenschaften sind vererbt und die Basis für die Persönlichkeitsentwicklung. Unter **„Verhaltenshemmung"** versteht man ein relativ stabiles Temperament, welches sich durch vorsichtiges, zurückgezogenes, vermeidendes und schüchternes Verhalten zeigt. Dieses Temperament erhöht das Risiko, eine Angststörung zu entwickeln.

„Preparedness"-Theorie
Bestimmte Reiz-Reaktions-Verbindungen (z. B. bei Schlangen, Spinnen, Höhe u. a.) sind biologisch und evolutionär „vorbereitet"(„prepared) und aktivieren das Furchtsystem. Sie sind recht stabil, oft irrational und nicht bewusst, werden leichter gelernt oder nicht überwunden.

Mangel an positiven Bewältigungs- und Kontrollerfahrungen, starke aversive Reize
Wer die Umwelt als prinzipiell kontrollierbar erlebt hat, geht neugierig auf neue Umgebungsreize zu. Das Aufwachsen in einer als unkontrollierbar erlebten Welt führt hingegen zur Erhöhung der „Stressymptome" und der Furcht gegenüber möglichen gefährlichen Reizen. Das Erleben von starken aversiven und unkontrollierbaren Reizen („Traumata") kann zur dauerhaften Aktivierung des Furchtsystems führen.

Elterlicher Erziehungsstil
Ein überbehütender und kontrollierender Erziehungsstil, wenig emotionale Wärme und Feinfühligkeit erhöhen die Ängstlichkeit beim Kind. Insbesondere Eltern, die selbst Angststörungen aufweisen, pflegen diesen Erziehungsstil.

Angststörungen gehören zu den häufigsten psychischen Störungen. Frauen erkranken zwei- bis dreimal häufiger daran als Männer. Angsterkrankungen beginnen häufig in der Kindheit, der Jugend und im jungen Erwachsenenalter und erhöhen erheblich das Risiko, weitere psychische Erkrankungen wie z. B. Depressionen oder Substanzkonsumstörungen zu entwickeln. Im DSM-5, in der ICD-10 und ICD-11 werden – nahezu identisch – verschiedene Angststörungen differenziert.

- **Trennungsangststörung**
- selektiver Mutismus (fortdauernde Unfähigkeit, in bestimmten Situationen zu sprechen)
- **spezifische Phobie**
- **soziale Angststörung (soziale Phobie)**
- **Panikstörung (und Panikattacke)**
- **Agoraphobie**
- **generalisierte Angststörung**

Einige ausgewählte Störungen und ihre Symptome werden im Folgenden dargestellt.

MERKEN

Wer länger als ungefähr sechs Monate ausgeprägte Ängste empfindet und deshalb bestimmte Situationen, z. B. enge Räume, öffentliche Verkehrsmittel oder Höhen, dauerhaft vermeidet oder intensive Furcht vor dem Alleinsein hat, leidet wahrscheinlich unter einer Angststörung.

5.2 Trennungsangststörungen

BEISPIEL

Tom ist elf Jahre alt, hat eine mittelgradige Intelligenzminderung und lebt als einziges Kind bei seinen Eltern. Die Eltern berichten, dass Tom schon immer große Schwierigkeiten hatte, sich von ihnen zu lösen. Als er mit drei Jahren in den heilpädagogischen Kindergarten gebracht wurde, weinte er anfangs viel, schlug um sich und war von den engagierten Erzieherinnen kaum zu trösten. Auch der Übergang zur Förderschule war für ihn schwer. Er zog sich aus dem schulischen Geschehen zurück und zeigte stereotypes und autoaggressives Verhalten. Dieses Verhalten besserte sich mit der Zeit und er konnte sich zunehmend fröhlicher geben, auch mit seinen Mitschülerinnen und Mitschülern. Vermutlich ausgelöst durch die akute und schwere Erkrankung des Vaters zeigt der Elfjährige derzeit wiederum ein starkes Rückzugsverhalten und deutliche Ängste. Er wirkt angespannt, traut sich kaum allein auf die Straße und sucht fortan verstärkt den Kontakt zu seiner Mutter. Im alltäglichen Miteinander kommt es immer wieder zu Wut- und Trotzanfällen, die Toms Mutter verzweifeln lassen.

AUFGABE

Was passiert in dem oben beschriebenen Fallbeispiel? Können Sie mögliche Interessen oder Beweggründe von Tom erkennen? Welchen Rat möchten Sie seiner Mutter gern geben? Welche Fragen zur beobachteten Situation können Sie formulieren?

Bei der Störung mit Trennungsangst (vgl. ICD-11, 6B05) reagieren die Betroffenen in altersunangemessener Weise auf eine Trennung von engen Bezugspersonen, die tatsächlich bevorsteht oder aber von ihnen erwartet wird, und zwar mit typischen Symptomen der Furchtsamkeit und irrationaler Ängstlichkeit. Auf eine auch nur befürchtete Trennung von den Bezugspersonen oder dem Zuhause reagieren die Betroffenen bereits übermäßig emotional gestresst, indem sie weinen, wütend werden, um sich schlagen, untröstlich wirken oder in panische Angst geraten („Panikattacken"). Selbst auf kurze Trennungen von Zuhause erfolgt heftiger Widerstand und anklammerndes Verhalten, sodass die Bezugspersonen ihrerseits Trennungen zunehmend vermeiden (vgl. Brisch, 2017, S. 105 ff.). Jegliche Aktivitäten im Kindes-, Jugend- und Erwachsenenalter, die mit einer häuslichen Trennung und Veränderung einhergehen (z. B. Kindergarten- oder Schulbesuch, Ferienlager, Auszug aus dem Elternhaus, erste Liebesbeziehungen oder Reisen), werden schließlich vermieden oder führen zu Lebenskrisen. Im Erwachsenenalter zeigen sich Trennungsängste u. a. auch durch sehr enge Beziehungsgestaltungen, die übermäßige Besorgnis über das Fernbleiben des Partners oder der Partnerin, die Sorge um die Kinder, die Vermeidung außerhäusiger Aktivitäten etc.

MERKEN

Trennungsangst muss von dem nicht pathologischen und nur vorübergehenden Phänomen „Fremdeln" im Alter von etwa acht bis neun Monaten unterschieden werden.

Diagnostische Kriterien einer Störung mit Trennungsangst

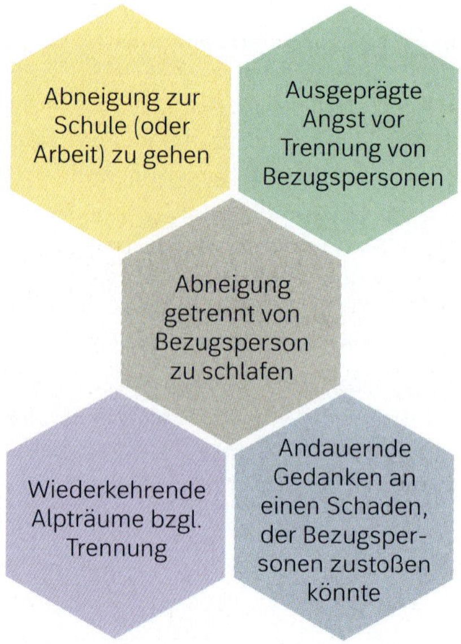
Abneigung zur Schule (oder Arbeit) zu gehen
Ausgeprägte Angst vor Trennung von Bezugspersonen
Abneigung getrennt von Bezugsperson zu schlafen
Wiederkehrende Alpträume bzgl. Trennung
Andauernde Gedanken an einen Schaden, der Bezugspersonen zustoßen könnte

Ergänzender Hinweis:
Symptome halten mindestens mehrere Monate Symptome führen zu Leid und persönlichen, familiären, sozialen, schulischen oder beruflichen Beeinträchtigungen

Charakteristisch für Störungen mit Trennungsangst ist eine dem Entwicklungsstand unangemessene und übermäßige **Angst und Sorge vor der Trennung von Bezugspersonen.** Folgende Merkmale kennzeichnen Trennungsangststörungen (vgl. ICD-11, 6B05; DSM-5, 2015, S. 258 f.):

- andauernde Besorgnis, dass etwas passieren könnte, z. B. ein Unglück, ein Unfall o. Ä., was zur Trennung von Bezugspersonen führen könnte
- übermäßige Furcht zu Hause allein ohne wichtige Bezugspersonen zu sein
- übermäßiges Leiden der Betroffenen bei erwarteter Trennung
- andauernde Besorgnis über den möglichen Verlust von Bezugspersonen oder Befürchtungen, dass ihnen etwas zustoßen könnte
- Widerwillen, von zu Hause wegzugehen, zur zur Schule oder Arbeit zu gehen usw.
- Furcht, ohne eine nahe Bezugsperson in einem anderen Umfeld zu sein oder woanders zu übernachten
- Albträume von möglichen Trennungen
- Klagen über körperliche Beschwerden (z. B. Kopf- und Bauchschmerzen, Übelkeit) bei möglichen Trennungen

Trennungsangst tritt sowohl bei Kindern, Jugendlichen als auch Erwachsenen auf und kann zu erheblichen Beeinträchtigungen – auch im Umfeld der Betroffenen – führen (z. B. Schulverweigerung). Die Symptome müssen über mehrere Monate bestehen. Betroffene werden von ihren Bezugspersonen als extrem fordernd, aufdringlich, abhängig und aufmerksamkeitsbedürftig beschrieben. Nicht selten kommt es infolge des unflexibel erscheinenden Verhaltens in Familie, Partnerschaft oder auch der Wohngruppe zu Aggressionen, Frustrationen, Querelen und starken Konflikten im Miteinander.

5.2.1 Ursachen von Trennungsangststörungen

Die Angst vor der Trennung von Bezugspersonen ist eine entwicklungsgemäße und überlebenssichernde Erscheinung in der frühen Entwicklung. Durch die Erfahrung einer **sicheren Bindung** in den ersten Lebensjahren bildet sich diese Angst immer weiter zurück.

Bereits in den frühen Jahren kann es jedoch zu psychosozialen Belastungen kommen, die diesen Entwicklungsschritt erschweren. Krankheiten oder Beeinträchtigungen des Kindes, Klinikaufenthalte, die Geburt eines Geschwisterkindes, der Tod naher Bezugspersonen oder Verwandter, häufige Umzüge, die psychische Erkrankung eines Elternteils, Trennung und Scheidung u. a. („Life events") können als so belastend und bedrohlich erlebt werden, dass keine ausreichend sichere Bindung aufgebaut werden kann. Kommen noch weitere Risikofaktoren hinzu, z. B. ein angeborenes, angespanntes oder hochreaktives Temperament („Verhaltenshemmung"), chronische Erkrankungen, Hirnschädigungen sowie wenig feinfühlige, vernachlässigende oder überbehütende Eltern, dann wird im weiteren Lebensverlauf die **Entwicklung von Autonomie und sozialer Kompetenz** zunehmend eingeschränkt (s. Grafik auf Seite 166). Die Wahrscheinlichkeit der Entwicklung einer ängstlichen Persönlichkeit wird dadurch verstärkt. Unsicher erlebte Bindungen können schließlich zu einem „übersteigerten Bindungsverhalten" (vgl. Brisch, 2017, S. 191 f.) führen.

Beim Kind bildet sich aufgrund der als unsicher erlebten Bindung „kein inneres Bild" einer beruhigenden Bezugsperson ab, auf welches es z. B. in der Nacht oder in Stresssituationen zurückgreifen kann („Alles wird gut! Du bist gut geschützt!"). Infolgedessen können Angstfantasien das Kind überfluten und jede tatsächliche oder erwartete Trennung ist mit Bedrohung und der Furcht, den Menschen ganz zu verlieren, verbunden. Die Eltern und Bezugspersonen haben weiteren Einfluss auf die Entwicklung der Störung. Da die Trennungsangst beim Kind zu einem sozialen Rückzug und bindungssichernden Symptomen (z. B. Bauchschmerzen oder Schwindel) führt, erhöht sich dadurch meist zugleich die Zuwendung der Bezugspersonen. Die starke Hinwendung der Bezugspersonen aufgrund der Symptome, Überfürsorglichkeit oder/und eine mangelnde Feinfühligkeit im Umgang mit Trennungssituationen verstärkt die Trennungsangst weiter, weil das Kind lernt, durch die **körperliche Angstsymptomatik** Nähe und vermeintliche Bindungssicherheit zu erlangen.

Jugendliche und erwachsene Menschen mit Trennungsangststörungen haben meist in der Kindheit bereits chronisch Trennungsängste und unsichere Bindungen erlebt. Die unbehandelte Trennungsangst setzt sich dann von der Kindheit in das Erwachsenenalter fort. Aktuell und als schwerwiegend erlebte Trennungen oder Todesfälle, aber auch Traumata können eine Trennungsangststörung akut auslösen.

5.2.2 Trennungsangststörungen bei Menschen mit einer Intelligenzentwicklungsstörung

Das Störungsbild wird bei Menschen mit Intelligenzminderung scheinbar noch wenig beachtet (vgl. Došen, 2018, S. 256). Dabei lassen sich die genannten Verhaltensweisen bei den Kindern, aber auch bei Jugendlichen und Erwachsenen im Elternhaus, in Kindergarten, Schule, im ambulanten Wohnen oder in der Wohngruppe vermehrt beobachten und die Ursachen gut rekonstruieren. Aufgrund der Beeinträchtigung eines Menschen wie z. B. einer frühen Hirnschädigung sowie darauffolgender notwendiger Krankenhausaufenthalte etc. kann bereits eine Bindungsunsicherheit entstehen. Diese wird durch die Intelligenzminderung und die mangelnde kognitive Einschätzbarkeit der Situation („Was ist das für ein Geräusch? Hört das wieder auf? Kommt Mama jetzt gleich wieder?") verstärkt. Neben der geringen Einsichtsfähigkeit ist auch hier der mögliche niedrige emotionale Entwicklungsstand des beeinträchtigten Menschen zu beachten (s. Seite 73).

BEISPIEL

Die 30-jährige Vera lebt in einer Wohngruppe für Menschen mit Störungen der Intelligenzentwicklung. Die junge Frau äußert immer wieder die Sorge, dass ihren Eltern etwas zustoßen könne. Sie fordert immer wieder, bei den Eltern anrufen zu dürfen. Eltern und Betreuende erleben Vera als aufdringlich und stark aufmerksamkeitsbedürftig, da sie stets über verschiedene, organisch nicht begründete Beschwerden (z. B. Schwindel) klagt. Nachts geht sie oft zur dene, organisch nicht begründete Beschwerden (z. B. Schwindel) klagt. Nachts geht sie oft zur Nachtbereitschaft und berichtet ängstlich über dunkle Gestalten, die sie im Bett anstarren würden. Da sie kaum geschlafen habe, könne sie am nächsten Tag oft nicht zur Werkstatt (WfbM) gehen. In der Fallbesprechung des Teams wird bei der Betrachtung der biografischen Hintergründe festgestellt, dass Vera in der frühen Entwicklung oft im Krankenhaus und von ihren Eltern getrennt war. Daraus habe sich schon früh eine Angst vor der Trennung von der Mutter herausgebildet. Vera habe schon immer starke Angstreaktionen gezeigt und sich oft mit diffusen Krankheitssymptomen zurückgezogen.

→ AUFGABE

Welche heilerzieherischen Hilfen benötigt die Bewohnerin Vera? Wie könnten Sie mit den genannten Symptomen umgehen, um Vera zu unterstützen?

Neben den bereits genannten Symptomen zeigen sich die Trennungsangst (und auch die folgenden Angststörungen) bei Menschen mit Intelligenzentwicklungsstörungen immer auch entsprechend dem emotionalen Entwicklungsstand (s. Seite 73) mit gleichwertigen Verhaltensweisen:

- oppositionelles Verhalten (Regeln missachten, diskutieren, Trotz u. a.)
- aggressiv-impulsives Verhalten (Wut u. a.)
- ablenkendes oder vermeidendes Verhalten (Aufmerksamkeit einfordern, einnässen, einkoten oder schmieren u. a.)
- Vermeidungs- und Fluchtverhalten (Verweigerung, das Haus zu verlassen, Ohren zuhalten u. a.)
- mangelnde Konzentration und wenig anstrengungsbereites Verhalten (ablenkbar, vergesslich, teilnahmslos u. a.)
- hilfloses und regressives Verhalten (Rückzug, Sprechverweigerung, anhänglich, quengeln, somatisieren u. a.)
- Sicherheitsverhalten (Rituale, Zwang, stereotypes Fragen, wiederholte Aussagen über vergangene Ereignisse u. a.)

Hinzu kommen beobachtbare körperliche Symptome und Störungen der Selbstregulation wie beispielsweise Angespanntheit, zappeln, zittern, grimassieren, Tics, Fingernägel kauen, Schlafstörungen, erbrechen oder einnässen (vgl. Bergmann, 2019, S. 232 ff.).

5.2.3 Heilerziehungspflegerischer Umgang mit Menschen mit Trennungsängsten

Vieles ist bereits damit getan, als Bezugsperson zu erkennen, dass der betreute Mensch mit Trennungsängsten nicht provozieren oder nur manipulieren will. Vielmehr drückt sich im „anklammernden“, machtvollen und aufmerksamkeitssuchenden Verhalten eine innere Not aus, der professionell begegnet werden kann. Es geht darum, dem Menschen mit Trennungsangst eine fürsorgliche, wohlwollende, warme und unterstützende Haltung entgegenzubringen. Aufbauend auf eine verlässliche Beziehung können dann Schritt für Schritt längere Zeiten des Alleinseins und der Abwesenheit eingeübt werden. Der Lebensradius und die Eigenverantwortlichkeit des ängstlichen Menschen müssen konsequent und kleinschrittig erweitert werden. Dazu ist eine gute Hilfeplanung und Zielformulierung unter Einbeziehung des Betroffenen notwendig. Jeder „mutige“ und kompetente Schritt aus der Angst heraus muss konsequent unterstützt und beachtet werden. Manchmal helfen sogenannte „Übergangsobjekte" wie z. B. Kuscheltiere und andere Gegenstände, dem Menschen einen nächsten Schritt zu mehr Selbstregulation und Autonomie zu ermöglichen. Dabei wird es voraussichtlich aber immer wieder Rückschläge und Frustrationen geben, die wiederum feinfühlig begleitet werden müssen (s. Hilfen auf Seite 198).

Die Angst besiegen – Erste Hilfe gegen zu starke Angst:

- ein Lied singen
- der Angst entgegentreten
- entspannen
- Zähne aufeinanderrbeißen
- weinen
- an etwas Schönes denken
- überlegen, warum man Angst hat
- miteinander reden
- Hilfe holen
- schreien
- Musik hören
- einen Luftballon aufblasen
- weglaufen

(Vgl. Schneider/Borer, 2007, S. 15)

5.3 Spezifische Phobien

BEISPIEL

Peter, 45 Jahre alt, ist Bewohner einer Wohngruppe für Menschen mit intellektuellen Beeinträchtigungen. Er sagt, dass er Angst vor Schlangen habe. Als bei einem Film im Fernsehen eine Giftschlange gezeigt wird, verlässt er den gemeinsamen Wohnraum, kehrt jedoch nach einer Weile wieder zurück. Ganz anders ist dies bei Rita, 47 Jahre, die auch Angst vor Schlangen äußert, aber schon bei alltäglichen Zischgeräuschen eine sehr starke Unruhe empfindet und Herzrasen bekommt. Sie beginnt bei der entsprechenden Filmszene heftig zu weinen, flüchtet schreiend in ihr Zimmer und mag es dann nicht mehr verlassen.

Hauptmerkmal einer phobischen Störung (griech. „Phobie" = „Furcht, Flucht") ist, dass die unangemessene und intensive Furcht oder Angst auf eine **bestimmte (spezifische) Situation** oder ein **umschriebenes Objekt** gerichtet ist. So wird von Betroffenen z. B. Angst vor Höhe oder Tiefe, vor Gewitter, einem Arztbesuch, einer Spritze oder Blutentnahme gezeigt. Typisch sind auch Ängste, die sich auf das Fliegen mit dem Flugzeug oder die Fahrt mit einem Schiff, einer Bahn oder dem Fahrstuhl beziehen. Spezifische Phobien zeigen sich auch bezogen auf Gegenstände (z. B. Messer) oder bestimmte Tiere (z. B. Spinnen = Arachnophobie, Wespen,

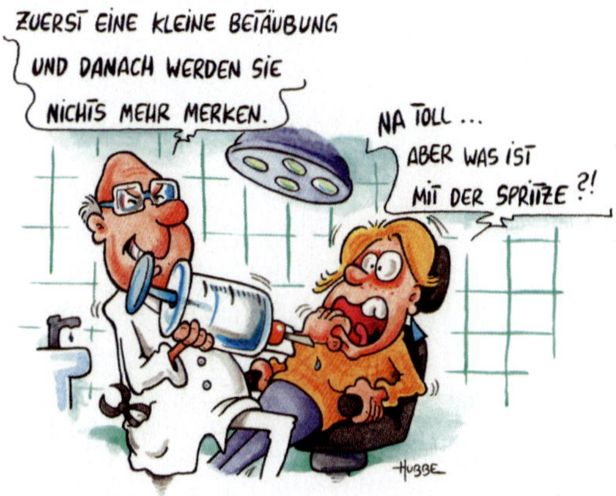
ZUERST EINE KLEINE BETÄUBUNG UND DANACH WERDEN SIE NICHTS MEHR MERKEN.
NA TOLL ... ABER WAS IST MIT DER SPRITZE ?!
HUBBE

Hunde = Canophobie oder Mäuse). Die Inhalte einer Phobie sind jedoch so zahlreich, wie es Dinge oder Situationen im menschlichen Umfeld gibt, z. B. Trypanophobie: Angst vor Spritzen oder Dentophobie: Angst vor Zahnbehandlungen.

Diagnostische Kriterien einer spezifischen Phobie

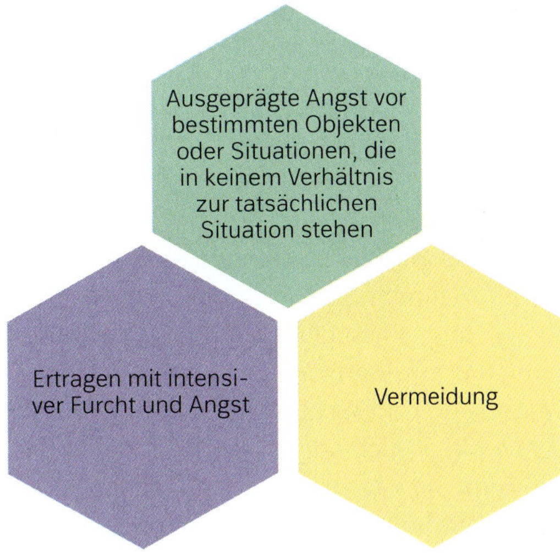
Ausgeprägte Angst vor bestimmten Objekten oder Situationen, die in keinem Verhältnis zur tatsächlichen Situation stehen
Ertragen mit intensiver Furcht und Angst
Vermeidung

Ergänzende Hinweise:
- anhaltende Symtome über mehrere Monate
- erheblicher Leidensdruck und erhebliche Beeinträchtigung (familiär, persönlich, beruflich usw.)

Folgende **Merkmale** kennzeichnen eine spezifische Phobie (vgl. ICD-11, 6B03; DSM-5, 2015, S. 267 ff.):

- ausgeprägte und gleichbleibende Furcht oder unangemessene Angst vor einem spezifischen Objekt oder einer spezifischen Situation (z. B. Fliegen, Höhen, Tiere, Wasser, Spritze, Anblick von Blut); zeigt sich bei Kindern auch durch Weinen, Wutanfälle, Erstarren oder Anklammern
- stete aktive Vermeidung der angstauslösenden Situation oder des Objekts über das notwendige Maß hinaus oder aber Ertragen mit intensiver Angst und Furcht
- Die Furcht oder Angst hält über mehrere Monate an und erzeugt Leiden und Beeinträchtigungen im Lebensalltag und in den sozialen Beziehungen (z. B. Arbeitsraum verlassen müssen, Reisen nicht antreten, nicht in die ärztliche Praxis gehen können, große Umwege gehen müssen).

Die Symptome einer spezifischen Phobie sind vergleichbar mit den Furchtreaktionen bei einer **Panikattacke**, die fast immer bei Kontakt mit dem gefürchteten Objekt oder der gefürchteten Situation auftritt. Sobald sich Menschen mit einer Phobie einen Angstanfall oder eine Angstsituation vorstellen oder in eine Angstsituation hineingeraten, äußert sich die Angst auf **vier Erlebnisebenen**:

1. **Körperliche und physiologische Ebene:** körperliche Mobilmachung und Erhöhung der Aufmerksamkeit durch das autonom gesteuerte Nervensystem

2. **Gefühlsebene:** Gefühle des Bedroht- oder Ausgeliefertseins
3. **Kognitive Ebene:** Gedanken, Vorstellungen, Fantasien, Bewertungen, Grundannahmen
4. **Motorische oder Verhaltenseben:** motorische Erregung (z. B. Herumlaufen), Fluchtverhalten, Vermeidung

Durch ein umschriebenes Objekt oder eine bestimmte Situation wird nach einer Schrecksekunde automatisch und ohne willentliche Einflussnahme das körperliche Alarmsystem aktiviert. Hormone („Adrenalinstoß") sorgen dafür, dass der Körper auf Hochleistung gesteuert wird. Das Herz schlägt nun schnell, Gefäße verengen sich usw. Phobische Menschen glauben dann, in Ohnmacht zu fallen, was aber genau nicht der Fall ist. Vielmehr ist die Person in dieser Situation viel aufmerksamer und trifft meist auch richtige Entscheidungen, erst später bekommt er „weiche Knie". Ängstliche und sehr sensitive Menschen reagieren mit diesem körperlich sehr anstrengenden Alarmsystem auch auf nicht wirklich gefährliche Situationen oder Dinge. Auf der kognitiven Ebene malen sich ängstliche Menschen alles aus, was geschehen könnte oder geschehen wird. Sie interpretieren und bewerten körperliche Signale und Situationen in angstverstärkender Weise („Das hört nie auf!", „Ich falle gleich um!"). Auf der **Gefühlsebene** entsteht schließlich das Gefühl der Hilflosigkeit („Ich habe Angst!"). Auf der **Verhaltensebene** kommt es schließlich zur Vermeidung und zu einem Fluchtverhalten. Diese Furchtreaktionen können bereits in Erwartung des Auftretens ausgelöst werden, wenn man z. B. in den Keller gehen soll, in dem man voraussichtlich auf Spinnen trifft. Auch das Bild einer Spinne kann bei einem Menschen mit Spinnenphobie derartig automatisierte phobische Reaktionen hervorrufen.

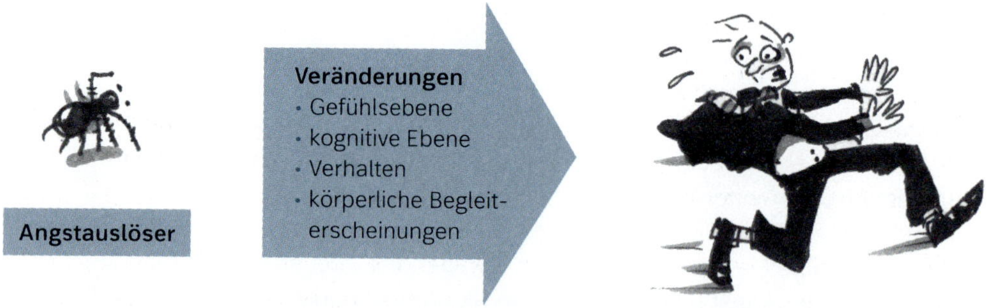

BEISPIEL

Julius Caesar und die Ailurophobie
Der berühmte Feldherr und Herrscher über Rom (100–44 v. Chr.) gewann zahlreiche Schlachten und eroberte Frankreich. Weniger bekannt ist, dass er eine ausgeprägte Katzenphobie hatte – wie auch Napoleon Bonaparte oder Alexander der Große. Es ist davon auszugehen, dass Julius Caesar selbstverständlich wusste, dass Katzen keine wirkliche Gefahr darstellen und doch änderte dies nichts an seiner Furcht vor ihnen.

5.3.1 Ursachen einer spezifischen Phobie

Phobien sind das Ergebnis einer Übererregung des evolutionär geprägten Furchtsystems. Das Furchtsystem wird schon bei geringer Intensität eines Reizes aktiviert. Außerdem scheint die Wahrnehmung der Betroffenen empfindlicher, sodass die Umwelt permanent nach möglichen Gefahrenquellen abgesucht wird.

Eine Phobie entsteht durch ein Zusammenspiel aus Genetik, Biologie, Lern- und Umwelterfahrungen:

- **Genetische Faktoren:** Es gibt aufgrund von Familienuntersuchungen eindeutige Hinweise auf eine genetische Disposition für Phobien („Angstsensibilität"). So reagieren manche Menschen auf möglicherweise bedrohliche Reize mit einer rascheren und stärkeren Aktivierung des Furchtsystems als andere. Angeborene Temperamentsfaktoren scheinen dabei eine Rolle zu spielen (s. auch „Verhaltenshemmung", Seite 166).
- **Umweltfaktoren/frühkindliche Lernerfahrungen:** Positive Lern- und Kontrollerfahrungen sowie das Selbstwirksamkeitserleben auch in vermeintlich gefährlichen Situationen stärken die kindliche Neugierde auf neue Umweltreize und reduzieren nachweisbar Furcht- und Stressreaktionen bis ins Erwachsenenalter. Wer z. B. bereits als Kind regelmäßig ohne große Probleme einen Zahnarztbesuch bewältigt hat, wird trotz einer als unangenehm erlebten Behandlung sehr viel seltener eine Dentophobie entwickeln als Kinder, die bis dahin kaum in zahnärztlicher Behandlung waren. Frühe Erfahrungen von Kontrollverlust oder Ohnmacht hingegen führen nachhaltig zu einer Übererregbarkeit des Furchtsystems („Stress"). Diese stete und andauernde Aktivierung des Furchtsystems führt zu einer ständigen Suche nach möglichen bedrohlichen Außenreizen und Gefahren. So nehmen Flugängstliche z. B. jedes geringste Geräusch im Flugzeug augenblicklich wahr, was wiederum das Furchtsystem aktiviert und letztlich zu einer ausgeprägten Flugangst und Vermeidung führen kann.
- **Biologisch und evolutionär vorbereitete („prepared") Reiz-Reaktions-Verbindungen** (z. B. beim Anblick von Spinnen) führen bei manchen Menschen zu einer stabilen, nicht überwundenen automatischen Aktivierung des Furchtsystems in der spezifischen Hirnregion („Amygdala").
- Direkte oder auch nur beobachtete **starke aversive Lernerfahrungen** (s. auch „Traumata", Seite 215 ff.) oder wiederholte Negativerfahrungen mit dem gefürchteten Objekt führen zu einer Zunahme der Symptome des Furchtsystems (Bewegungsstarre, Aktivierung, Panik, Flucht und Ohnmacht).

Bei der Aufrechterhaltung von Ängsten allgemein und insbesondere von Phobien spielt die **Vermeidung** eine bedeutsame Rolle. Angstbesetzte Situationen oder Dinge werden vermieden, um Angst zu vermeiden. Das Vermeidungsverhalten trägt jedoch dazu bei, dass Ängste bleiben und sich sogar verstärken. Die Vermeidung verhindert, dass die Befürchtungen überprüft und hilfreiche Erfahrungen zur angstmachenden Situation, dem Objekt, Tier o. Ä. gemacht werden können. Die Erwartungsangst vor dem nächsten Auslöser oder der Angstattacke verstärkt das Vermeidungsverhalten und der eigene Handlungsspielraum wird immer kleiner. Vermeidung zeigt sich durch fluchtartiges Verlassen der Situation, aber auch durch das vorrübergehende Beruhigen durch Drogen, Alkohol, Medikamente oder die Ablenkung mit dem Handy. Mitunter werden auch rationale Erklärungen zum Vermeidungsverhalten herangezogen, Dinge werden aufgeschoben oder Situationen nur noch in Begleitung aufgesucht. Allen Vermeidungsstrategien ist gemeinsam, dass sie nur kurzfristig helfen.

Die **psychodynamische Theorie** betrachtet spezifische Phobien als nach außen gerichtete, vordergründige Symptome für eigentlich dahinterliegende andere angstmachende verborgene Vorgänge. Mit der vermeintlich belanglosen, aber doch stark erlebten Angst vor Spinnen kann ein Mensch die eigentlich noch größere Angst vor einem nächsten Entwicklungsschritt, z. B. dem Auszug aus dem Elternhaus, dem Wechsel des Ausbildungsberufs oder der Trennung von der Partnerin oder dem Partner, unbewusst abwehren und in die Vermeidung gehen.

5.3.2 Spezifische Phobien bei Menschen mit Störungen der Intelligenzentwicklung

Phobische Störungen treten bei etwa jedem zehnten Menschen mit Intelligenzminderung auf, werden aber oft je nach Grad der Einschränkungen nicht als solche wahrgenommen und von den Betroffenen selbst nur selten benannt. Bei schweren Intelligenzminderungen it verbalen Einschränkungen sind Angstsymptome schwer ein- schätzbar, da diese Menschen oftmals bereits auf spezifische sensorische Reize überfordert reagieren.

Phobische Reaktionen zeigen sich in der Regel in Panikattacken und entsprechenden körperlichen Symptomen (Herzrasen, Schweißausbrüche etc.), Einfrieren, klammerndem Verhalten, Vermeidungsverhalten und Isolierungstendenzen, im steten Reden über mögliche angstauslösende Situationen sowie in Weinen und Wutanfällen. Bei intellektuell beeinträchtigten Menschen machen sich die phobischen Reaktionen meist an ganz realen Situationen, Vorerfahrungen und Objekten fest. Phobische Vermeidungsreaktionen werden entsprechend dem Entwicklungsalter z. B. in schwierigen oder unbekannten Situationen gezeigt, bei Dunkelheit, bei medizinischen Eingriffen, vor allem bei der Begegnung mit großen Tieren, beim Befahren von Rolltreppen, beim Hören von Geräuschen, die durch laute Maschinen oder Geräte (Staubsauger) oder Verkehrsmittel (Autos, Züge oder Lastwagen) verursacht werden.

Menschen mit intellektuellen Beeinträchtigungen und emotionalen Entwicklungsstörungen sind verletzlicher und rasch überfordert. Sie haben im Entwicklungsverlauf mitunter weitaus weniger positive Lern- und Kontrollerfahrungen machen können. Sie zeigen sich daher von Anfang an weniger neugierig und deutlich furchtsamer gegenüber neuen oder ungewöhnlichen Umweltreizen und Situationen. Die Wahrscheinlichkeit, dass sie in ihrem Leben eine oder wiederholte überfordernde, aversive und traumatisierende Lernerfahrungen gemacht haben, ist bei Menschen mit einem niedrigen kognitiven Entwicklungsstand weitaus höher als in der Normalbevölkerung (s. auch „Traumafolgestörungen", Seite 215 ff.). Wenn ein Mensch mit Intelligenzminderung die

Umwelt tendenziell als bedrohlich erlebt, wird er seine ganze Aufmerksamkeit auf mögliche Gefahren ausrichten. Von den Bezugspersonen wird der ängstliche Mensch daher oft als verschlossen und isoliert wahrgenommen, obwohl er eigentlich ängstlich ist. Man kann davon ausgehen, dass ein dem Entwicklungsniveau nicht angepasster, überbehütender oder wenig feinfühliger Erziehungsstil (s. Grafik auf Seite 166), aber auch problematische Interaktionen zwischen dem Menschen mit einer Störung der Intelligenzentwicklung und seinen Bezugspersonen die Entwicklung von Phobien begünstigen.

5.3.3 Heilerziehungspflegerischer Umgang mit Menschen mit einer spezifischen Phobie

Anhand der vorangegangenen Ausführungen sollte deutlich geworden sein, dass eine frühe und durch feinfühlige Bezugspersonen gut begleitete Heranführung an entwicklungsbedingte, gefürchtete Situationen und Objekte zunächst der beste Weg ist, erst gar keine spezifische Phobie oder Angst zu entwickeln. Der Schutz des Menschen mit Intelligenzminderung vor unkontrollierten, überfordernden und traumatisierenden Erfahrungen, aber auch die angeleitete positive Lernerfahrung, mit einem vermeintlich angstauslösenden Objekt doch umgehen zu können, sind daher die besten Möglichkeiten, um die dauerhafte Übererregung des Furchtsystems zu vermeiden und die Symptomatik einer Phobie zu verringern. Dies geschieht systematisch im Rahmen einer Verhaltenstherapie (s. Seite 178 f.) durch speziell ausgebildete Psychotherapeutinnen und -therapeuten, die auch Menschen mit einer leichteren Intelligenzminderung behandeln können.

Im Alltag sollten Heilerziehungspflegerinnen und -pfleger mit einer wohlmeinenden Haltung in erster Linie Ruhe bewahren und keinesfalls ängstlich agieren. Beschämende und vereinfachende Aussagen wie z. B. „Stell dich nicht so an!“ oder „Das ist doch gar nichts!“ sind zu vermeiden. Bei beobachteten Panikattacken muss dem betroffenen Menschen das Gefühl gegeben werden, dass man selbst nicht in Panik gerät. Man kann ihm in diesem Fall anbieten, sich einem normalen Atemrhythmus anzupassen und gemeinsam ruhig zu atmen (s. Erste Hilfe gegen zu starke Angst, Seite 172). Nach Einschätzung der Situation und nach Absprache muss ggf. ein Arzt bzw. eine Ärztin hinzugezogen werden.

→ AUFGABE

> Üben Sie in einem Rollenspiel zu zweit förderliche Haltungen bei einer Panikattacke. Der „Patient“ oder die „Patientin“ zeigt Symptome der Panik und der „Heilerziehungspfleger“ oder die „Heilerziehungspflegerin“ reagiert angemessen. Tauschen Sie sich im Anschluss darüber aus, was in der von Ihnen dargestellten Situation hilfreich sein könnte.

Atem- und Schwereübungen aus der „basalen Kommunikation“ nach Winfried Mall, aber auch „Snoezelen“ sowie ausgewählte einfache Ruheübungen und Entspannungstechniken wie das „autogene Training“ oder die „progressive Muskelentspannung“ können helfen, durch Angst ausgelösten Stress abzubauen und zur Ruhe zu kommen.

DEFINITION

Progressive Muskelentspannung nach Jacobson
Die progressive (fortschreitende) Muskelentspannung nach Jacobson ist eine Entspannungsmethode, die bei Ängsten das erhöhte Erregungsniveau senken, aber auch bei anderen Störungen wie z. B. depressiven Störungen oder Burnout hilfreich eingesetzt werden kann. Diese Methode ist für die meisten Menschen, also auch für Menschen mit einer leichtgradigen Störung der Intelligenzentwicklung, leicht zu erlernen. Indem bestimmte Muskeln in einem selbst gewählten Rhythmus für mehrere Sekunden angespannt und wieder gelöst werden, entsteht eine angenehme ganzheitliche Entspannung. Psychische Erregung und motorische Anspannung gehen zurück, wenn die halbstündigen Übungen regelmäßig durchgeführt werden. Es gibt einfache Anleitungen, die auch für Kinder geeignet sind, als Buch oder CD.

Ob die Unterstützung durch eine medikamentöse Behandlung mit Antidepressiva oder Benzodiazepine bei einer spezifischen Phobie hilfreich ist, erscheint noch nicht ausreichend belegt (vgl. Bandelow u. a., 2014, S. 27 f.; Došen, 2018, S. 362; Sappok, 2019, S. 150).

Verhaltenstherapie ist sehr erfolgreich gegen Angststörungen einzusetzen. Folgende methodische Herangehensweisen werden dafür gewählt:

- Bei der **systematischen Desensibilisierung** werden furchtauslösende Situationen analysiert und hinsichtlich ihrer Intensität in eine Hierarchie gebracht. So ist die gedankliche Vorstellung von einer Schlange weniger angstauslösend als das Bild einer Schlange. In Vorstellungsübungen werden zunächst furchtauslösende Situationen mit niedriger Intensität ausgelöst und bei Anzeichen geringster ängstlicher Erregung und Furcht wird ihnen dann eine Entspannungsreaktion und -übung entgegengesetzt. Der Patient oder die Patientin Patient gewöhnt sich somit Stufe für Stufe an den furchtauslösenden Reiz und kann am Ende damit kontrollierter und entspannter umgehen.
- Bei einer **Konfrontationstherapie oder auch Exposition** konfrontiert der Psychotherapeut bzw. die Psychotherapeutin den betroffenen Menschen in der Umwelt oder in der Vorstellung mit dem spezifischen Angstreiz. Hierzu wird die betroffene Person nach einer umfassenden Diagnostik und im Rahmen einer guten therapeutischen Beziehung umfassend vorbereitet, damit auch nichts Unvorhergesehenes passieren kann. Sie wird schließlich im Einvernehmen ermutigt, sich der gefürchteten Situation zu stellen und diese so lange auszuhalten, bis die Angst nachlässt. Der Patient oder die Patientin macht auf diese Weise die geleitete und kontrollierte Erfahrung, dass bestimmte Erwartungen („Ich falle gleich um, mein Herz setzt aus …“) nicht eintreten und die Angst, körperlich bedingt, nachlässt.

BEISPIEL

Jürgen ist 45 Jahre alt und lebt seit dem Tod seiner Mutter in einer Wohngruppe für Menschen mit intellektuellen Beeinträchtigungen. Jürgen zeigt sich in der Einrichtung noch immer recht unselbstständig. Er war es schon immer gewohnt, dass die Mutter stets alles geplant und ihm jede Entscheidung abgenommen hat. Jürgen hat große Angst vor Hunden und traut sich oft nicht mehr aus dem Haus. Keiner weiß so recht, woher diese Angst kommt. Die Teammitglieder der Wohngruppe vermuten, dass Jürgen früher von einem Hund gebissen wurde und seitdem einen großen Bogen um sie macht.

→ AUFGABEN

1. Welche Annahme zur Entstehung der Angst vor Hunden könnte es noch geben?
2. Was könnten Sie als Teammitglied tun, um Jürgen zu helfen?

BEISPIEL

Die Bewohnerin Marie hat eine leichte Intelligenzminderung. Sie äußert: „Bloß nicht die Fenster öffnen, sonst kommen Mücken oder Wespen ins Zimmer, die ärgern mich und stechen." Marie klagt dann über die Enge in ihrem Zimmer, sie fühlt sich beengt. Sie zittert am Körper, klagt über einen Schweißausbruch, darüber hinaus redet sie plötzlich ganz aufgeregt und schnell. Wenn sie in den Sommermonaten ein geöffnetes Fenster sieht, schließt sie dieses sofort ungefragt. Die Rollläden ihrer Zimmerfenster müssen stets geschlossen sein. Sobald sie ein Insekt sieht, schreit sie laut auf und rennt zu ihren Betreuerinnen und Betreuern, um ihnen aufgeregt Bescheid zu geben. Jemand soll dann das Tier entfernen oder töten. Im Anschluss fragt sie genau nach, in welchem Mülleimer das Tier entsorgt worden ist und verlangt, dass der Mülleimer umgehend geschlossen und zum Müllcontainer gebracht wird.

→ AUFGABE

Was könnten Sie tun, um Marie zu helfen? Nehmen Sie dazu die Anregungen auf Seite 198ff. zu Hilfe.

5.4 Soziale Angststörungen

BEISPIEL

Die achtzehnjährige Nina ist Studierende eines Berufskollegs. Sie mag am Morgen gar nicht aufstehen. Seit Wochen fühlt sie sich morgens wie gelähmt und ihr ist oftmals übel. Der Unterricht ist für sie „der reinste Horror". Meistens sitzt Nina stumm auf ihrem Platz. Fordern die Lehrkräfte oder Mitstudierende sie dazu auf, etwas zu sagen, bricht ihr der Schweiß aus. Sie fängt an zu zittern, der Puls geht hoch, sie hat das Gefühl zu erröten und ihr Kopf ist leer. Da sie nichts zu sagen weiß, schämt sie sich. Sie fühlt sich schon lange als Außenseiterin und hat stets das Gefühl, dass andere über sie lachen oder sie als unsicher erleben.

→ AUFGABE

Was passiert im oben stehenden Fallbeispiel? Können Sie mögliche Beweggründe von Nina erkennen? Wie sollten die Lehrerkräfte auf Nina reagieren? Welche Fragen zur beobachteten Situation können Sie formulieren?

Die soziale Angststörung (DSM-5 , ICD-11) oder soziale Phobie (nach ICD-10) besteht in der **Furcht vor einer prüfenden Betrachtung** bei einer eigentlich harmlosen Beobachtung durch andere Menschen. Sie zeigt sich z. B. beim Sprechen oder im Erbringen von Leistungen vor anderen, in Gruppengesprächen oder auch beim gemeinsamen Essen. Dahinter steht die starke Angst, ein Verhalten zu zeigen, mit dem man sich möglicherweise **blamieren oder bloßstellen** könnte. Die betroffene Person glaubt, sich in der Situation zu ängstlich, zu schwach oder dumm zu benehmen. Das Selbstwertgefühl scheint stark eingeschränkt und die Gedanken kreisen ständig um die eigene Wirkung auf andere. Die Übergänge von Schüchternheit, Unsicherheit oder starker Zurückhaltung zu einer sozialen Phobie sind fließend.

Diagnostische Kriterien einer sozialen Angststörung

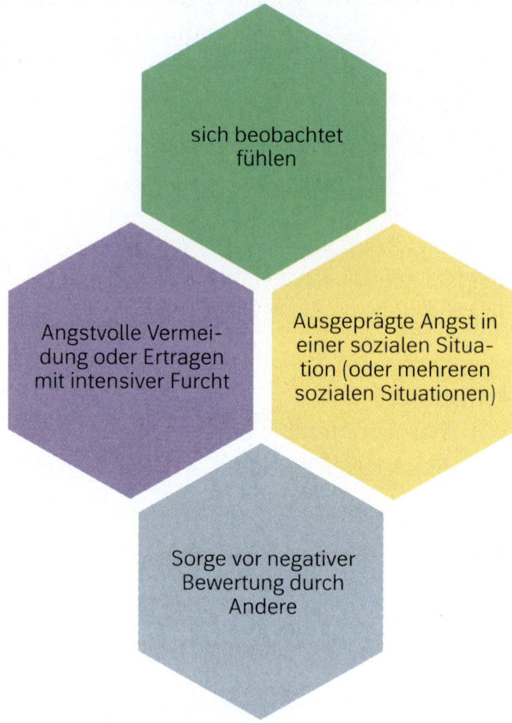

Ergänzende Hinweise:
- Symptome über mehrere Monate anhaltend
- Stress und erhebliche Beeinträchtigungen in persönlichen, familiären, beruflichen und anderen Kontexten

Eine soziale Angststörung oder soziale Phobie ist durch folgende **Merkmale** gekennzeichnet (vgl. ICD-11, 6B04; DSM-5, 2015, S. 274 ff.):

- ausgeprägte und andauernde Angst vor sozialen Situationen, in denen man beobachtet oder beurteilt werden könnte (z. B. Gespräch mit anderen, beim Essen, Rede halten)
- Angst vor einer negativen Bewertung durch andere
- Angst vor Beschämung
- Vermeidung oder angstvolles Ertragen sozialer Situationen
- Stress und erhebliche Beeinträchtigungen in persönlichen, familiären, beruflichen und anderen sozialen Kontexten
- Weitere mögliche Symptome und Beschwerden sind: Erröten, Blickkontaktvermeidung, Zittern, Schwitzen, Drang zum Wasserlassen u. a.
- Die Symptome halten über mehrere Monate an.

5.4.1 Ursachen einer sozialen Angststörung

Die Ursachen einer sozialen Angststörung sind wiederum multifaktoriell. Oftmals spielen familiäre Erfahrungen eine Rolle. Betroffene haben möglicherweise schon früh gelernt oder lernen müssen, mit anderen Menschen vorsichtig oder ängstlich umzugehen („bloß keinen Fehler machen"), weil sie sich sonst ausgegrenzt fühlen. So geraten sie schon früh in eine starke ängstlich geprägte Selbstbeobachtung. Diese Art der Selbstüberwachung in einer „Mittelpunktsituation" führt zu einem Teufelskreis sich gegenseitig verstärkender ängstlicher Wahrnehmungen und Kognitionen. Eine übermäßige elterliche Kontrolle, starke Leistungserwartungen, Überbehütung und mangelnde Feinfühligkeit der Bezugspersonen verstärken die Entwicklung einer sozialen Angststörung ebenso wie als belastend erlebte Trennungs- und Ausgrenzungserfahrungen oder Mobbing, z. B. im schulischen Kontext. Hinzu kommt, dass betroffene Menschen aufgrund ihres angeborenen Temperamentes oder anderer biologischer Dispositionen überempfindlicher sind und damit schneller als andere Menschen in bestimmten Situationen mit Angst reagieren (s. „Verhaltenshemmung", Seite 166). Es fällt ihnen dadurch schwer, Angstsymptome bewusst zu kontrollieren.

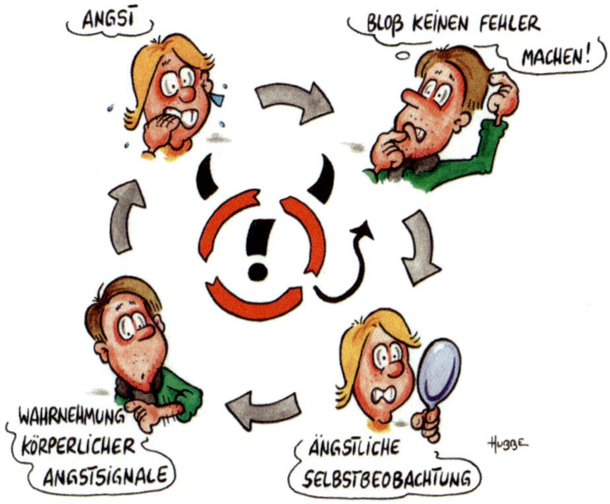
ANGST
BLOß KEINEN FEHLER MACHEN!
WAHRNEHMUNG KÖRPERLICHER ANGSTSIGNALE
ÄNGSTLICHE SELBSTBEOBACHTUNG
Der Teufelskreis bei sozialen Angststörungen

5.4.2 Soziale Angststörungen bei Menschen mit Intelligenzentwicklungsstörung

Soziale Phobien entwickeln sich bei Menschen mit Beeinträchtigungen durch vorausschauende Vorstellungen, Gedanken, eine intensive Selbstwahrnehmung und Einschätzungen, z. B. darüber, was andere über sie denken und was infolgedessen passieren könnte. Dies ist bei einer schweren oder komplexen intellektuellen Beeinträchtigung bekanntlich nur eingeschränkt und kaum möglich. Menschen mit einer gering ausgeprägten Intelligenzminderung, die sich in andere hineinversetzen und die Perspektive des Gegenübers gut einnehmen und auch eine Selbstwahrnehmung entwickeln können, können hingegen unter Umständen auch eine soziale Phobie entwickeln. Durch die Erfahrung oder die Sorge, z. B. aufgrund der Beeinträchtigung oder ihres Aussehens negativ aufzufallen oder sanktioniert zu werden, können Menschen mit Beeinträchtigungen in eine ängstlich ausgeprägte Selbstbeobachtung gedrängt werden („Mach ich das jetzt auch richtig? Bin ich normal?").

5.4.3 Heilerziehungspflegerischer Umgang mit Menschen mit einer sozialen Angststörung

Soziale Phobien verschwinden nicht von allein. Menschen mit einer sozialen Angststörung benötigen zugewandte, freundliche Beziehungsangebote von Bezugspersonen, die sich nicht in die Ängste einbinden lassen oder eine zu sehr versorgende Haltung einnehmen. Perfektionistische Anforderungen und jeglicher Druck auf den ängstlichen Menschen sind zu vermeiden. Verzerrte Gedanken und katastrophisierende Bewertungen eigener oder fantasierter Unzulänglichkeit („Alle schauen mich an!“, „Ich bin peinlich!“) können durch die Bezugspersonen hinterfragt und auf diese Weise „entmachtet“ werden. Ein Mensch mit sozialer Angststörung sollte ohne Druck unterstützt und positiv darin bestärkt werden, sich sozialen Situationen schrittweise selbstständig zu nähern, indem er z. B. kleine konkrete Aufgaben im sozialen Kontext bekommt („der Job der Woche“) und Selbstwirksamkeit erleben kann (z. B. jemanden etwas fragen, um etwas bitten, anrufen o. Ä.). Selbstwertsteigernde Aktivitäten, z. B. im Haushalt, sind ebenso zu fördern wie körperliche Aktivitäten, z. B. Fahrradfahren, Spaziergänge, Psychomotorik und Sportangebote. Die Förderung der Sozialkompetenz, die Entschlüsselung und Interpretation sozialer Hinweisreize („Schau mal, die haben gar nicht dich gemeint“) und die Verbesserung der Selbst- und Fremdwahrnehmung können spielerisch in Kleingruppen oder besonderen sozialen Förderprojekten, z. B. bei einer gemeinsamen Kanufahrt, erfolgen. Systematische verhaltenstherapeutische Angebote (s. „Expositionstherapie“, Seite 178) und unter Umständen auch eine pharmakologische Unterstützung sollten in Erwägung gezogen werden.

→ AUFGABE

Kleine Körperübungen und Sofortmaßnahmen können bei Angststörungen hilfreich sein (vgl. Bergmann, 2019, S. 246). Probieren Sie diese einmal gemeinsam aus:

- Stemmen Sie die Hände in die Hüften und spüren Sie Ihrer körperlichen Stabilität nach.
- Lehnen Sie sich mit dem Rücken an die Wand oder den Türrahmen und spüren Sie den ganzen Körper.
- Stellen Sie sich auf ein Bein und stabilisieren Sie Ihr Gleichgewicht.
- Trommeln Sie mit den Händen auf den Tisch oder Ihre Oberschenkel und finden Sie einen beruhigenden Rhythmus.

5.5 Panikstörung

BEISPIEL

Den zwanzigjährigen Ravi erwischte es, als er morgens aufwachte. Ein Angstanfall aus dem Nichts, der sein ganzes Leben veränderte. Plötzlich bekam er keine Luft mehr, ihm wurde übel und schwindelig, sein Herz schmerzte und es hämmerte unglaublich. Er glaubte sicher, jetzt sterben zu müssen, und dachte an einen Herzinfarkt, der ihn in der nächsten Sekunde ums Leben bringen würde. Seine Eltern riefen schließlich den Krankenwagen. Im Krankenhaus wurde er untersucht, jedoch konnte kein organischer Befund festgestellt werden. Körperlich sei er kerngesund. Ravi aber denkt von nun an täglich daran: „Hoffentlich passiert mir das nicht noch einmal!“

→ AUFGABE

Was passiert in dem oben stehenden Fallbeispiel? Welche Fragen zu der Situation können Sie formulieren? Haben Sie im beruflichen Umfeld bereits ähnliche Situationen erlebt?

Eine Panikstörung zeigt sich in kurz andauernden oder minutenlangen Anfällen heftigster Angst („Panikattacken"), meist Todesangst, und führt nicht selten zur Notfallbehandlung unter der Annahme eines Herzinfarktes (Atemnot, Schwindel, Herzrasen). Treten diese Panikattacken *nicht* im Rahmen einer anderen Störung wie beispielsweise einer Phobie auf, spricht man von einer **Panikstörung**.

MERKEN

Wesentlich für eine Panikstörung ist, dass sie sich nicht auf eine spezifische Situation oder besondere Umstände beschränkt, dass sie also *ohne* ersichtlichen Grund oder Auslöser auftritt.

Panik kann auf jeder Angstebene (s. Seite 173 f.) beginnen und auf eine andere Ebene springen. Manchmal beginnt eine Panikattacke mit körperlichen Beschwerden wie beispielsweise Herzklopfen, dann aber auch mit angstvollen Gedanken. Die Panikattacken treten wiederholt und unvorhersehbar auf. Die Häufigkeit von Panikattacken variiert stark, und es gibt immer auch symptomfreie Zeiten. Der Panikattacke folgt jedoch meist die ständige Angst vor einer erneuten Attacke. Diese Erwartungsangst oder **„Angst vor der Angst"** ist oftmals genauso schlimm wie die Panikattacke selbst.

Diagnostische Kriterien einer Panikstörung

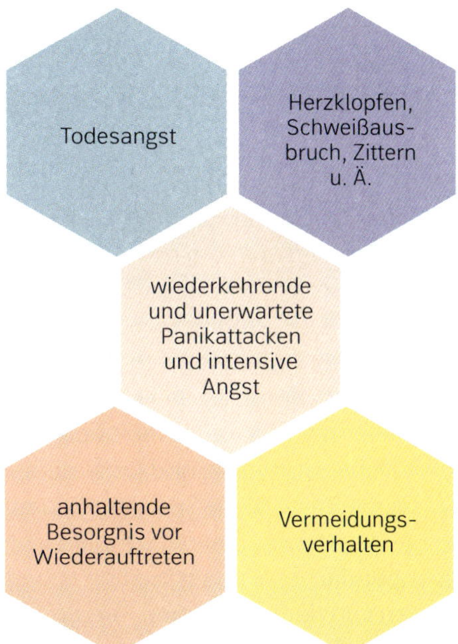
Todesangst
Herzklopfen, Schweißausbruch, Zittern u. Ä.
wiederkehrende und unerwartete Panikattacken und intensive Angst
anhaltende Besorgnis vor Wiederauftreten
Vermeidungsverhalten

Ergänzende Hinweise:

- erhebliche Beeinträchtigungen in persönlichen, familiären, schulischen, beruflichen und anderen Funktionsbereichen
- Symptome sind nicht Ausdruck von anderen Erkrankungen und auch keine Wirkung einer Substanz oder Medikation

Kriterien einer Panikstörung (vgl. ICD-11, 6B01)

Bei einer Panikstörung handelt es sich um **wiederholte und unerwartete Panikattacken** (z. B. aus dem Schlaf heraus oder in angstmachenden Situationen), die sich in einem plötzlichen Auftreten von intensiver Angst und Unbehagen zeigen. Zusätzlich zeigen sich weitere Symptome (vgl. ICD-11, 6B01; DSM-5, 2015, S. 282), z. B.:

- Herzklopfen
- Schwitzen
- Zittern oder Beben
- Atemnot, Erstickungsgefühle
- Schmerzen oder Beklemmungsgefühl in der Brust
- Schwindelgefühle
- Übelkeit
- Angst, die Kontrolle zu verlieren oder verrückt zu werden .

Zusätzliche Symptome nach dem Auftreten der ersten Panikattacke sind anhaltende Besorgnis vor weiteren Panikattacken, fehlangepasste Verhaltensänderungen und Vermeidungsverhalten.

Das mittlere Erkrankungsalter liegt bei 20 bis 24 Jahren. Ältere Menschen sprechen in abgeschwächter Form von „panikartigen Gefühlen“, meist in Zusammenhang mit Stresserfahrungen. Die Häufigkeit von Panikattacken variiert – manche Menschen erleben in ihrem Leben nur einmalig eine Panikattacke, andere vielleicht ein bis zwei im Monat oder sogar täglich. Panikstörungen neigen unbehandelt zur Chronifizierung.

5.5.1 Ursachen einer Panikstörung

Die Ursachen einer Panikstörung sind mehrfaktoriell. Auch hier spielen sowohl neurobiologische Faktoren und Temperamentsfaktoren als auch frühere Angsterfahrungen (z. B. Trennungsangst) eine Rolle. Erste Panikattacken entstehen oft im Zusammenhang mit starken psychosozialen Belastungen („Stress“), z. B. bei Trennungen, beruflichen und finanziellen Problemen. Da Panikattacken jedoch meist erst in Ruhephasen, z. B. in der Nacht, auftreten, werden sie mit diesen Belastungen selten in Verbindung gebracht. In der Regel kommt es dann zu körperlichen Untersuchungen, die jedoch ohne organischen Befund sind. Betroffene neigen zu einer erhöhten Aufmerksamkeit in Bezug auf körperliche Symptome und bewerten schließlich jede kleinste Veränderung in der Befindlichkeit (z. B. starkes Herzklopfen, Gedankenrasen) als Anzeichen einer drohenden Angstattacke, obwohl sie vielleicht nur Folge einer körperlichen Anstrengung oder einer beruflichen Stresssituation („Ereignis oder Auslöser“) ist. Diese Veränderungen werden von der betroffenen Person als Gefahr wahrgenommen, auf welche sie mit Angst und Panik reagiert. Dadurch wird vermehrt Adrenalin („körperlich-physiologische Ebene“) ausgeschüttet, und es kommt zu weiteren körperlichen und psychischen Symptomen, die das Gefühl von Gefahr verstärken und die Angstgefühle maximal erhöhen.

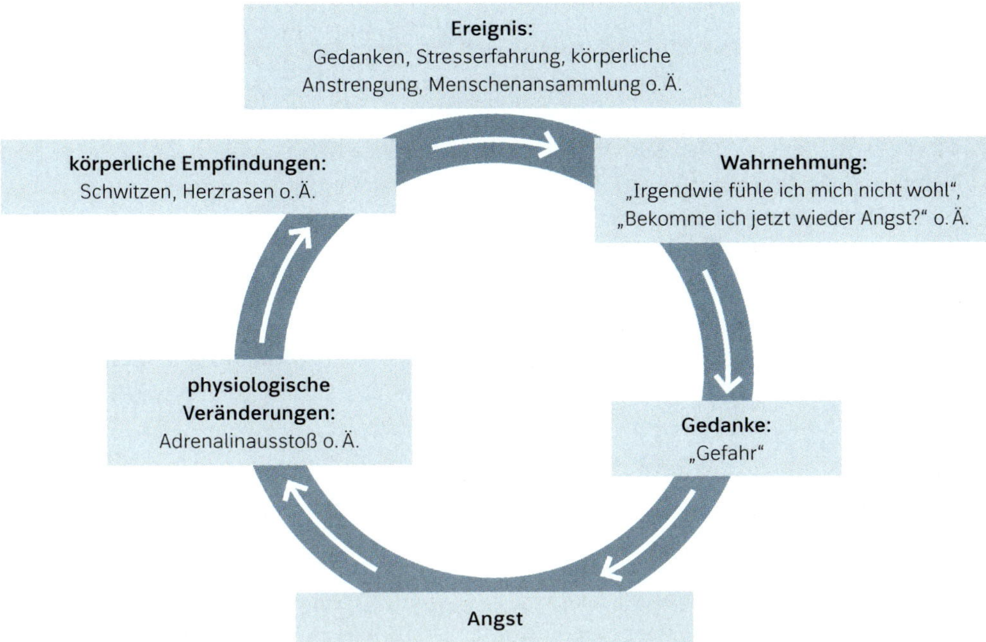

Der „Teufelskreis der Angst" (vgl. Margraf/Schneider, 2013, S. 80)

MERKEN

Auch hier gilt: Jede Vermeidung, jedes Ausweichen und Flüchten verstärkt die Angstbereitschaft.

„Nicholas Müller war Sänger der Band Jupiter Jones, die mit dem Lied ‚Still' ihren Durchbruch hatte. Danach ausverkaufte Konzerte, Goldene Schallplatte, Platinplatte. Plötzlich stieg Müller aus. *‚Ich laufe nun seit einigen Jahren mit einer vermaledeiten Angststörung durch die Weltgeschichte herum'*, schrieb er in einem offenen Brief an seine Fans, *‚und [...] Es war nie wirklich klar, wie und wie lange ich belastbar sein konnte. Ich kümmere mich nun um meine Genesung.'* Inzwischen hat er eine neue Band, ist Botschafter der deutschen Angst-Selbsthilfe und sagt, er sei gesund [...] Wir treffen uns in der Magdalenen Klinik bei Osnabrück, früher ein Schwesternwohnheim, heute eine Klinik für psychische und psychosomatische Erkrankungen. *‚Lala-Ranch'*, sagt Müller, *‚aber das ist wohl so ein Humor, den man sich nur erlauben darf, wenn man selber betroffen ist.' [...]* Nicholas Müller redet gern, aber deswegen treffen wir uns ja. Zehn Wochen verbrachte er hier, damals sang er noch bei Jupiter Jones. Die Klinik, sechs Stockwerke, Balkone aus Waschbeton, vorne ein Parkplatz, rechts Wald, links ein Baukran, ist kein schöner Ort. Nicolas Müller sagt: *‚Der Grundstein für alles, was meine Gesundung angeht, ist hier gelegt worden.'* Sein Behandlungsplan: drei Einzelgespräche pro Woche, zwischendurch Kunsttherapie, Körper- und Emotionstraining, Stressbewältigungsgruppe, lösungsorientierte

Gruppe. Unfassbar anstrengend sei diese Zeit gewesen, sagt er: ‚*Zwischendrin habe ich gedacht: mir geht's doch jetzt schlechter, als es mir vorher ging. Aber wenn man sich in der Psychotherapie wohlfühlt, dann läuft was schief.*' Die Klinik liegt auf dem Harderberg. Patienten nennen ihn Zauberberg, weil sie hier geschützt sind. Vor dem Leben, in dem die meisten Menschen nicht verstehen, was mit ihnen los ist. Aber ‚*Feenstaub gibt es hier nicht*', sagt Nicholas Müller. Keine Medizin, die alles heilt. Und irgendwann muss man wieder runter. *[...] ‚Eigentlich dürften Angststörungen nicht außergewöhnlicher sein als Schnupfen*', sagt er. ‚*Die Wahrscheinlichkeit, dass wir einen Menschen kennen, der eine Angsterkrankung hat, liegt bei 100 Prozent. Oder man kennt unfassbar wenige Menschen.*' [...] Seine erste Panikattacke hatte Müller nach dem Tod seiner Mutter. Er ging in eine Tagesklinik, zur ambulanten Therapie, nahm Antidepressiva, zog mit 27 Jahren wieder zu seinem Vater, kiffte sich bis zur Psychose und wartete irgendwann nur noch auf die nächste Panikattacke, bis zu fünf waren es täglich. ‚Aber eigentlich war der ganze Tag eine einzige Angst.' Cardiophobie, Angst vor dem Herztod. Dabei weiß Müller, dass sein Herz gesund ist. So gesund, wie es im Körper von jemandem sein kann, der mal über 150 Kilo wog und seit 20 Jahren raucht. [...] Dann gab es diese Panikattacke während einer Sitzung. Seine Therapeutin fragte: ‚*Herr Müller, was ist das Schlimmste, was jetzt passieren kann?*' ‚*Na, dass ich halt hier umkippe.*' ‚*Und was ist, wenn Sie jetzt umkippen?*' ‚*Dann werde ich wahrscheinlich sterben.*' ‚*Und was ist, wenn Sie sterben?*' ‚*Dann bin ich tot.*' ‚*Ja, das stimmt. Na, dann können wir jetzt weitermachen.*"

(Quelle: Seybold, 2016, S. 17 ff.)

➔ AUFGABE

Beschreiben Sie die Erkrankung von Nicholas Müller in eigenen Worten. Wie hat er es geschafft, wieder gesund zu werden?

5.5.2 Panikstörung bei Menschen mit Störungen der Intelligenzentwicklung

Aufgrund ihrer eingeschränkten kognitiven Fähigkeiten sind Menschen mit intellektueller Entwicklungsstörung in der Regel nicht in der Lage, derart komplexe Gedanken, Selbstbeeinflussungen und Zuschreibungen zu körperlichen Empfindungen zu machen. Panikstörungen sind daher vermutlich relativ selten bei Menschen mit einer schwergradigen oder tiefgreifenden Intelligenzentwicklungsstörung zu diagnostizieren. Mitunter münden jedoch Agoraphobien in eine Panikstörung und in die ausgeprägte Angst, weitere Panikattacken zu erleiden. Panikattacken können auch bei Menschen mit Intelligenzminderung auftreten, die bereits unter einer Trennungsangst leiden.

5.5.3 Heilerziehungspflegerischer Umgang mit Menschen mit einer Panikstörung

In der Begleitung von Menschen mit Panikstörungen heißt es, Ruhe zu bewahren. Es gilt, dem Menschen in der Situation zu vermitteln, dass keine ernsthafte Gefahr droht, dass nach ärztlicher Einschätzung kein organischer Befund vorliegt, man nicht umfallen oder einen Herzstillstand erleben wird. Panische Angst stellt keine Gefahr für Ohnmacht dar und ist sogar ein Schutzmechanismus gegen den Kollaps. Bei emotionaler und körperlicher Belastung atmet der Mensch heftiger, wodurch es zur Hyperventilation und Intensivierung des Panikerlebens kommen kann. Das Hineinatmen in eine Plastiktüte kann die Hyperventilation unterbinden. Bestimmte Atem- und Entspannungstechniken (z. B. die „Bauchatmung") können z. B. in der Psychotherapie angeregt und im Alltag angewendet werden.

TIPP

Mit der Bauchatmung kann täglich (ca. 5 Minuten) eine entspannte Atmung trainiert werden. Im Liegen sollte sich der Bauch stärker nach oben wölben als der Brustkorb. Dabei kann man ein Kuscheltier o. Ä. zur Hilfe nehmen und dem betreuten Menschen auf den Bauch legen. Die Person wird nun angeregt, das Kuscheltier durch die Bauchatmung „aufsteigen" zu lassen. Nach dem Ausatmen sollte eine „kleine Pause" erfolgen, bevor das Stofftier erneut „aufsteigen" kann.

Dem betroffenen Menschen kann die eigentliche Ursache seines Befindens gespiegelt werden („Das war gerade ganz schön aufregend, jetzt spüren Sie Ihren Herzschlag") und von der ängstlichen Selbstbeobachtung durch Hinweise auf das äußere Geschehen („Schauen Sie mal, was dort ist") umgelenkt werden. Jedes Vermeidungsverhalten und jede Erwartungsangst sollten sensibel durch die nahen Bezugspersonen wahrgenommen und erschlossen werden. Weitere psychotherapeutische Hilfen, Trainings und Übungen im Alltag durch entsprechend ausgebildete **Verhaltenstherapeuten** und -therapeutinnen können den **Ausstieg aus dem „Teufelskreis" der Angst** ermöglichen. Des Weiteren sind **pharmakologische Behandlungen** nach ärztlicher Untersuchung mit Antidepressiva (SNRI) oder angstlösenden Medikamenten (Benzodiazepine, s. u.) unterstützend hilfreich. Betablocker wirken kreislaufstabilisierend, senken den Blutdruck und können den allgemeinen Stresspegel senken, da sie Adrenalin und Noradrenalin blockieren.

MERKEN

Eine Behandlung von Angststörungen ausschließlich mit Medikamenten ist nicht erfolgreich. Vielmehr sind eine ausreichende Beratung sowie eine psychotherapeutische An- und Begleitung bei Angst-Konfrontationsübungen für eine erfolgreiche Behandlung entscheidend.

DEFINITION

Benzodiazepine

Benzodiazepine gehören zur Gruppe der **Tranquilizer** und finden in der Psychiatrie Anwendung bei Angst- und Unruhezuständen. Sie lösen (Muskel-)Spannungen, haben eine beruhigende (sedierende) sowie eine atem- und schlaffördernde Wirkung. Sie werden auch bei Krampfanfällen (Epilepsie) angewendet. Aufgrund der ausgeprägten entspannenden Wirkung schon nach ca. 20 bis 30 Minuten haben insbesondere Benzodiazepine eine hohe Suchtgefährdung und sollten daher nur kurzzeitig gegeben werden.

Die unerwünschten Nebenwirkungen sind neben den Entzugserscheinungen außerordentlich vielfältig: verminderte Reaktionsfähigkeit, Verwirrungszustände, Gleichgültigkeit, Appetitstörungen, Artikulationsstörungen, Atemstörungen, Obstipation, Muskelschlaffheit, paradoxe Reaktionen wie Wutausbrüche u. a. Handelsübliche Medikamente sind z. B. Tavor, Valium, Diazepam, Rivotril und Flurazepam.

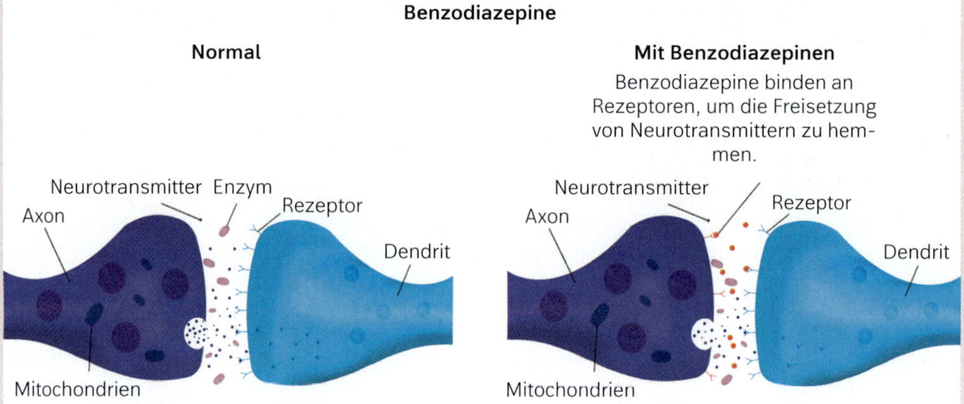

5.6 Agoraphobie

BEISPIEL

Der dreißigjährige Bewohner Herr Kremer hat eine leichte intellektuelle Beeinträchtigung und zeigt große Angst vor größeren Menschenansammlungen. Er malt sich dann aus, dass er umkippen könnte und hilflos ist. Herr Kremer bekommt dann Herzrasen, wirkt zunehmend steif in seiner Körperhaltung und klagt über Bauchschmerzen. Gelegentlich schlägt sich Herr Kremer in diesen Situationen mit der flachen Hand heftig gegen den Kopf. So ist es Herrn Kremer schließlich nicht mehr möglich, an Aktivitäten der Gemeinde, an Festen und Veranstaltungen teilzuhaben.

→ AUFGABE

Was passiert in dem oben stehenden Fallbeispiel? Welche Fragen zu der Situation können Sie formulieren? Haben Sie im beruflichen Umfeld bereits ähnliche Situationen erlebt?

Merkmal einer Agoraphobie ist die sehr ausgeprägte Angst- und Furchtreaktion, die durch eine tatsächliche oder erwartete Situation, z. B. eine Flugreise oder eine Menschenansammlung, hervorgerufen wird. Eine Agoraphobie kann durch Panikattacken begleitet sein und im weiteren Verlauf auch in eine **Panikstörung** münden. Menschen mit einer Agoraphobie entwickeln im Laufe der Zeit ein starkes Vermeidungsverhalten, welches sich so weit ausbreiten kann, dass die Betroffenen ohne Begleitung nicht mehr das Haus verlassen können.

MERKEN

Agoraphobie bezeichnet nicht nur die Furcht vor großen und offenen Plätzen, wie es die Wortbedeutung („Platzangst“) nahelegt, sondern das Meiden einer ganzen Reihe öffentlicher Orte und Menschenansammlungen, z. B. Kinos, Restaurants, Fahrstühle, öffentliche Verkehrsmittel etc. Zentral ist dabei die Angst, die jeweilige Situation nicht, nur schwer oder nur mit peinlich erlebter Aufmerksamkeit verlassen zu können, wenn etwas „Schreckliches“ passiert („in der Falle sitzen“).

Die Entfernung vom „sicheren“ Zuhause wird als angstverstärkend erlebt. Mit einer begleitenden Bezugsperson können Menschen mit Agoraphobie die Situation, wenn auch mit großer Angst, durchstehen.

Diagnostische Kriterien einer Agoraphobie

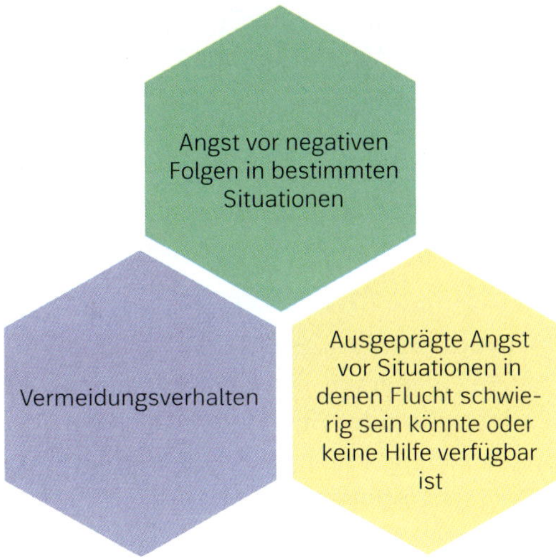
Angst vor negativen Folgen in bestimmten Situationen
Vermeidungsverhalten
Ausgeprägte Angst vor Situationen in denen Flucht schwierig sein könnte oder keine Hilfe verfügbar ist

Ergänzende Hinweise:
- Symptome halten mehrere Monate an
- Erheblicher Leidensdruck und Beeinträchtigungen in wichtigen Funktionsbereichen (persönlich, familiär, sozial, schulisch usw.)

Die Agoraphobie zeigt sich in einer ausgeprägten **Angst vor bestimmten Situationen** (vgl. ICD-11, 6B02; DSM-5, 2015, S. 295 ff.), z. B.:

- öffentliche Verkehrsmittel (Auto, Bus, Zug, Schiff oder Flugzeug)
- offene Plätze (Markt- oder Parkplätze, Brücken u. Ä.)
- geschlossene Räume (z. B. Geschäfte, Theater u. Ä.)
- Menschenmengen, Schlange stehen
- allein außer Haus sein (z. B. auf Reisen)

Die hier beschriebenen Situationen werden aktiv vermieden, weil die mögliche Flucht erschwert oder peinlich erlebt wird und Hilfe nicht erreichbar scheint. Die Angst ist unverhältnismäßig, kann von Panikattacken begleitet sein und erzeugt einen erheblichen Leidensdruck sowie Beeinträchtigungen in wichtigen Funktionsbereichen (persönlich, familiär, sozial, schulisch usw.). Die Symptome halten mehrere Monate an.

Der Verlauf einer Agoraphobie ist unbehandelt recht ungünstig und chronisch. Sehr oft kommen Alkohol- oder Medikamentenmissbrauch als Lösungsversuch bei den Betroffenen hinzu, oder es kommt zu schweren Depressionen.

5.6.1 Ursachen einer Agoraphobie

Mehrere Faktoren spielen auch bei einer Agoraphobie ursächlich eine Rolle. Auf **biologischer Seite** gibt es die genetischen Anlagen. So kann eine angeborene starke körperliche Erregungsbereitschaft („Angstsensitivität" oder „Verhaltenshemmung" s. Grafik auf Seite 166) das Risiko für die Entwicklung dieser und anderer Angsterkrankungen erhöhen.

Auf der **kognitiven Ebene** („kognitive Modelle") können bestimmte Denkstile, Annahmen oder Verhaltensweisen, z. B. eine besonders ausgeprägte Beobachtung der eigenen Körpersignale, für die Entstehung einer Agoraphobie mitverantwortlich sein. Ist einmal eine Panikattacke „aus heiterem Himmel" aufgetreten, bekommen Betroffene häufig große Angst vor einer erneuten Attacke und beobachten ihren Körper genau – der bereits beschriebene Teufelskreis (s. Seite 185) beginnt. Situationen, in denen Panikattacken aufgetreten sind, werden zunehmend vermieden und es kommt zu einer Ausweitung der Angst („Generalisierung"), die dazu führen kann, dass die Betroffenen nicht mehr aus dem Haus gehen können.

Sehr viele Betroffene berichten, dass sie kurz vor ihrer Angsterkrankung sogenannte **Life events** zu verarbeiten oder Schicksalsschläge zu verkraften hatten (z. B. den Tod einer Bezugsperson, Trennung, Hochzeit, Geburt des ersten Kindes). Andauernde **Belastungen oder Stress** (z. B. auch bei der Arbeit oder der Pflege eines Angehörigen) können zur Entstehung einer Agoraphobie beitragen. Ursächlich beteiligt sind auch bestimmte Lernerfahrungen. Offensichtlich verarbeiten von einer Agoraphobie betroffene Menschen vergleichsweise harmlose Erfahrungen (z. B. eine Menschenansammlung) eher belastend und traumatisch.

Systemische Theorien beobachten die Entstehung von Agoraphobien vor allem innerhalb langfristiger Partnerschaften und Beziehungen (vgl. Schweitzer/Schlippe, 2015, S. 92). Wut und Ärger darüber, sich z. B. in einer Beziehung gefangen zu fühlen oder wenig mitzubestimmen, wird in einer eskalierenden Dynamik fehlinterpretiert und mit Angst assoziiert. Die Agoraphobie verhindert nun jegliche Konfliktlösung oder mögliche Trennung und führt zu einer engen ängstlich geprägten Bindung des Partners oder der Partnerin („Ich habe Angst, ich brauche dich!").

5.6.2 Agoraphobie bei Menschen mit Intelligenzentwicklungsstörung

Menschen mit intellektuellen Beeinträchtigungen zeigen recht häufig Angst beim Verlassen des Hauses oder der vertrauten Umgebung, sodass die Begleitung durch nahe Bezugspersonen unumgänglich erscheint. Manche gehen ungern auf Reisen, meiden Menschenansammlungen, möchten nicht gerne auf Märkte oder benutzen nur unter großer Angst den Bus. Ob dies jedoch mit Symptomen einer Agoraphobie gleichzusetzen ist, ist schwierig zu beurteilen, vor allem wenn die betroffenen Menschen sich nicht äußern können. So bedarf es einer genauen Beobachtung des (Vermeidungs-)Verhaltens durch Bezugspersonen und heilerziehungspflegerische Fachkräfte im Alltag der Betroffenen. Fühlt der betroffene Mensch sich in diesen Situationen ausgeliefert und unter „Stress", weil er weiß, dass Flucht nur schwer möglich ist? Ist Scham und Peinlichkeit zu spüren? Gibt es in der Lebensgeschichte Hinweise auf traumatische Vorerfahrungen? Oder sind die Ängste und Vermeidungsstrategien viel mehr Ausdruck der frühen Erfahrung von Überbehütung oder häuslicher Vernachlässigung bzw. Folge von Deprivationserfahrungen durch institutionelle Bedingungen (s. auch Trennungsangst, Seite 169 ff.)? Ein multiprofessionelles Team aus den Bereichen Pädagogik, Medizin, Psychotherapie und Psychiatrie kann hier zur Klärung beitragen.

5.6.3 Heilerziehungspflegerischer Umgang mit Menschen mit einer Agoraphobie

Die Angstreaktion stellt aus der Sicht des betroffenen Menschen eine sinnvolle Anpassungsleistung dar und ist als Reaktionsmuster im Gehirn gespeichert. Die Betroffenen benötigen eine hundertprozentige Sicherheit und lassen sich erst dann auf pflegerische und psychotherapeutische Angebote ein. Jegliche Ausübung von Druck und Strafe ist absolut ausgeschlossen. Der betroffene Mensch benötigt eine kompetente, empathische und aktivierende Begleitung und Pflege im Alltag. Heilerziehungspflegerische Fachkräfte sollten sich nach Möglichkeit mit eigenen Ängsten beschäftigt haben und sich gut von den Ängsten der Betroffenen abgrenzen können, damit sie nicht in die Gefahr kommen, unreflektiert in eine abhängige Helferrolle zu geraten. Betroffene sollten dazu ermuntert werden, soweit es ihnen möglich erscheint, angstfrei am Leben teilzuhaben. Hierzu können angstfreie Begegnungsräume und „Ruheinseln" im Alltag geschaffen werden, sofern diese Angebote nicht zu sehr die Vermeidung unterstützen. Heilerziehungspflegerinnen und -pfleger sollten betroffene Menschen in der Pflege über die Störung aufklären und nicht zu sehr ermuntern, angstbesetzte Situationen aufzusuchen, da in der Regel nicht gewährleistet ist, dass die Betroffenen und ihre Begleitung in dieser Situation auch sicher sind und kompetent agieren können.

Bei entsprechender Einwilligung des betroffenen Menschen kann schließlich besser in Kooperation mit einer Psychotherapeutin oder einem Psychotherapeuten das Vermeidungsverhalten gezielt durch gut vorbereitetes Aufsuchen der Angstsituationen und Trainings verringert werden. In einer solchen **Expositionstherapie** (s. Seite 178) lernen

Betroffene durch Ermutigung, Erklärungen und äußere therapeutische Unterstützung, dass sie die Kontrolle (wieder-)erlangt haben und eigentlich harmlose Symptome nicht so bedrohlich sind, wie sie scheinen. Eine Agoraphobie und ein Panikanfall enden, wenn **verfügbare Bewältigungsmöglichkeiten** wahrgenommen werden. Wird das Flucht- und Vermeidungsverhalten dadurch vermindert, so wird die Angstbereitschaft spürbar mehr und mehr nachlassen und eine angstfreie Teilhabe wieder ermöglicht. Psychopharmaka wie Benzodiazepine oder Antidepressiva können nach ärztlicher Verordnung unterstützend eingesetzt werden.

BEISPIEL

Konkrete heilerziehungspflegerische Hilfen zum Fall „Herr Kremer“ (s. Seite 198)
Die Mitarbeiterinnen und Mitarbeiter der Wohngruppe vermuteten in Herrn Kremers Verhalten eine Agoraphobie, die sich auf immer mehr Situationen auszubreiten schien und mit der Zeit eine vollständige Isolation des Bewohners bedeuten würde. Sie einigten sich darauf, Herrn Kremers Verhalten ernst zu nehmen und ihm zukünftig mehr Sicherheit anzubieten. Ziel war es, ihn in seiner persönlichen Weiterentwicklung, der sozialen Teilhabe und Kompetenz zu unterstützen. In Absprache mit einem ortsnahen Verhaltenstherapeuten wurde Herr Kremer, nicht zu ängstlich erschien, nur kurze Zeit im engen verlässlichen Einzelkontakt oder einer sehr kleinen Gruppe zu verschiedenen Aktivitäten mitgenommen. Herr Kremer wurde zuvor sehr genau informiert, was genau passieren würde, hierbei waren auch Visualisierungshilfen (s. TEACCH) hilfreich. Gefühle wurden jeweils thematisiert und mithilfe einer „Launeampel“ eingeschätzt. Von Mal zu Mal verlängerte sich die Zeit, die Herr Kremer unter Menschen war. Dadurch stieg auch sein Selbstbewusstsein wieder und in kleinen Schritten war nun auch ein Besuch in der Stadt und die Teilnahme an größeren Veranstaltungen möglich. Herr Kremer mag große Menschenansammlung noch immer nicht und benötigt weiterhin Rückzugsmöglichkeiten. Stolz zeigte er sich aber, als er seinen Eltern eine Kaffeetasse überreichte, die er in einem großen Kaufhaus allein gekauft hatte. Das darauffolgende Lob und die emotionale Unterstützung taten ihm sichtlich gut.
Wann immer Gesellschaftsspiele in kleinen Gruppen an den Abenden in der Wohngruppe angeboten werden, wird Herr Kremer nun bewusst dazu eingeladen und entsprechend darauf vorbereitet. Dadurch ist es ihm möglich, soziale Kompetenzen weiter einzuüben.

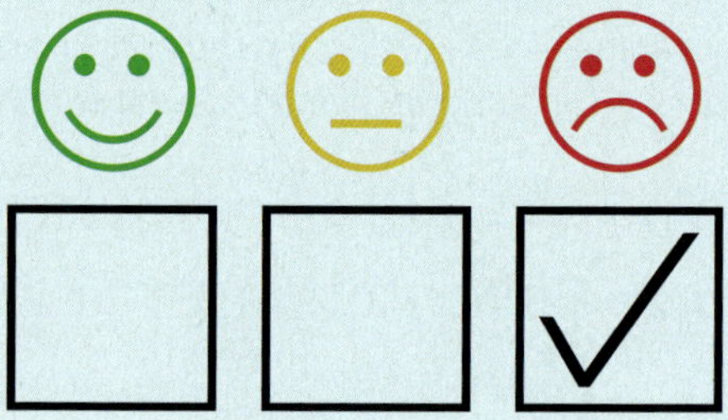

Launeampel

5.7 Generalisierte Angststörung

BEISPIEL

Die 55-jährige Sachbearbeiterin Frau Falke hat zwei erwachsene Kinder, eines davon ist intellektuell beeinträchtigt. Frau Falke macht sich ständig Sorgen um ihre beiden Kinder und ihren Ehemann. Sie klagt über die Angst, es könne jemanden aus der Familie etwas Schlimmes passieren. So fürchtet sie, dass ihrem Ehemann etwas zustoßen könnte, wenn er mit dem Auto oder mit dem Zug unterwegs ist oder länger von zu Hause weg ist. Der Ehemann muss sie daher regelmäßig anrufen und ihr bestätigen, dass „alles okay" sei. Mit ihrem Ehemann ist Frau Falke schon seit Jahren nicht mehr in den Urlaub gefahren, weil sie fürchtet, dass „es nicht gutgehen würde". Außerdem macht Frau Falke sich häufig Sorgen, dass ihre Kinder sehr krank werden könnten und dass sie ihrem intellektuell beeinträchtigten Sohn im Alter nicht mehr zur Seite stehen könne. Sie treibt auch die Besorgnis um, dass sie ihre Arbeit verlieren könne. Solche Sorgen beschäftigen Frau Falke täglich mehrere Stunden. Sie malt sich in ihrer Vorstellung genau aus, was alles passieren könnte, und kann diese Gedanken nur schwer wieder abstellen. Frau Falke ist tagsüber in einer ständigen körperlichen Anspannung, oft zittern ihre Hände, sie fühlt sich benommen und hat ein Druckgefühl auf der Brust. Sie fühlt sich am Ende des Tages erschöpft, liegt aber trotzdem in der Nacht oft wach oder schläft unruhig.

→ AUFGABE

Fassen Sie die dargestellte Symptomatik in eigenen Worten zusammen. Welche Symptome einer generalisierten Angststörung erkennen Sie? Welche Fragen entstehen bei Ihnen?

Menschen mit einer generalisierten Angststörung (GAS) leiden unter den bekannten körperlichen Ausdrucksformen der Angst sowie unter einer permanenten Anspannung und anderen psychischen Angstsymptomen. In der Regel können diese Menschen nicht angeben, wovor sie eigentlich chronisch Angst haben, dennoch werden sie von ständigen Sorgen gequält. Zudem machen sich Menschen mit einer generalisierten Angststörung Sorgen über ihre permanenten Sorgen und Befürchtungen („**Meta-Sorgen**").

Diagnostische Kriterien einer generalisierten Angststörung

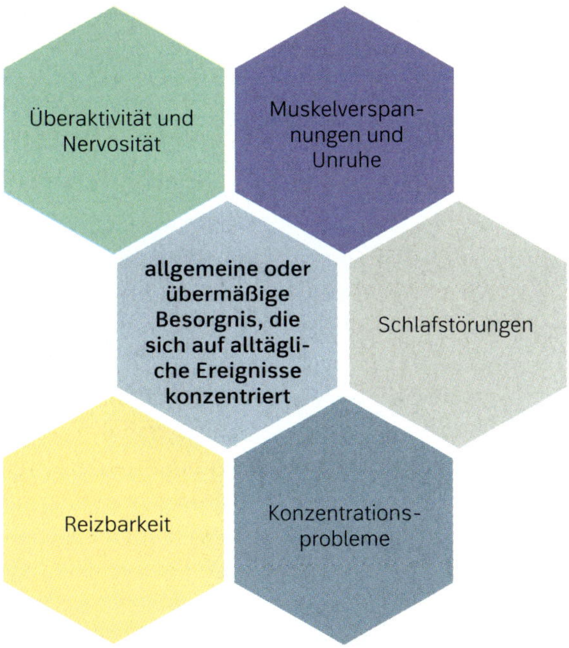

Ergänzende Hinweise:
- Symptome über mehrere Monate lang an mehr als einem Tag
- erheblicher Leidensdruck und Beeinträchtigungen in wichtigen Funktionsbereichen (z. B. Familie, Beruf)
- Symptome sind nicht Ausdruck anderer Erkrankungen oder Wirkung von Substanzen oder Medikamenten.

Eine generalisierte Angststörung zeigt sich in folgenden **Symptomen** (vgl. DSM-5, 2015, S. 301 ff.; ICD-11, ICD-11 6B00):

- Die Betroffenen leiden unter einer übermäßigen Angst und täglichen Sorge bezüglich mehrerer Ereignisse oder Tätigkeiten (z. B. Schularbeiten, Arbeit), und zwar über mindestens sechs Monate.
- Die Kontrolle über diese sorgenvollen Gedanken ist erschwert und es entsteht ein hoher Leidensdruck.
- Die Sorge ist mit mindestens drei weiteren Symptomen verbunden, z. B. Ruhelosigkeit, leichte Ermüdbarkeit, Konzentrationsschwäche, Reizbarkeit, Schlafstörungen.
- Viele von einer generalisierten Angststörung betroffene Menschen erleben körperliche Symptome, z. B. Zittern, Zucken, Schwitzen, Übelkeit, Schreckhaftigkeit, Kopfschmerz.

Eine generalisierte Angststörung ist eine recht häufige Störung mit der **Neigung zur Chronifizierung**. Viele Betroffene berichten, dass sie sich schon ihr ganzes Leben lang ängstlich getrieben und nervös gefühlt haben. Ältere Menschen machen sich meist Sorgen um ihre zunehmende Gebrechlichkeit. Bei Kindern und Jugendlichen mit einer generalisierten Angststörung betreffen die Sorgen und Ängste hauptsächlich die schulischen und sportlichen Leistungen, außerdem machen sich die betroffenen jungen Menschen Sorgen über mögliche Katastrophen, Kriege usw. Kinder mit einer generalisierten Angststörung neigen dazu, besonders perfektionistisch oder selbstunsicher zu sein. Sie verlangen nach steter Anerkennung ihrer Leistungen und fordern die Beachtung ihrer Sorgen durch die nahen Bezugspersonen.

5.7.1 Ursachen einer generalisierten Angststörung

Eine generalisierte Angststörung entsteht meist langsam und schleichend aus dem Zusammenspiel verschiedener Faktoren. Es scheint, dass von einer generalisierten Angststörung Betroffene nie den „Gefahrenmodus“ verlassen, diese Menschen neigen also dazu, auf körperlich-physiologischer Ebene („Sympathikus“) stets „auf dem Sprung“ zu sein. Furcht oder Nicht-Furcht-Reize können nicht unterschieden werden, Anspannung und Aufregung sinken daher nicht wie bei anderen Menschen. Aber auch **negative Lernerfahrungen** im Lebensverlauf, insbesondere in der Kindheit, spielen für die Entwicklung einer generalisierten Angststörung eine wichtige Rolle. Die Welt wird als bedrohlich und nicht kontrollierbar eingeschätzt. Hierbei spielen unkontrollierbare und überwältigende Erfahrungen ebenso eine Rolle wie nahestehende Personen, die als „Modell“ und in ihrem „Erziehungsstil“ nicht vermittelt haben, wie mit Bedrohungen angemessen umgegangen werden kann. So entsteht bei den Betroffenen eine **geringe Problemlösungszuversicht** und **Kompetenzerwartung** („Ich schaffe das nicht!“). Auslöser für eine generalisierte Angststörung sind meist sogenannte „Life events“, belastende Ereignisse und Überforderungssituationen in Familie und Beruf.

Die daran anschließenden Sorgen haben bei den Betroffenen eine positive Wirkung, sie dienen jedoch tatsächlich der **Vermeidung**. Menschen mit einer generalisierten Angststörung glauben, dass die Sorgen ihnen dabei helfen können, weitere Enttäuschungen zu vermeiden und bessere Lösungen für ihr Leben zu finden. Die Sorgen werden von den Betroffenen aufrechterhalten, weil ausgeprägte Sorgen der ängstlichen Erregung entgegenwirken. Diffuse, verbal ausgedrückte Sorgen helfen, die körperliche Erregung zu drosseln, weil sich die Betroffenen die angstauslösenden Situationen weniger bildlich und konkret vorstellen bzw. intensiv szenisch nacherleben müssen. Sorgen und „Sorgenketten" scheinen zunächst Angst zu nehmen, hemmen aber wahrscheinlich eine grundlegende emotionale Verarbeitung der angstauslösenden Situationen („Traumata"). Man kommt sozusagen aufgrund der vielen Sorgen nicht auf den schmerzhaften Punkt („Hotspot") sowie auf „tiefer" liegende und viel mehr belastende Ängste.

Alle Ablenkungs- und Kontrollversuche sowie Vermeidungsstrategien gegenüber den Sorgen wirken bei den von einer generalisierten Angststörung Betroffenen nicht angstlösend, sondern so, dass sich die Sorgen und Ängste immer weiter aufschaukeln. So lassen sich Sorgen und Gedanken nicht einfach unterdrücken, und jeder Unterdrückungsversuch führt letztlich dazu, dass die Gedanken und Sorgen noch stärker in den Vordergrund rücken.

5.7.2 Generalisierte Angststörung bei Menschen mit Störungen der Intelligenzentwicklung

Bei Menschen mit intellektuellen Beeinträchtigungen lassen sich die Symptome einer generalisierten Angststörung mitunter nur schwer beobachten und einschätzen, da diese nicht offensichtlich auf der Verhaltensebene zu beobachten sind. Ähnlich wie bei der entsprechenden Störung im Kindesalter können Menschen mit leichter und mittlerer Intelligenzminderung unbegründete und nicht kontrollierbare Sorgen über unterschiedliche Bereiche und Situationen äußern und ein Verhalten zeigen, dass die Lebensqualität und Teilhabe der Betroffenen erheblich einschränken kann. Sorgen über Kleinigkeiten im Verhalten („Habe ich das jetzt richtig gemacht?", „Ich bin zu spät gekommen!") oder Grübeleien darüber, nicht „gut" oder „lieb" gewesen oder nicht akzeptiert zu sein, sowie ausgeprägte Sorgen und Katastrophengedanken, die sich auf Geschwister und Eltern beziehen, können Ausdruck dieser Störung sein. Betroffene versuchen, sich bei Bezugspersonen stets rückzuversichern („Ist das jetzt in Ordnung?", „Alles okay so?"). Häufig kommen über lange Zeit auch Gefühle der Anspannung sowie Symptome wie Rückzug, Ruhelosigkeit, Schlafprobleme, Müdigkeit und Reizbarkeit hinzu. Eigene Bewältigungsmöglichkeiten werden von den Betroffenen unterschätzt („Das kann ich nicht!"), ihr Selbstvertrauen ist niedrig. Arbeitsschritte, z. B. in der Werkstatt, werden vermieden oder die Bearbeitung dauert aufgrund der perfektionistischen Ansprüche viel zu lange. Die Bezugspersonen, Eltern und Assistenzkräfte verbringen überdurchschnittlich viel Zeit damit, die Betroffenen zu beruhigen, ihre ängstlichen Erwartungen zu relativieren oder sie zu aktivieren, doch zu bestimmten Ereignissen und Tagesgeschehnissen mitzukommen.

5.7.3 Heilerziehungspflegerischer Umgang mit Menschen mit generalisierten Angststörungen

Grundsätzlich ist es wichtig, dass Heilerziehungspflegerinnen und Heilerziehungspfleger die Ängste auf der Verhaltensebene gut beobachten und entsprechende Äußerungen sensibel wahrnehmen. Dazu kann im Einvernehmen mit den Betroffenen das kurzzeitige Anlegen eines **Tagebuchs** zur Aufzeichnung der ängstlichen Aussagen („Sorgentagebuch") in den entsprechenden Zeiträumen („Angstkurve") hilfreich sein. Wann sind die Sorgen geringer, wann sind sie stärker, wie lang dauern die Phasen an? Welche Strategien werden zur Vermeidung angewandt? Wichtig ist festzuhalten, dass durch die Äußerung der Sorgen etc. zwar kurzfristig Angst vermieden, langfristig jedoch diese Angst nicht behoben wird.

In der Heilerziehungspflege Tätige sollten daher die Betroffenen zu einer **Psychotherapie** motivieren. So werden beispielsweise im Rahmen einer gut vorbereiteten **Expositionstherapie** (s. Konfrontationstherapie, Seite 178) Betroffene mit ihren Sorgen und schlimmsten Befürchtungen konfrontiert und diese gemeinsam bildhaft durchlebt.

Im Alltag ist eine leicht distanzierte, gut kontrollierte und normalisierende erzieherische und pflegerische Grundhaltung gegenüber Menschen mit einer generalisierten Angststörung sinnvoll, sie kann zur Reduktion der Symptome beitragen. Eine balancierte Begleitung, in der die Betroffenen ernst genommen werden, zugleich aber katastrophisierende Gedanken im Gespräch relativiert werden und von nicht enden wollenden „Sorgenketten" mit aktivierenden Angeboten (Psychomotorik, Spiel u. a.) abgelenkt wird, ist sinnvoll und trägt zur weiteren Teilhabe bei. Entspannungsangebote wie Snoezelen oder „progressive Muskelentspannung" sind ergänzend hilfreich. Eine medikamentöse Behandlung mit Benzodiazepinen oder Antidepressiva kann ärztlich verordnet werden.

→ AUFGABE

Befragen Sie Ihre Mitschülerinnen bzw. Mitstudierenden zum Thema „Umgang mit Ängsten" und nehmen Sie hierzu die Tabelle auf Seite 198 zu Hilfe. Überlegen Sie dann, wie Sie sich in folgenden Fällen verhalten könnten:

1. Frau Schulte hat Angst, vor die Tür zu treten, weil es schneit und sie bereits schon einmal bei Glätte gestürzt ist.
2. Frau Adnan fällt es immer wieder schwer, sich beim Elternbesuch von den Elternteilen zu lösen.
3. Herr Schmitz berichtet am Morgen immer wieder von Albträumen.
4. Herr Franke äußert immer wieder die Sorge, dass seiner Mutter etwas passieren könnte.
5. Frau Carven hat immer mal wieder Angst, in ihr Zimmer zu gehen, weil unter dem Bett ein Monster sein könnte.

ZUSAMMENFASSUNG

Angst und Furcht sind voneinander zu unterscheiden. Es handelt sich hierbei üblicherweise um gesunde und überlebensnotwendige sowie evolutionär vorbereitete Emotionen. Es bestehen je nach Entwicklungsalter unterschiedliche Ängste, die in der fortlaufenden Entwicklung angemessen reguliert werden müssen. Gelingt dies nicht, können Alltagsabläufe nicht bewältigt werden und es kommt zu einem Leidensdruck. Die Wahrscheinlichkeit der Entwicklung einer Angststörung steigt durch ein dauerhaftes und häufiges Vermeidungsverhalten der Betroffenen. Es werden unterschiedliche Formen der Angststörung unterschieden.

Bei einer **Störung mit Trennungsangst** reagieren Kinder, Jugendliche und Erwachsene auf die Trennung von Bezugspersonen oder vom häuslichen Umfeld mit einer anhaltenden, dauerhaften, entwicklungs- und altersunangemessenen Angst. Trennungen von Bezugspersonen werden nur unter starker Angst oder Panik ertragen bzw. ganz vermieden. Die Ursachen der Störung werden u. a. in psychosozialen Belastungen und unsicher erlebten Bindungen gesehen. Mangelnde Feinfühligkeit des Umfeldes und eine symptombezogene Zuwendung können diese Angst verstärken. Im Rahmen einer als verlässlich erlebten Beziehung kann schrittweise und zielgerichtet das Alleinsein eingeübt werden.

Eine **spezifische Phobie** zeigt sich in einer unangemessenen starken Angst und entsprechenden Angst- und Vermeidungssymptomen in den vier Erlebnisebenen vor ausgewählten Situationen und Dingen, z. B. großen Tieren, einem Zahnarztbesuch oder Spritzen. Die Ursachen liegen u. a. in angeborenen Temperamentsfaktoren, mangelnden frühen Kontrollerfahrungen sowie besonderen Umwelt- und Lernerfahrungen, die das Furchtsystem des Menschen aktivieren. Spezifische Phobien treten bei Menschen mit Intelligenzminderung entsprechend dem Entwicklungsalter gehäuft auf. Ein möglichst frühes Selbstwirksamkeitserleben schützt vor der Entwicklung starker Ängste. Verhaltenstherapeutische Methoden, die vorsichtig gestaltete positive Lernerfahrungen mit angstauslösenden Reizen, eine beruhigende Alltagsgestaltung und heilerziehungspflegerische Methoden wie „basale Kommunikation“ u. a. können die Symptome einer spezifischen Phobie verringern.

Eine **soziale Angststörung/soziale Phobie** zeigt sich in der ausgeprägten Angst vor sozialen Situationen und vor einer prüfenden und bewertenden Betrachtung durch andere. Zentral sind innere Negativbewertungen, die auch Menschen mit leichter Intelligenzminderung entwickeln können, wenn sie z. B. die Erfahrung von persönlicher Entwertung gemacht haben oder überhöhte Erwartungen durch nahe Bezugspersonen erfüllen müssen. Im Umgang mit sozial ängstlichen Menschen ist die Stärkung des Selbstwertgefühls wichtig. Allzu versorgende Haltungen sind zu vermeiden. Kleine Schritte in soziale Situationen sind stets anzuregen und zu bekräftigen.

Panikstörungen zeigen sich in unvorhersehbaren, kurz andauernden Panikattacken. Die intensiv erlebte Angstüberflutung steht dabei nicht im Zusammenhang mit anderen Störungen wie z. B. einer Phobie. Typisch ist die Angst vor einer erneuten Panikattacke, die zu einem ausgeprägten Vermeidungsverhalten führen kann. Die Ursache liegt in einer Art „Teufelskreis“ mit komplexen Gedanken, Zuschreibungen und erhöhter Selbstwahrnehmung. Menschen mit intellektuellen Beeinträchtigungen zeigen daher selten Panikstörungen. Von einer Panikstörung Betroffene benötigen beruhigende und erklärende Begleitpersonen. Atem- und Entspannungstechniken, Psychotherapie sowie gegebenenfalls die kurzeitige Gabe angstlösender Medikamente können aus dem „Teufelskreis“ einer Panikstörung führen.

Die **Agoraphobie** zeigt sich in einer unverhältnismäßigen Angst vor verschiedenen Orten, Plätzen und Menschenmengen, an denen im Falle des Auftretens von Angst oder einer Panikattacke eine Flucht erschwert ist oder peinliches Aufsehen erregen würde. Die Anwesenheit von Bezugspersonen reduziert die Angst, jedoch breitet sich das sogenannte Vermeidungsverhalten unbehandelt immer weiter aus. Die Ursachen sind mehrfaktoriell. Bei Menschen mit

Intelligenzminderung ist genauestens zu beachten, ob störungstypische Denkstile oder Befürchtungen vorhanden sind, die eine entsprechende Diagnose rechtfertigen. Im Umgang mit Menschen mit einer Agoraphobie ist eine kompetente, aktivierende und reflektierte Begleitung durch die heilerziehungspflegerische Fachkraft wichtig.

Generalisierte Angststörungen zeigen sich in anhaltenden, übertriebenen und verallgemeinerten Ängsten und Sorgen, die sich auf eine ganze Reihe unterschiedlicher Ereignisse und Situationen beziehen. Betroffene kommen aus der Sorgenspirale nicht heraus und bleiben in ihrer ständigen ängstlichen Erregung stecken. Ursächlich für generalisierte Angststörungen sind Temperamentsfaktoren und negative Lernerfahrungen. Somit werden Bedrohungen als nicht bewältigbar betrachtet. Die ständigen Sorgen und Grübeleien sind ein Lösungs- und Vermeidungsversuch, um Ängste letztlich nicht bildhaft spüren zu müssen. Menschen mit intellektuellen Beeinträchtigungen zeigen eine generalisierte Angststörung nicht offensichtlich auf der Verhaltensebene, oft werden Verhaltensauffälligkeiten nicht als entsprechende Symptome einer generalisierten Angststörung eingeschätzt. Eine gute und strukturierte Beobachtung, eine kompetente und gut ausbalancierte Begegnung und Entspannungsangebote mit Betroffenen können zur Reduzierung der Symptome beitragen.

Angst- und furchtbezogene Störungen: mögliche heilerziehungspflegerische Hilfen im Überblick

<table>
<tr><th colspan="2">Angst- und furchtbezogene Störungen</th></tr>
<tr><th colspan="2">Mögliche Auffälligkeiten im heilerziehungspflegerischen Handlungsfeld</th></tr>
<tr><td>Mögliche Verhaltensauffälligkeiten unter Berücksichtigung der bestehenden Intelligenzminderung</td><td>• starke motorische Anspannung, Zittern
• sozialer Rückzug
• Furcht vor und Vermeidung von spezifischen Objekten
• Vermeidung von Trennungssituationen
• Vermeidungsverhalten, Angst vor dem Verlassen vertrauter Situationen
• Verweigerung des Werkstattbesuchs
• Überforderung im Gruppengeschehen
• körperliche Symptome wie Durchfall, Übelkeit, Erbrechen, Schmerzen, Schlafstörungen, Kopfschmerzen
• andauernde übermäßige Besorgnis, dass Bezugspersonen etwas passieren könnte
• Grübeleien, allgemeines Besorgtsein
• Albträume
• fremd-/selbstverletzendes Verhalten
• Konzentrationsmängel
• mangelnde Eigenaktivität und Beteiligung im Gruppengeschehen
• Unsicherheit und Versagensängste
• Angst vor Tieren, vor Dunkelheit, Gegenständen etc.</td></tr>
<tr><th colspan="2">Mögliche heilerzieherische Maßnahmen, pädagogisch-pflegerische Haltungen und Handlungsansätze</th></tr>
<tr><td>Hilfen im Arbeitsfeld</td><td>• Vorbereiten und Begleiten von angstlösenden Situationen
• Veränderungen stets ankündigen, neue Situationen behutsam anbahnen, Betroffene nicht überfordern
• Angstbefürchtungen ernst nehmen, Situationen realistisch bewerten und benennen („Was könnte schlimmstenfalls passieren?“)</td></tr>
</table>

<table>
<tr><th colspan="2">Angst- und furchtbezogene Störungen</th></tr>
<tr><th colspan="2">Mögliche heilerzieherische Maßnahmen, pädagogisch-pflegerische Haltungen und Handlungsansätze</th></tr>
<tr><td>Hilfen im Arbeitsfeld</td><td>• Ermunterung, Angstgedanken durch schöne Gedanken zu unterbrechen
• Gefühle thematisieren, Stimmungstagebuch, -barometer, Stimmungsampel
• Herausfinden, welches Bedürfnis hinter der Angst steht (Ruhe, Bindung, Trauerbewältigung u. a.)
• allgemeine Stressquellen erkennen und abbauen
• Entspannungsverfahren (z. B. Snoezelen, Massagen, Musik usw.) anbieten
• verlässliche soziale Beziehungen anbieten, feste Bezugsperson, Begleitung, Assistenz
• Förderung sozialer Kompetenzen, Partner- und Gruppenarbeit, Üben sozialer Fertigkeiten, spielerische Interaktionen
• Förderung des Selbstbewusstseins, (Gruppen-)Aufgaben geben
• Strukturierungshilfen und Visualisierungen anbieten (TEACCH), Rituale und Routinen einführen
• Zeit geben
• Rückzug ermöglichen, soziale Pausen anbieten
• ressourcenorientierte Aktivierung
• nonverbale Zugänge ermöglichen, durch Spiel, Bewegung, Musik, hauswirtschaftliche Tätigkeiten
• Lob und emotionale Unterstützung
• Angstkontrolle (z. B. bei Panikanfall) erlangen, z. B. durch das Beobachten der Außenwelt, Riechen an Parfüm, Schmecken von sauren Bonbons, vorwärts oder rückwärts zählen, singen, in der Zeitung blättern etc.
• Sport und Bewegung, z. B. Laufen, wirken nachweislich kurz-, aber auch langfristig angstlösend.
• Zur Angstprävention und -bewältigung sind alle Aktivitäten, die „mutig machen", hilfreich, z. B. Kanutouren als erlebnispädagogisches Angebot.</td></tr>
<tr><td>Mögliche externe Hilfen</td><td>• Klärung der Diagnose, Beratung und Unterstützung durch spezialisierte regionale Beratungsstellen, Therapeutinnen, Ärzte oder Kompetenzzentren
• Erstellung von Verhaltensanalysen in der Therapie, Vermeidungsverhalten abbauen
• psychotherapeutische Anleitung und enge Begleitung bei Angst-Konfrontationsübungen
• besondere Trainings der sozialen Kompetenz
• zusätzliche medikamentöse Unterstützung nach ärztlicher Empfehlung: Benzodiazepine, Antidepressiva, Betablocker
• gezielte Entspannungsverfahren und Stressbewältigung (z. B. progressive Muskelentspannung, autogenes Training)
• Kunsttherapie, Musiktherapie, tiergestützte Therapie u. a.
• Logopädie, Hilfen durch UK-Beauftragte (Unterstützte Kommunikation)
• Supervision und Fallberatung nutzen
• Zusammenarbeit mit weiteren Bezugspersonen wie Eltern
• Hilfen zur Kommunikation mit Gebärden anbieten
• geschützte Angebote mit Gleichaltrigen finden
• Absprachen mit Ärztinnen bzw. Psychiatern bezüglich der möglichen Medikation</td></tr>
</table>

6 Zwangsstörungen und verwandte Störungen

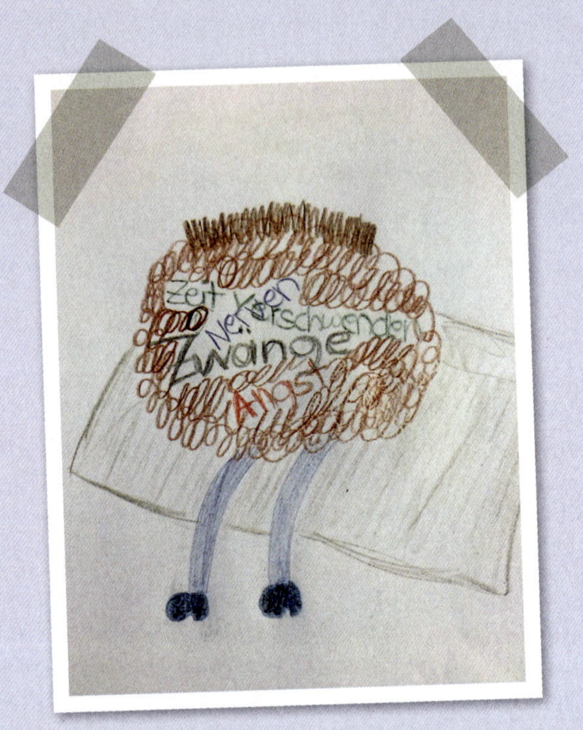

Angestrebte Kompetenzen

Fachkompetenz (Wissen und Fertigkeiten):

→ Symptome, Diagnosekriterien und Ursachen von Zwangsstörungen kennen.

→ Wissen über Bewältigungs- und Behandlungsmöglichkeiten von Zwangsstörungen erwerben.

Personale Kompetenz (Sozialkompetenz und Selbstständigkeit):

→ Anzeichen von Zwangsstörungen bei den betreuten Menschen erkennen können.

→ Empathisch und klar mit betreuten Menschen mit Zwangsstörungen umgehen können.

→ Effektiv mit zwangserkrankten Betroffenen kommunizieren können, um ihre Bedürfnisse zu verstehen.

→ In Zusammenarbeit mit Fachkräften aus den Bereichen Medizin und Therapie eine angemessene Hilfeleistung anbieten können.

Was schätzen Sie? Wie viele Menschen, die nicht von einer psychischen Störung betroffen sind, bejahen folgende Aussagen?

a) Ich vermeide es, im öffentlichen Raum Gegenstände zu berühren (z. B. die Haltestange im Bus).
b) Wenn ich Geld berührt habe, wasche ich mir anschließend die Finger.
c) Ich habe eine Lieblingszahl, die mir Glück bringt.
d) Wenn ich auf einem Plattenweg gehe, vermeide ich es, auf die Ritzen zu treten.
e) Wenn ich mich über den Misserfolg anderer freue, bin ich ein schlechter Mensch.
f) In meiner Wohnung muss alles an seinem Platz, sonst habe ich Angst, dass sich das Chaos ausbreitet.
g) Ich befürchte, dass man mir böse Gedanken an der „Nasenspitze“ ansieht.
h) Ich habe Angst davor, überzureagieren und (meinen) Kindern gegenüber handgreiflich zu werden.

Auflösung: a) 34 %, b) 28 %, c) 35 %, d) 29 %, e) 66 %, f) 31 %, g) 15 %, h) 14 %

(Quelle: Moritz/Hauschildt, 2011, S. 23 f.)

Fast alle Menschen haben bestimmte Angewohnheiten, die sie wiederholen, ohne dass es einen bestimmten Grund dafür gibt. Manche Leute pflegen persönliche Rituale wie z. B. der Sportler, der vor jedem Wettkampf ein Gebet spricht, oder die Studentin, die zu jeder Prüfung die gleichen Socken trägt. Manche versuchen persönliches Unheil durch magische Handlungen abzuwenden („drei Mal auf Holz klopfen“). Andere beschleicht noch eine ganze Weile das Gefühl, das Bügeleisen zuletzt doch nicht ausgemacht zu haben, nachdem sie das Haus verlassen haben. Fast jeder Mensch hat von Zeit zu Zeit aufdringliche oder unsinnige Gedanken, was auch nicht verwundert, denn es gehen uns täglich fast 60 000 Gedanken durch den Kopf.

→ AUFGABEN

1. Welche wiederholten Angewohnheiten, Gedanken und Rituale haben Sie im Alltag?
2. Ist das von Ihnen beschriebene Verhalten ein Zwang? Wann würden Sie sagen, dass es sich bei Gedanken oder einem Verhalten um eine Zwangsstörung handelt?

Die oben genannten Verhaltensweisen und Gedanken erscheinen zwar zwanghaft, sind aber keine Störung im eigentlichen Sinne. Eine Zwangsstörung ist nach DSM-5, ICD-10 und ICD-11 durch das Vorliegen von Zwangsgedanken und Zwangshandlungen gekennzeichnet, die sich dem betroffenen Menschen immer wieder aufdrängen, gegen deren Auftreten er sich vergebens wehrt und die ihn dadurch zunehmend sehr beeinträchtigen. Unterschieden werden Zwangsgedanken und Zwangshandlungen.

In diesem Kapitel wird explizit nur auf Zwangsstörungen eingegangen. Zwangsvorstellungen, aufdringliche Gedanken oder Grübeleien stehen in der ICD-11 im Mittelpunkt weiterer oder „verwandter Störungen“: Menschen, die von **körperdysmorphen Stö-**

rungen betroffen sind, leiden erheblich darunter, dass ein Teil ihres Körpers, wie etwa die Nase, unansehnlich oder fehlgebildet ist, obwohl Außenstehende das gar nicht wahrnehmen können. Wiederkehrende und gewohnheitsmäßige Verhaltensweisen kennzeichnen auch das **pathologische Horten und Sammeln** sowie **körperbezogene Handlungen** wie etwa das Haareausreißen (Trichotillomanie), Hautzupfen, Hautaufkratzen oder Lippenbeißen (Dermatillomanie).

6.1 Zwangsstörungen: Zwangsvorstellungen und Zwangshandlungen

DEFINITION

Zwangsvorstellungen
Zwangsvorstellungen sind wiederkehrende und anhaltende Gedanken, Impulse oder bildhafte Vorstellungen, die als unangenehm, ungewollt und ängstigend erlebt werden. Der betroffene Mensch versucht häufig erfolglos, Widerstand gegen diese Bilder, kreisenden Gedanken, Ideen oder Befürchtungen zu leisten oder diese zu ignorieren.

Zwangsgedanken sind keine Gedankeneingebung, wie sie z. B. bei Psychosen (s. Schizophrenie, Seite 109) vorkommen. Häufig handelt es sich vielmehr um übertriebene Befürchtungen mit gewalttätigen oder sexuellen Inhalten, die im Widerspruch zu den eigenen Überzeugungen und Absichten stehen und daher als nicht zugehörig zur eigenen Person erlebt werden („ich-dyston“) und gegen die sich die betroffene Person vergebens wehrt.

BEISPIELE

- Frau Martinez quält sich mit der Fantasie, jemanden versehentlich mit dem Auto verletzt zu haben.
- Der jugendliche Denis bekommt den Gedanken nicht mehr aus dem Kopf, seine Mutter mit dem Küchenmesser umbringen zu wollen. Manchmal wacht er bereits mit dem Gedanken auf, dass es bereits geschehen ist.
- Herr Theißen wird von sexuellen Gedanken geplagt und fürchtet, seine Mitmenschen und Arbeitskollegen sexuell zu belästigen oder obszöne Aussprüche von sich zu geben.

DEFINITION

Zwangshandlungen
Zwangshandlungen sind durch stets wiederholte Verhaltensweisen oder mentale Handlungen gekennzeichnet, zu denen sich die Betroffenen meist als Reaktion auf Zwangsgedanken gezwungen fühlen.

Zwangshandlungen sind in der Regel funktional und dienen dazu, angstauslösende Gedanken zu vermeiden, zu neutralisieren oder zu reduzieren. Diese wiederholten Verhaltensweisen erfolgen nach starren Regeln und geben den Betroffenen das Gefühl der „Vollständigkeit“ oder Richtigkeit. Die Handlungen stehen aber nach einiger Zeit oft in keinem direkten Zusammenhang zum gefürchteten Ereignis und sind völlig übertrieben. Kann eine Zwangshandlung nicht ausgeführt werden, ist vermehrte Anspannung, Angst oder auch Aggression bei den Betroffenen zu beobachten.

BEISPIELE

- **Waschzwang:** Herr Peter muss immer wieder seine Hände waschen. Das kann so weit gehen, dass seine Haut völlig rissig wird, wund ist und blutet.
- **Kontrollzwang:** Frau Zimmermann muss, bevor sie aus dem Haus gehen kann, immer wieder die Schalter ihres Herdes kontrollieren, um zu prüfen, ob diese auch wirklich ausgeschaltet sind. Manchmal steht sie weinend vor dem ausgeschalteten Herd, weil sie einfach nicht das Gefühl erlangen kann, dass der Herd wirklich aus ist.
- **Zählzwang:** Rainer hat den Zwang, die Bücher im Regal immer wieder zählen zu müssen.
- **Wiederholungszwang:** Herr Kremer wiederholt lautlos immer wieder bestimmte Worte.
- **Symmetriezwang:** Studentin Susi muss immer wieder Papiere und Stifte u. a. in besonderer Weise ausrichten und kann dadurch Aufgabenstellungen zeitlich nicht zu Ende führen.
- **Ordnungszwang:** Frau Lang hat das Gefühl, dass ein Bild, das sie an die Wand gehängt hat, nicht „genau richtig“ aussieht, sodass sie sehr viele Handlungswiederholungen benötigt, bis es „hundertprozentig gerade“ ist.
- **Kontaminationszwang:** Bei Frau Schiller kreisen die Gedanken stets um Gesundheit und Hygiene. Die übertriebene Angst vor Schmutz und ansteckenden Bakterien führt dazu, dass sie Türklinken nicht anfasst sowie Arztpraxen und Krankenhäuser meidet. Sie kann auch zu Hause keinen Besuch empfangen, da sie befürchtet, dass dieser ihren Wohnbereich mit Schweiß, Speichel etc. verunreinigen könnten.

Zwangsstörungen verursachen einen erheblichen Zeitaufwand – mehr als eine Stunde am Tag – und beeinträchtigen die Alltagsroutine des Menschen im erheblichem Maße. Letztlich können ständige Zwangsgedanken und -handlungen sich so weit ausbreiten, dass sie zur völligen Handlungsunfähigkeit der Betroffenen führen. Betroffene vermeiden die Personen, Situationen und Orte, in denen Zwangshandlungen angestoßen werden könnten. Sehr häufig werden die Symptome einer Zwangsstörung aus dem Gefühl der Unzulänglichkeit und der Scham heraus vor Außenstehenden verborgen und nicht mitgeteilt. Den betroffenen Menschen gelingt es oftmals sehr gut, ihre Zwänge in den Tagesablauf nahezu verborgen einzubauen. Daher werden Zwangsstörungen oftmals erst sehr spät erkannt.

MERKEN

Kleine Kinder oder Menschen mit intellektuellen Beeinträchtigungen haben kaum Einsicht in die Funktion ihrer Handlung und sind in der Regel nicht in der Lage, den Zweck dieser Handlungen verbal auszudrücken.

Zwangsstörungen sind abzugrenzen von Störungen der neuronalen und mentalen Entwicklung wie z. B. stereotypen Verhaltensweisen, Tics, Sonderinteressen, Ritualen und Veränderungsängsten, wie sie u. a. bei Menschen mit Autismus-Spektrum-Störung zu beobachten sind. Wahnsymptome bei schizophrenen Störungen oder zwanghafte Persönlichkeitsstörungen sind ebenfalls keine Zwangsstörungen.

Manche der betroffenen Menschen zeigen keinerlei Einsicht darin, dass ihre Überzeugungen unwahr sind. Andere ziehen – meist in angstfreien Situationen – zumindest in Betracht, dass ihre Überzeugungen unwahr sein könnten. Aber das Wissen um die Sinnlosigkeit ihres Tuns („Ich weiß, dass die Kissen nicht immer ganz genau angeordnet liegen müssen") hilft ihnen in der Regel nicht. Menschen mit Zwangssymptomatik erleben in den betreffenden Situationen oft erhebliche Ängste, Panikattacken oder Ekelgefühle. Das Unbehagen in der Situation wird oft als extrem belastend erlebt und hält so lange an, bis die Dinge „genau richtig" und „vollständig" erscheinen, der Zwang ausgeführt worden ist und man sich entspannen kann.

Merkmale der Zwangsstörung

Folgende Symptome sind für eine Zwangsstörung charakteristisch (vgl. ICD-11, 6B20; DSM 5, 2015, S. 318 ff.):

- entweder Zwangsvorstellungen (andauernd wiederkehrende Gedanken, Impulse oder Bilder) oder Zwangshandlungen (wiederholte Verhaltensweisen mit dem Zweck, Angst oder Unbehagen zu verhindern) oder beides
- Die Zwänge oder Zwangsvorstellungen sind zeitintensiv (mehr als eine Stunde pro Tag) und bestehen an den meisten Tagen, mindestens aber für 14 Tage.
- Die Symptome sind nicht Folge von Substanzgebrauch und können nicht durch andere Störungen erklärt werden.
- Sie führen zu erheblichem Leidensdruck und zu Beeinträchtigungen im täglichen Leben.

In der ICD-11 werden Zwangsstörungen mit mittelmäßiger bis guter Krankheitseinsicht und schlechter bis fehlender Einsicht unterschieden. Zur genauen Diagnosestellung werden entsprechende Fragebögen (z. B. Y-BOCS) zur Fremd- und Selbsteinschätzung verwendet.

Diagnostische Kriterien einer Zwangsstörung

Zwangsvorstellungen:
- immer wiederkehrende und anhaltende Gedanken, die in der Regel mit Ängsten einhergehen
- Person versucht, diese Gedanken zu ignorieren oder zu neutralisieren

Zwänge/Zwangshandlungen:
- wiederholte Verhaltensweisen
- Verhaltensweisen dienen dazu, Angst oder Unbehagen zu reduzieren

Ergänzender Hinweis:
Zwänge sind zeitintensiv (mehr als eine Stunde am Tag) und verursachen Leiden oder Beeinträchtigung in verschiedenen Lebensbereichen (sozial, beruflich u. a.).

Kriterien einer Zwangsstörung (vgl. ICD-11, 6B20; DSM 5, 2015, S. 318 ff.)

→ AUFGABE

Formulieren Sie in „leichter Sprache" für Menschen mit Intelligenzminderung, was eine Zwangsstörung ist (siehe dazu www.leichte-sprache.de [09.02.2024]).

Verbreitung von Zwangsstörungen (Epidemiologie)

Man geht von ca. 1 Million Zwangspatientinnen und -patienten in Deutschland aus. Im Verlauf eines Lebens erkranken ca. 2 bis 2,5 % der Menschen an einer Zwangserkrankung. Frauen und Männer erkranken etwa gleich häufig (vgl. Borcsa/Broda u. a., 2014, S. 14). Bei Menschen mit Intelligenzminderung wird die Häufigkeit einer Zwangsstörung als leicht erhöht angegeben. Es gibt jedoch starke Unsicherheiten bezüglich der Diagnose und so gehen andere Untersuchungen bei diesem Personenkreis wiederum von deutlich niedrigeren Zahlen aus (vgl. Albornoz, 2014, S. 27 ff.). Eine Zwangsstörung beginnt in der Regel schleichend, beim Erstauftreten liegt das Alter der Betroffenen im Durchschnitt bei etwa 20 Jahren, sie kann aber auch schon mit etwa zehn Jahren auftreten. Ein Zwang kommt selten allein, häufig haben zwangserkrankte Menschen zusätzlich eine Depression, Ängste, Aufmerksamkeitsstörungen, Essstörungen u. a.

6.2 Ursachen einer Zwangsstörung

Zwänge sind meist von Ängsten und deren Unterdrückung begleitet. Dreimal die Schnürsenkel auf- und zubinden, ein paar Mal den Lichtschalter an- und ausknipsen – solche Verhaltensweisen kommen bei kleinen Kindern relativ häufig vor. Sie gehören zum normalen Entwicklungsverlauf und verschwinden in der Regel mit der Zeit von allein. Diese zwangsähnlichen oder ritualisierten Handlungen bieten den Kindern offensichtlich Sicherheit und Halt, wenn Angst und Nervosität, z. B. vor dem nächsten Entwicklungsschritt, zu groß werden. Bestimmte Rituale vor dem Schlafengehen reduzieren so die Angst vor dem Alleinsein in der Nacht. Sie sind ein vorübergehendes Entwicklungsphänomen, mitunter auch in späteren Lebensphasen noch zu beobachten und daher keine Zwangsstörung, da sie von den Betroffenen auch nicht als belastend erlebt werden. Bei Menschen mit Störungen der Intelligenzentwicklung und dem entsprechenden Entwicklungsalter können ritualisierte Verhaltensweisen daher auch als sinnvolle entwicklungslogische Reduktion von Angst betrachtet werden.

Die Ursachen der dagegen sehr belastend erlebten Zwangsstörungen sind oft unklar und individuell sehr unterschiedlich. So geht man auch hier von **multifaktoriellen Entstehungsbedingungen** aus, d. h., es wirken genetische, biologische, psychologische, biografische und äußere Faktoren wechselseitig aufeinander ein.

Es gibt Hinweise auf **genetische Ursachen** und Dispositionen. Bei einigen genetischen Syndromen (z. B. dem Cornelia-de-Lange Syndrom oder dem Prader-Willi-Syndrom) zeigen sich gehäuft zwanghafte Verhaltensweisen. Es spricht mittlerweile einiges dafür, dass Störungen in der Hirnstruktur und im Hirnstoffwechsel, also

neurobiologische Faktoren, eine Ursache für Zwangsstörungen sein können. Diese neurobiologischen Ursachen führen zu einer übermäßigen Aktivität der Hirnregionen, die für die Planungen und Umsetzungen von Handlungen und Bewegungsabläufen zuständig sind.

Lerntheoretisch geht man davon aus, dass bei den Betroffenen ein ursprünglich neutraler Reiz (z. B. verschmutze Kleidung) durch Kopplung mit einem angstauslösenden Reiz (z. B. Stress, Traumatisierung) ebenfalls zu einem Angstreiz wird. Zwangshandlungen können dann als Versuch angesehen werden, einen nun angstbesetzten Reiz oder eine ängstigende Situation („Ich habe verschmutzte Kleidung") zu bewältigen („Ich wechsele rasch die Kleidung und wasche mich"). Hat diese Strategie Erfolg und reduziert die Angst, so kann sie sich im weiteren Verlauf ausbreiten und sich verselbstständigen (generalisieren). Die Handlung (Kleidung wechseln, sich waschen u. a.) tritt nun praktisch an die Stelle der eigentlichen Angst. Bei dem Versuch, die Handlung zu unterlassen, tritt jedoch wiederum Angst auf.

Ein **kognitives Erklärungsmodell** betont die Bedeutung von Gedanken bei der Entwicklung von Zwangssymptomen. Üblicherweise haben alle Menschen im Laufe eines Tages Gedanken, Bilder oder Impulse im Kopf. Ihnen wird aber in der Regel keinerlei Bedeutung zugemessen. Erst wenn diesen Gedanken eine unangemessene Bedeutung gegeben wird („Könnte es sein, dass ich das Bügeleisen doch angelassen habe?"), entstehen negative Gefühle und eine Anspannung. Ungünstige Überzeugungen, z. B. „Ich muss meine Gedanken kontrollieren können", verschlimmern den Leidensdruck. Um diesen Druck und das negative Gefühl zu vermindern, versuchen Betroffene diese Gedanken durch bestimmte Handlungen abzuwenden. Zwanghaftes Kontrollieren, Ordnen, Zählen, Waschen oder Besorgtsein sind Formen der aktiven Vermeidung. Wenn dieses Vorgehen erfolgreich ist, wird es wiederholt und schließlich übersteigert, wodurch es zu einer Zwangshandlung kommt.

Viele Menschen mit Zwängen neigen dazu, Ärger und Aggressionen aufzustauen. Sie fühlen beispielsweise starken Hass gegenüber ihren Kolleginnen und Kollegen, haben aber zugleich deswegen Gewissensbisse, Ängste sowie Schuld- und Schamgefühle, weil diese Gedanken ihren Wertvorstellungen, z. B. von Kollegialität und einem partnerschaftlichen Miteinander, nicht entsprechen. Anstatt negative Gefühle und Gedanken angemessen zu artikulieren, einen Streit anzusprechen oder Grenzen zu setzen, neigen Menschen mit Zwangsstörung dazu, diese Gedanken mit Zwangshandlungen zu neutralisieren.

Bestimmte **Dispositionen** beim Menschen und **Umwelteinflüsse** spielen ebenfalls eine Rolle. Wenn sich bei einem Menschen bereits Ängste, Depressivität oder soziale Isolation zeigen und dies mit einer überzogenen Normorientierung und einem gesteigerten Verantwortlichkeitsgefühl zusammentrifft, ist die Ausprägung einer Zwangsstörung wahrscheinlich. Ebenso steigt die Wahrscheinlichkeit der Ausprägung zwanghaften Verhaltens, wenn das soziale Umfeld, z. B. in der Erziehung, sehr hohe Norm- und

Leistungserwartungen stellt, häufig Kritik am gezeigten Verhalten äußert und Heranwachsende eher überbehütend aufwachsen oder Trennungserfahrungen als Belastung erlebt haben.

Tiefenpsychologisch können Zwänge als Bewältigungsversuch für innere Konflikte verstanden werden. Destruktiv, chaotisch oder angstvoll erlebte Impulse, z. B. von Aggression oder Sexualität, werden so verringert und umgeleitet, wodurch wieder eine vermeintliche Sicherheit mit dem Umfeld erlebt werden kann. Scham- oder Schuldgefühle und Versagensängste in Familien mit unerbittlichen Ansprüchen, bei gleichzeitig anwachsender altersgemäßer Autonomieerwartung können durch Zwänge abgewehrt und dann nicht mehr gespürt werden.

Das Zwangsverhalten kann auch als **Modellverhalten** erlernt worden sein, da ein nicht geringer Teil der Eltern von zwangserkrankten Kindern selbst auch unter einer Zwangsstörung, Ängsten oder sozial-phobischen Störungen leiden (vgl. Wewetzer, 2012, S. 26).

Mit unterschiedlicher Intensität werden Eltern und andere nahe Bezugspersonen in die Zwangssymptomatik von Heranwachsenden eingebunden. Aus **systemischer Sicht** ist bemerkenswert, dass Menschen mit ihren Zwangsstörungen offenbar ihr Umfeld und die Interaktionen untereinander kontrollieren können. Zwangsstörungen erhalten dann eine hohe Funktionalität, wenn z. B. ein Mensch mit Zwangsstörung auch von den anderen Familienmitgliedern stets besondere Hygienemaßnahmen einfordert, bevor zu Mittag gegessen werden kann. Es zeigt sich deshalb oftmals in den Familien oder auch in den Wohngruppen eine extrem hohe Aggressionsbelastung, vor allem wenn die Bezugspersonen, die Zwänge beobachten, sich in die Zwänge einbezogen fühlen oder aber diese zu unterbinden versuchen.

→ AUFGABEN

1. Erklären Sie folgende Aussage: „Die Ursachen einer Zwangsstörung sind multifaktoriell."
2. Wie erklärt sich das Zustandekommen einer Zwangsstörung aus Sicht der Lerntheorie?
3. Welche Rolle spielen Gedanken bei der Entwicklung von Zwängen?
4. Welche familiären Faktoren können eine Rolle bei der Entwicklung von Zwängen spielen?
5. Die Tiefenpsychologie führt die Entstehung einer Zwangsstörung ursächlich auf Konflikte zurück. Welche Konflikte werden hier genannt?
6. Warum entsteht bei Familien oder Gruppen mit einem zwangserkrankten Mitglied mitunter eine sehr starke Aggressionsbelastung?
7. Denken Sie an mögliche Ursachen einer Zwangsstörung: Welche Konsequenzen ergeben sich bereits daraus für die Behandlung von Zwangsstörungen?

6.3 Zwangsstörungen bei Menschen mit einer Störung der Intelligenzentwicklung

Grundsätzlich können auch Menschen mit Intelligenzminderung eine Zwangsstörung entwickeln. Zwanghaftes Verhalten, starre oder unveränderliche Bewegungs- und Verhaltensmuster treten bei Menschen mit intellektuellen Beeinträchtigungen deutlich gehäuft auf (vgl. Došen, 2018, S. 365). Bei Menschen mit einer genetisch bedingten Störung, z. B. dem Lesch-Nyhan- oder dem Prader-Willi-Syndrom, liegt oft ein sogenannter „Verhaltensphänotyp" vor: Bestimmte Verhaltensmerkmale wie eine Intelligenzentwicklungs- und eine Zwangsstörung treten bei diesem genetischen Syndrom deutlich häufiger gemeinsam auf.

In der Praxis zeigt sich jedoch, dass die Befunderhebung einer Zwangsstörung bei Menschen mit Intelligenzminderung insgesamt recht schwierig ist (vgl. Albornoz, 2014, S. 56 ff.).

BEISPIEL

Heilerziehungspflegerin Leah berichtet von der Bewohnerin Hanna (45 Jahre), die intellektuell beeinträchtigt ist und ihre schmutzigen Wäschestücke, bevor sie diese in die Waschmaschine steckt, stets akribisch zusammenfalten muss. Die Mineralwasserflaschen in den Kästen müssen stets mit dem Etikett nach hinten ausgerichtet sein. Die Trinkgläser im Küchenschrank stellt sie mühevoll in gerader Linie hin und die Spülmaschine wird äußerst zeitaufwendig in exakter Reihenfolge eingeräumt. Wird sie ermahnt oder sogar daran gehindert, wirkt Hanna äußerst gereizt. So verbringt sie mitunter Stunden mit diesen Verhaltensweisen, zeigt aber keinerlei Leidensdruck. Die Eltern, Teammitglieder und Mitbewohnerinnen haben sich an diese „Marotten" gewöhnt und lassen sie gewähren.

→ AUFGABE

Was denken Sie? Sollten die Teammitglieder intervenieren und Hannas Verhalten pädagogisch beeinflussen?

Es gibt einen fließenden Übergang von Zwangsstörungen zu Stereotypien und Tic-Störungen. Oftmals entwickeln Menschen mit einer intellektuellen oder Mehrfachbeeinträchtigung ein **verwirrendes Bild von starren Bewegungs- und Verhaltensmustern**, in denen unterschiedliche Störungen in vielfältiger Ausprägung gemeinsam auftreten. Tics, Stereotypien und zwanghafte Verhaltensweisen haben oftmals die Funktion der **Reizmodulation** bei bestehenden Wahrnehmungsverarbeitungsstörungen (s. auch „Autismus-Spektrum-Störungen", Seite 88) und dienen somit auch der Beruhigung und dem Ermöglichen von Beziehungsaufnahme. Ungünstige und überfordernde Milieubedingungen können in Kombination mit kognitiven Einschränkungen und Wahrnehmungsverarbeitungsstörungen zu zwanghaften, stereotypen sowie fremd- und selbstschädigendem Verhalten führen.

Stereotypien, Tics und andere automatisierte Verhaltensweisen erscheinen zwar zwanghaft, sind aber meist weniger komplex und dienen in der Regel nicht dazu, einen Zwangsgedanken zu unterbinden. Während Zwänge als störend und zeitraubend erlebt werden, helfen Stereotypien den Betroffenen, ihren Alltag zu kontrollieren und Angst zu bewältigen. Durch Stereotypien können Betroffene den Stress in belastenden Situationen abbauen, sich beruhigen, Kontakt zum Gegenüber aufnehmen und mögliche Überflutungen durch Wahrnehmungsreize kontrollieren. Menschen mit einer Störung der Intelligenzentwicklung sind je nach Schweregrad der Beeinträchtigung meist nicht in der Lage, komplexe Zwangsgedanken, wie sie hier beschrieben worden sind, zu entwickeln. Sie haben oftmals keine Einsicht über ihre Zwangsgedanken und können sich davon kognitiv auch nicht distanzieren, indem sie diese beispielsweise als normverletzend oder unangenehm empfinden.

MERKEN

Stereotypien und Tics sind nach der ICD-11 den neuronalen Entwicklungsstörungen oder Krankheiten des Nervensystems zuzuordnen und somit *keine* Zwangsstörung.

TIPP

Um als Fachkraft herauszufinden, ob ein betreuter Mensch eine Zwangsstörung nach ICD-11 hat, helfen folgende Fragestellungen:

- Achtet die Person auf extreme Sauberkeit bei den persönlichen Dingen, wäscht und putzt sie viel?
- Haben Sie den Eindruck den begleiteten Menschen quälen oder beunruhigen Gedanken, die er gern loswerden möchte?
- Scheint die betroffene Person über Tag viel zu kontrollieren und zu überprüfen?
- Benötigt der Mensch länger als unbedingt notwendig für seine Alltagstätigkeiten?
- Sorgt sich der betroffene Mensch um Ordnung oder Symmetrie in seinem Umfeld?

Schon bei einer mit „Ja“ beantworteten Frage, lohnt es sich genauer zu schauen, ob eine Zwangsstörung vorliegen könnte.

6.4 Heilerziehungspflegerischer Umgang mit Menschen mit Zwangsstörungen

Zwangsstörungen können nicht nur den Betroffenen selbst, sondern auch seine Bezugspersonen und sein Umfeld schwer belasten. Der Zwang bekommt mitunter Charakter eines „ungebetenen Gastes“ mit der machtvollen Funktion, alle kontrollieren zu müssen.

BEISPIEL

Der Bewohner Herr Kramer verlangt stets ein bestimmtes Mahlzeitenritual. Alle am Tisch Sitzenden müssen warten, bis Herr Kramer sein Handwaschritual beendet hat. Dann verlangt er nach bestimmtem Geschirr und Besteck und besteht darauf, auf besondere Weise das Essen angereicht zu bekommen. Herr Kramer will stets als Erster seine Essensportion bekommen. Alle Beteiligten richten sich zähneknirschend auf seine Rituale ein, fühlen sich aber auch von ihm gegängelt.

Ein Mensch mit einer Zwangsstörung sollte keinesfalls gegen seinen Willen von seinem Zwangsverhalten abgehalten werden. Die dadurch entstehende Angst und innere Spannung führt in der Regel eher zu einer Verfestigung des gezeigten Verhaltens und nicht selten zu aggressiven Auseinandersetzungen, die das Verhältnis zu den Bezugspersonen zusätzlich extrem belasten können. Es ist jedoch auch sinnlos, sich als Bezugsperson um des Friedens willens in die Funktion der Zwänge einbinden zu lassen und die Betroffenen in der Ausübung ihrer Verhaltensweisen zu unterstützen.

TIPPS

- Die pädagogische Grundhaltung sollte darin bestehen, nicht *gegen* das Symptom, sondern *für* das Fehlende zu arbeiten.
- Ein zu sehr beschützendes Erzieherverhalten, zu hohe Leistungserwartungen und häufige emotionale Kritik, Ablehnung oder Aufregung verfestigen eher das bestehende Zwangsverhalten beim betroffenen Menschen.
- Stellen Sie sich grundsätzlich folgende Fragen: Welchen Sinn hat das Verhalten des betroffenen Menschen in der jeweiligen Situation und welche Angst kann damit bewältigt werden? Wie kann ich dem oder der Betroffenen helfen, Widerstand gegen die Zwänge zu leisten?

Bei der Begleitung des betroffenen Menschen ist es sinnvoll, sich mit allen Beteiligten darüber zu verständigen, die Zwänge und deren Auftreten einen beschränkten Zeitraum genau zu beobachten. **Protokolle** sollten über den Tag, die Situation, die Zwangshandlung, deren Dauer und die Einbindung von Bezugspersonen Auskunft geben können. Falls dies möglich ist, kann die betroffene Person auch selbst ein „Zwangstagebuch“ oder ein Protokoll darüber führen, wann und in welcher Situation sie bestimmte Dinge tun und denken muss: „Wie groß ist auf einer visualisierten Skala von 1 bis 10 der Ekel oder die Anspannung, und wie lange dauert die Situation? Welche Gedanken habe ich dabei?“

Bestimmte Umweltbedingungen geben dem Zwang „Nahrung“ und können ihn verstärken. Ein „Check“ oder „Test“ der Umweltbedingungen kann daher helfen (vgl. Külz, 2020, S. 15):

T	Trinke ich genug?	Bekommt der betroffene Mensch ausreichend zu trinken, stimmt die Flüssigkeitsbilanz?
E	Esse ich genug?	Wird ausreichend Essen gereicht, ist der Blutglukosespiegel in Ordnung?

S	Schlafe ich genug?	Es ist hilfreich, ein Schlafprotokoll zu erstellen, denn Müdigkeit und Erschöpfung verstärken die Symptome.
T	Trainiere ich genug?	Bekommt der betreute Mensch ausreichende Bewegungsangebote?
E	Erhole ich mich genug?	Erlebt der betroffene Mensch ausreichende Erholungs- und Ruhephasen?

Ziel der Behandlung und Begleitung zwangserkrankter Menschen ist es, einen weniger belastenden Umgang zu ermöglichen sowie den vollständigen Rückzug und die Isolation des betroffenen Menschen weitgehend zu vermeiden. Es geht darum, dem zwangserkrankten Menschen wohlwollend **Entlastungsmöglichkeiten** aufzuzeigen, die helfen, Ängste und Stress zu vermeiden, und zur allgemeinen Entspannung beitragen. Hilfreiche Fragestellungen sind in diesem Kontext z. B., wie man ein sehr großes Verantwortungsgefühl, eine überzogene Selbsterwartung, Aufopferung oder Perfektionsstreben im Alltag überwinden kann. Bei Menschen mit Intelligenzminderung eignen sich Umstrukturierungen im Lebens- und Arbeitsalltag sowie Entspannungsgeschichten, Snoezelen oder entsprechende Musikangebote. Da bloße Ablenkung und Unterdrückung von Gedanken zwangserkrankten Menschen in der Regel nicht hilft und die Wahrnehmung sich sehr schnell auf die vermeintlichen Gefahren beschränkt, ist es wichtig, andere Dinge bewusster wahrzunehmen.

BEISPIELE

Regen Sie den betroffenen Menschen an, in den unterschiedlichen Sinnesmodalitäten die Wahrnehmung zu ändern („Aufmerksamkeitsspaltung"):

- **Sehen:** Kannst du gelbe, blaue oder grüne Dinge im Raum sehen? Wer hat hier braune oder blonde Haare?
- **Hören:** Was hörst du gerade? Kannst du den Wind hören, das Rauschen der Blätter im Wald?
- **Riechen:** Kannst du den Duft der Blumen, das Parfüm, den Duft der nassen Kleidung riechen?

(Vgl. Moritz/Hauschildt, 2011, S. 60f.)

Da gerade viele Menschen mit Beeinträchtigungen nicht dazu befähigt worden sind, Gefühle wie Wut und Aggression in angemessener Weise auszudrücken, oder weil sie befürchten, derartige Gefühle auch nicht zeigen zu dürfen, neigen sie dazu, Ärger aufzustauen. Aufgabe der Bezugspersonen kann es daher sein, Gefühlsausdruck, Durchsetzungsmöglichkeiten und Selbstwirksamkeit im Alltag zu eröffnen, um Wut und Ärger angemessen und angstfrei zuzulassen. Der Ausdruck angemessener Aggressionen kann beispielsweise mit den Methoden der Psychomotorik, der Kunst, des Spiels oder der basalen Kommunikation gefördert werden.

TIPP

Die Niederländer Besems/van Vugt (1995) zeigen in ihrem Programm („Wo Worte nicht reichen") und in ihrem Konzept „Integrative Körpertherapie für Menschen mit geistiger Behinderung" interessante Ausdrucksübungen und gestalttherapeutische Zugänge für Menschen mit Intelligenzenwicklungsstörung.

Psychotherapeutische und medikamentöse Interventionen sind gegebenenfalls anzustrengen. Die folgenden psychotherapeutischen Zugänge sind hilfreich bei Zwangsstörungen, aber auch bei anderen psychischen Störungen.

Therapiemöglichkeiten bei Zwangserkrankungen	
Analytische und tiefenpsychologische Psychotherapie	Im Rahmen einer therapeutischen Beziehung zum Patienten oder zur Patientin geht es um das Aufdecken von Ängsten und dysfunktionalen, biografisch geprägten Verhaltensmustern. Ziel ist außerdem die Förderung des Ausdrucks verbotener oder angstauslösender Wünsche, Fantasien und Gedanken sowie das Aufspüren früherer Verletzungen, Konflikte oder depressiver Verhaltensweisen und deren Vermeidung. In einer Neuorientierungsphase wird ein angemessenes, weniger störendes und vermeidendendes Verhalten erprobt.
Kognitive Verhaltenstherapie	Es geht in einer Verhaltenstherapie um die Analyse und die genaue Beobachtung der bestehenden Zwangshandlungen und -gedanken sowie um das Erkennen der Auslösebedingungen. Aus Sicht der Verhaltenstherapie sind Zwangssymptome ein erlerntes Verhalten. Motivierte Patientinnen und Patienten werden schrittweise in einer tragfähigen therapeutischen Beziehung der individuellen Angst- und Anspannungssituation unter therapeutischer Begleitung ausgesetzt und dazu angeleitet, jegliche Form der Vermeidung, der Ausführung von Zwangshandlungen oder neutralisierender Gedanken zu unterlassen. Als bedrohlich erlebte Zwangsgedanken sollen dabei stufenweise mehr und mehr ausgehalten werden, bis Angst, Druck und Anspannung spürbar nachlassen und befürchtete Konsequenzen als unbegründet erlebt werden. In der kognitiven Therapie werden ungünstige persönliche Einstellungen („Ich könnte etwas falsch machen ...“, „Ich habe Schuld!“), Gedanken, Wahrnehmungen, Erwartungen und Verhaltensnormen zudem aufgespürt und hinterfragt. Ein veränderter Umgang damit wird gelernt. Durch eine erfolgreiche Verhaltenstherapie kann die neurobiologisch begründete Überaktivierung mancher Hirnregionen verringert werden.
Systemische Therapie (Familientherapie)	Da die Zwangserkrankung Auswirkungen auf das Zusammenleben mit anderen Menschen hat und die Bezugspersonen meist in die Symptomatik einbezogen werden, wird in der systemischen Beratung und Therapie gemeinsam überlegt, mit welchen Verhaltensweisen die Bezugspersonen dem oder der Betroffenen helfen könnten.
Medikamentöse Therapie	Da Zwangserkrankungen auch eine neurobiologische Grundlage haben, die mit den Neurotransmittern (Botenstoffen, s. Seite 154) und deren Informationsübertragung im Gehirn zusammenhängt, gibt es Medikamente, die in diesen Stoffwechsel eingreifen. Eine medikamentöse Unterstützung durch meist gut verträgliche, aber nicht nebenwirkungsfreie Antidepressiva bzw. Serontonin-Wiederaufnahmehemmer (SSRI) kann daher hilfreich sein (s. Seite 153 f.).

Eine völlige Befreiung von Zwangssymptomen ist jedoch bei Menschen mit Zwangsstörungen ohne wie mit zusätzlichen intellektuellen Beeinträchtigungen auch durch psychotherapeutische Angebote nicht immer zu erreichen.

→ AUFGABE

Lesen Sie das folgende Beispiel. Beschreiben Sie kurz die Symptomatik und welche Zwänge sich hier zeigen. Überlegen Sie, welche heilerziehungspflegerischen Handlungsansätze aus Ihrer Sicht sinnvoll sein könnten.

BEISPIEL

Seit ungefähr zwei Monaten fällt den Fachkräften der Wohngruppe auf, dass Leo (22 Jahre, mäßige Intelligenzminderung) vermehrt merkwürdige Verhaltensweisen zeigt. Leo ist schon seit der Aufnahme in die Wohngruppe vor einem Jahr immer sehr perfektionistisch und ordentlich gewesen. Alles muss am „richtigen" Platz sein, und es ist ihm wichtig, „gut auszusehen" und „richtig zu arbeiten". Leo Eltern schien es sehr wichtig zu sein, dass Leo schon als Kind gut „mitlief" und in der Gleichaltrigengruppe durch seine kognitiven Beeinträchtigungen nicht weiter auffiel.

Die Nachtwache der Wohngruppe beschreibt, dass Leo stets feste Rituale in der Zu-Bett-Geh-Situation hat. So geht Leo immer exakt um 22:00 Uhr ins Bett. Nach seinem recht ausgiebigen Zähneputzen ist es ihm wichtig, dass der kleine Teppich vor seinem Bett exakt ausgerichtet ist und keine Falten zeigt. Nachdem er einige Minuten auf diesem Teppich mit den Füßen herumgetippelt ist und dabei leise vor sich hin gezählt hat, legt er sich schließlich ins Bett. Er benötigt seit einiger Zeit sehr lange, bis er im Bett zur Ruhe kommt. Er beschäftigt sich ausdauernd mit seiner Bettdecke und zieht die Falten immer wieder glatt. Die Nachttischlampe knipst er immer wieder an und aus, als ob er sich vergewissern wolle, dass sie tatsächlich aus ist. Morgens wirkt er sehr unausgeschlafen und mürrisch. Er benötigt für die morgendliche Pflege immer länger und schafft es mittlerweile kaum, pünktlich zu sein, um mit dem Bus zur nahe gelegenen Werkstatt (WfbM) fahren zu können. Dies wiederum stört ihn so sehr, dass er sich zuletzt mehrfach auf sein Ohr geschlagen hat – „Ich muss richtig arbeiten!", schreit er dann.

ZUSAMMENFASSUNG

Unterschieden werden Zwangsvorstellungen und -handlungen, die für die Betroffenen sehr zeitintensiv sein können und in den unterschiedlichen Lebensbereichen zu erheblichen Beeinträchtigungen führen können. Die Ursachen sind komplex und mehrfaktoriell. Zwangsstörungen treten auch bei Menschen mit Intelligenzentwicklungsstörungen und Menschen mit genetischen Syndromen phänotypisch gehäuft auf. Der Übergang zu Stereotypien und Tic-Störungen ist fließend. Zwangsstörungen haben auch eine machtvolle Seite und beeinflussen das Umfeld stark. Jedoch führt jegliches Gegenwirken bei den Betroffenen zu erhöhter Anspannung und einer weiteren Ausprägung der Zwänge. Hilfreich sind u. a. Protokolle, „Zwangstagebücher", stressreduzierende Maßnahmen und Hilfen zum emotionalen Ausdruck.

Zwangsstörungen: heilerziehungspflegerische Hilfen im Überblick

Zwangsstörungen	
Mögliche Auffälligkeiten im heilerziehungspflegerischen Handlungsfeld	
Mögliche Verhaltensauffälligkeiten unter Berücksichtigung der bestehenden Intelligenzminderung	• sich wiederholende Zwangsvorstellungen (z. B. wiederkehrende ausgeprägte Ängste, aufdringliche sexuelle oder gewalttätige Gedanken) • Zwangshandlungen (z. B. ordnen, zählen, kontrollieren, waschen usw.) mit erheblichem Zeitaufwand (z. B. mehr als eine Stunde) und deutlichem Leidensdruck
Mögliche heilerzieherische Maßnahmen, pädagogisch-pflegerische Haltungen und Handlungsansätze	
Mögliche Hilfen im Arbeitsfeld	• mögliche Angst- und Stressquellen erkunden (Zeitdruck, hohe soziale Erwartungen u. a.) • Protokolle führen, Notieren von Zwangsmomenten („Zwangstagebuch"), Fremd- oder Selbstbeobachtung („Ich bin Detektiv meiner selbst") • Angst- und stressreduzierende Maßnahmen im Alltag schaffen (Ruheinseln, ruhige Gesprächsangebote, angstfreie Räume etc.) • Vermeidung zu hoher Leistungserwartungen („Du musst, du sollst ...") und Kritik • überzogene Erwartungen, Perfektionsansprüche und Normorientierungen bei den Betroffenen hinterfragen • angemessene Anforderungen stellen, Überbehütung vermeiden • Entspannungsverfahren (z. B. Snoezelen, Massagen.) anbieten • Ressourcen- und stärkenorientierte Aktivierung • Vermeidungsverhalten abbauen, nicht unterstützen • musikalische und kreative Angebote zur Förderung von Entspannung und Ausdruck anbieten • basale Stimulation, Förderung der Wahrnehmungsverarbeitung und der sensorischen Integration • Gefühlsausdruck fördern, Ängste, Ärger und Wut angemessen ausdrücken, z. B. in regelmäßigen Einzelgesprächen, -angeboten, basale Kommunikation
Mögliche externe Hilfen	• Klärung der Diagnose, Beratung und Unterstützung durch spezialisierte regionale Beratungsstellen, Therapeutinnen, Psychiater oder Kompetenzzentren • Erstellung von Verhaltensanalysen in der Therapie, Expositionstherapie, Vermeidungsverhalten abbauen • gezielte Entspannungsverfahren und Stressbewältigung (z. B. progressive Muskelentspannung, autogenes Training) • integrative Körpertherapie nach Thijs/Besems

7 Traumafolgestörungen und belastungsbezogene Störungen

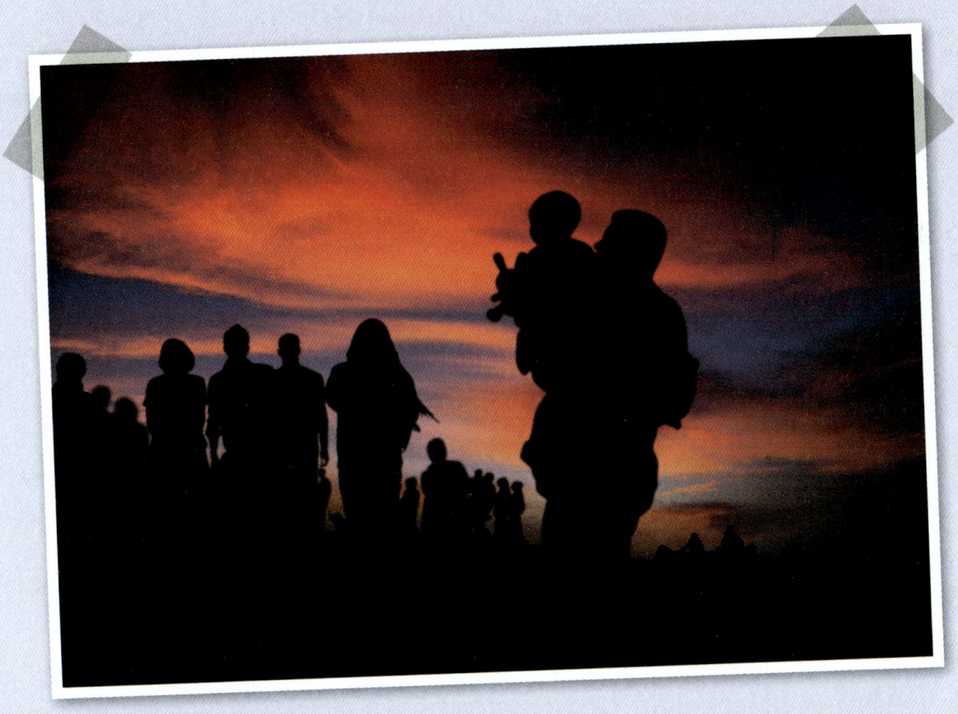

Angestrebte Kompetenzen

Fachkompetenz (Wissen und Fertigkeiten):

→ Grundlegende Kenntnisse über stressbezogene Störungen erwerben.

→ Die verschiedenen Ursachen, die Risikofaktoren, die typischen Symptome und deren Auslöser kennen.

Personale Kompetenz (Sozialkompetenz und Selbstständigkeit):

→ Anzeichen von stressbezogenen Störungen bei den betreuten Menschen erkennen können.

→ Einen angemessenen Umgang pflegen sowie angemessene heilerziehungspflegerische Hilfen und Assistenz bei stressbezogenen Störungen anbieten können.

→ In Zusammenarbeit mit Fachkräften aus den Bereichen Medizin und Therapie angepasste Bewältigungsstrategien anbieten können.

Was ist ein traumatisches Ereignis?

Trauma- und belastungsbezogene Störungen sind Störungen, deren Diagnose an ein reales Ereignis und reale Erlebnisse gekoppelt ist. Nach ICD-11 ist ein „identifizierbarer Stressor" ursächlich für diese Art von Störungen. Kurzzeitige oder dauerhafte schwere Stressoren oder Belastungen können bei einem Menschen psychische und psychosomatische Störungen („Traumatisierungen") zur Folge haben. Das Wort „Trauma" aus dem Griechischen meint ursprünglich „Wunde" oder „Verletzung". Im psychiatrischen Arbeitsfeld versteht man darunter Ereignisse, die einen Menschen psychisch oder seelisch verletzen.

DEFINITION

Trauma
Eine traumatische Situation oder ein Trauma ist definiert durch ein einmaliges, wiederholtes, kurz- oder langanhaltendes Ereignis oder ein unerwartetes Geschehen von außergewöhnlicher Bedrohung mit katastrophalem Ausmaß und existenziell bedrohlichem Charakter.

Die Reaktionen eines Menschen auf diese Verletzungen oder einschneidenden Ereignisse, z. B. auf Gewalterfahrungen, Naturkatastrophen oder die Beobachtung eines schweren Unfalls, können dabei sehr unterschiedlich sein. Mit welchen Verhaltensweisen und wie anhaltend ein Mensch auf solch ein Stressereignis oder eine einschneidende Änderung der Lebensverhältnisse reagiert, hängt dabei nicht nur von der Schwere und der Art des Ereignisses, sondern auch von der Person selbst, ihrem Alter, ihren Dispositionen (z. B. ihrem Temperament), ihrer Vorgeschichte, dem unmittelbaren Lebensumfeld und ihren individuellen Schutzfaktoren ab.

Ein Mensch mit guten und sicheren Bindungserfahrungen in hinlänglich stabilen Lebensverhältnissen wird mit stressreichen Ereignissen anders umgehen können als ein Mensch, der in früher Kindheit sozial vernachlässigt wurde und in brüchigen familiären Verhältnissen lebt (s. Seite 33). Ein Mensch mit kognitiven Beeinträchtigungen geht wiederum in einer anderen Weise mit belastenden Erlebnissen um. Manche Menschen reagieren auf ein verstörendes und stressreiches Ereignis sofort mit angemessenen Furcht- und Angstreaktionen, welche dann nach einer Weile auch wieder abklingen. Andere Menschen entwickeln Angst- und Furchtsymptome erst nach einiger Zeit, und es scheint ihnen auch nicht zu gelingen, das Ereignis in angemessener Weise vergessen zu können. Wieder andere Menschen zeigen infolge stärkerer Belastungen und Lebensveränderungen über einen langen Zeitraum anhaltende Trauerreaktionen sowie weitere unterschiedliche Leidens- oder Krankheitssymptome. Sie scheinen aus diesem veränderten Verhalten allein kaum herauskommen zu können.

Kleinstkinder reagieren auf traumatische Früherfahrungen wie Misshandlungen mit deutlichen Störungen im Bindungsverhalten.

In der ICD-11 werden verschiedene Störungen unterschieden, die spezifisch mit Stress verknüpft („assoziiert") sind oder durch eine Reihe negativer Erfahrungen ausgelöst werden.

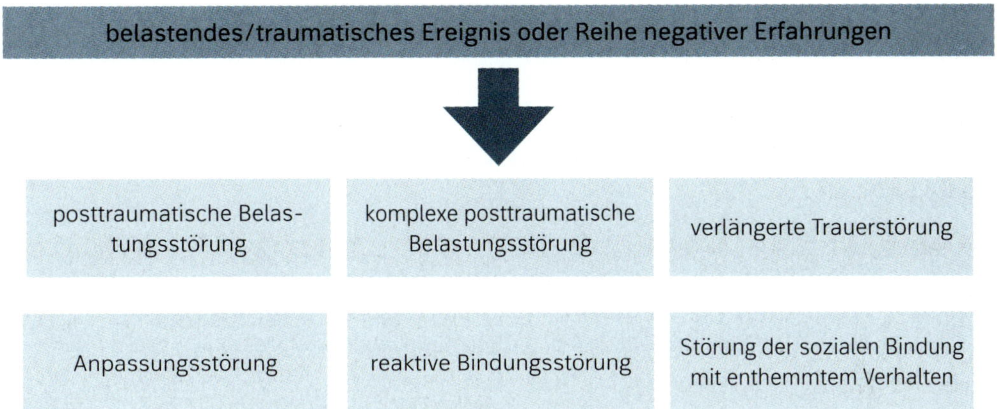

Störungen, die spezifisch mit Stress-assoziiert sind (ICD-11, 6B4-)

Stressauslöser können für einzelne Störungen im normalen Bereich der Lebenserfahrung liegen (z. B. Arbeitslosigkeit, Scheidung, Trauerfall). Für andere Störungen sind extrem bedrohliche oder schreckliche Ereignisse erforderlich.

Grundsätzlich entscheidet das **Ausmaß des Stressors oder des Traumas**, das Maß der erlebten Belastung, Bedrohung oder Verletzung darüber, wie nachhaltig sich diese Erfahrung als Anpassungsstörung oder komplexe posttraumatische Belastungsstörung zeigt. Frühe Traumatisierungen oder Vernachlässigungen beeinträchtigen die psychische Entwicklung des Menschen nachhaltig und mitunter lebenslang. Das Maß an sozialer Unterstützung und das Erleben stabiler Lebensverhältnisse kann den Verlauf eines Traumas mildern, allerdings können schwere Traumatisierungen noch Jahrzehnte nach dem Ereignis so präsent erlebt werden, als würden sie jetzt im Augenblick stattfinden.

MERKEN

Wichtig ist, dass nicht jedes potenziell traumatisierende Erlebnis zwangsläufig zu einer Traumatisierung führt. Es gibt auch Menschen, die nahezu unauffällig auf die Erfahrung eines traumatischen Ereignisses oder Stressors reagieren.

BEISPIELE

- Etwa 35 % der Überlebenden des New Yorker Anschlages „9/11" auf das World Trade Center haben einer Untersuchung zufolge das dramatische Geschehen ohne psychische Probleme verarbeitet.
- Bis zu 80 % der Menschen, die einen schweren Verkehrsunfall erlebt haben, entwickeln keine Belastungsstörung.

Diese Menschen haben offensichtlich gute Bewältigungsstrategien entwickelt, die ihnen geholfen haben, das dramatische Geschehen ohne psychische Störungen zu verarbeiten. Sie haben sich als extrem widerstandsfähig und resilient erwiesen, während andere Beteiligte dauerhafte, vorübergehende oder zeitlich verzögert Symptome einer psychischen Störung entwickelten.

Arten von Traumatisierungen

Aufgrund der Vielfalt möglicher traumatischer Ereignisse unterscheidet man zwei Grundtypen:

Trauma-Typ 1	Trauma-Typ 2
einmaliges Ereignis, unerwartet und von kurzer Dauer (z. B. Unfälle, Vergewaltigung)	fortdauerndes und wiederholtes Geschehen (z. B. wiederholte Gewalterfahrung, häusliche Gewalt, wiederholte sexuelle Gewalt, psychische Manipulationen, Vernachlässigung, Krieg)

Darüber hinaus lassen sich Traumata noch in weitere Kategorien einteilen:

Art des Traumas	Beispiele
menschen-gemacht	vorsätzliche körperliche Angriffe, Folter, Misshandlungen, sexualisierte Gewalt, Mobbing
nicht menschen-gemacht	Naturkatastrophen
kollektive Traumata	Terroranschläge, Krieg, Flucht und Vertreibung, Gefangenschaft
historische und generationsüberspannende Traumata	Sklaverei, Holocaust
sekundäre Traumatisierungen	infolge des Zusammenlebens mit einem traumatisierten Partner, als Fahrerin ein Unglück nicht verhindern können, als Feuerwehrmann jemanden nicht retten können, als Zeugin oder Ersthelfer eines Unfalls
direktes Erleben eines traumatisierenden Ereignisses	Verkehrsunfall, Überfall, Naturkatastrophe
Erfahrung, dass eine nahestehende Person von einer traumatischen Erfahrung betroffen ist	tatsächlicher oder drohender Tod eines Familienmitglieds
entsetzliche Ereignisse, denen man nur schwer oder gar nicht entkommen kann	Folter, Völkermord, anhaltende häusliche Gewalt

→ AUFGABE

Warum ist es sinnvoll, traumatische Situationen in dieser Weise zu unterscheiden? Begründen Sie Ihre Aussage.

7.1 Mit Stress assoziierte Störungen

7.1.1 Anpassungsstörungen

BEISPIEL

Die 40-jährige Heilerziehungspflegerin Frau Kuperschmidt hat nach einem familiär bedingten, plötzlichen beruflichen Stellenwechsel und einem Umzug in eine Großstadt große Schwierigkeiten, sich an die neuen Lebensumstände anzupassen. Frau Kuperschmidt leidet nun schon bereits längere Zeit an Schlafstörungen und erheblicher emotionaler Instabilität.

→ AUFGABE

Was passiert in dem oben stehenden Fallbeispiel? Um welchen „Vorfall" könnte es sich hier handeln? Welche Fragen zu der beschriebenen Situation können Sie formulieren? Haben Sie in Ihrem beruflichen Umfeld bereits ähnliche Situationen erlebt?

Anpassungsstörungen zeigen sich nach einer stärkeren psychischen Belastung (durch ein psychosozial kritisches Lebensereignis oder anhaltend kritische Lebensumstände (z. B. nach der Beendigung einer Liebesbeziehung, beruflichen Belastungen, Migration, schweren Erkrankungen, drohender Behinderung, dem Tod eines Angehörigen). Die durchaus schweren Belastungen oder einschneidenden Lebensveränderungen können eine einzelne Person oder auch eine ganze Personengruppe betreffen, z. B. bei einer Flutkatastrophe. Manche Belastungen stehen aber auch im Zusammenhang mit anstehenden Entwicklungsaufgaben (z. B. Schulbeginn, Verlassen des Elternhauses, Heirat, Geburt des ersten Kindes, Renteneintritt). Das Maß der Belastung ist bei einer diagnostizierten Anpassungsstörung jedoch nicht vergleichbar mit den lebensbedrohlichen unkontrollierbaren Belastungen („Nichts-geht-mehr-Situationen") einer posttraumatischen Belastungsstörung (s. Seite 222 f.).

Folgende **Symptome** einer Anpassungsstörung zeigen sich als unangepasste („maladaptative") Reaktion auf eine der genannten Belastungen (vgl. ICD-11, 6B43):

- stete und zeitintensive Beschäftigung mit dem vergangenen stressauslösenden Ereignis („Präokkupation"), einschließlich übermäßiger Sorgen und wiederkehrender Gedanken über das stressauslösende Geschehen
- ständiges Grübeln über Auswirkungen oder mögliches Versagen bei der Anpassung an das stressauslösende Geschehen

Die Symptome gehen mit erheblichen funktionalen Beeinträchtigungen (z. B. in Familie und Beruf) einher und lassen sich nicht durch andere psychische Störungen erklären. Die Symptome klingen in der Regel nach sechs Monaten ab, es sei denn, der Stressor hält länger an.

→ AUFGABE

Überlegen Sie, wie Sie bisher schwierige Situationen erlebt haben. Tauschen Sie sich z. B. über folgende Situationen aus:

- erster Schultag
- Auszug aus dem Elternhaus
- Trennung von einem Partner oder einer Partnerin

7.1.2 Anhaltende Trauerstörung

Merkmale

Die anhaltende Trauerstörung bezeichnet eine lang andauernde und tiefgreifende Trauerreaktion, z. B. nach dem Tod des Partners oder der Partnerin, eines Elternteils oder Kindes. Eines der folgenden **Symptome** wird dabei gezeigt (vgl. ICD-11, 6B42):

- anhaltende Sehnsucht und intensives Verlangen nach der verstorbenen Person
- gedankliches Verhaftetsein und andauernde Beschäftigung mit der verstorbenen Person

Begleitet werden diese Symptome durch einen intensiven emotionalen Schmerz (z. B. Traurigkeit, Schuldgefühle, Wut, emotionale Gefühllosigkeit, Einschränkung der sozialen Aktivität). Die Trauerreaktion hält ungewöhnlich lang nach dem Verlust an (mindestens sechs Monate) und übersteigt eindeutig den sozial, kulturell und religiös erwartbaren Zeitraum. Zudem werden durch diese Störung funktionelle Beeinträchtigungen im persönlichen, familiären oder beruflichen Kontext verursacht.

Eine anhaltende Trauerstörung kann in jedem Lebensalter (etwa ab dem ersten Lebensjahr) auftreten. Junge Kinder oder emotional entwicklungsverzögerte Menschen können den Verlust einer Bezugsperson besonders traumatisch erfahren. Bei jungen Kindern zeigen sich Auffälligkeiten im Spiel, Entwicklungsverzögerungen, erhöhte Ängstlichkeit oder protestierende Verhaltensweisen u. a. Bei älteren Kindern und Jugendlichen können sich soziale Beeinträchtigungen und zusätzlich Depressionen entwickeln.

Ursachen

Das Risiko, eine anhaltende Trauerstörung zu entwickeln, ist bei einer starken Abhängigkeit von der verstorbenen Person vor deren Tod oder beim Tod eines Kindes deutlich erhöht. Ungelöste Konflikte oder Schuldgefühle gegenüber der verstorbenen Person, aber auch frühere traumatische Erfahrungen und psychische Beeinträchtigungen können dazu beitragen, Trauer nicht angemessen verarbeiten zu können. Eine mangelnde feinfühlige soziale Unterstützung durch Betreuungspersonen erhöht das Risiko einer solchen Störung bei Kindern.

7.1.3 Reaktive Bindungsstörung

Merkmale

Eine reaktive Bindungsstörung ist durch ein ungewöhnliches, nicht altersgemäßes Muster von Bindungsverhalten in der frühen Kindheit gekennzeichnet (vgl. ICD-11, 6B44; DSM 5, S. 326 ff.). In Folge einer grob unangemessenen Kinderbetreuung wendet sich das Kind selten oder nicht an die Bezugsperson, um von ihr Trost, Unterstützung, Sicherheit und Pflege zu erhalten. Die „sichere Basis" erscheint zutiefst beeinträchtigt. Diese Kinder zeigen erhebliche Schwierigkeiten, Beziehungen einzugehen oder anderen Menschen zu vertrauen. Grundsätzlich wird aber angenommen, dass diese Kinder ausgewählte Bindungen aufbauen können. Im Kleinkindalter zeigen sie stark anklammerndes, vermeidendes oder extrem ambivalentes Verhalten (Mischung aus Annäherung, Vermeidung und Widerstand). Oftmals ist eine wahllose Freundlichkeit und eine ständige Suche nach Aufmerksamkeit zu beobachten. Anhaltende Verhaltensstörungen, Regulationsstörungen, Selbstwertprobleme, sowie Angststörungen oder Depressionen können längerfristige Folgen einer reaktiven Bindungsstörung bzw. „Traumaentwicklungsstörung" sein (s. Seite 29).

Die reaktive Bindungsstörung kann nur bei Kindern in den ersten fünf Lebensjahren und nicht vor dem ersten Lebensjahr (oder einem Entwicklungsalter von weniger als neun Monaten) diagnostiziert werden. Die Fähigkeit zur selektiven Bindung muss beim Kind entwickelt sein und es darf kein Zusammenhang mit Verhalten aufgrund einer Autismus-Spektrum-Störung bestehen.

Ursachen

Schwere Vernachlässigung, frühe Misshandlungen, unzureichende Fürsorge oder institutionelle Deprivation (Mangel an altersgemäßer Anregung und emotionaler Ansprache, z. B. in Kliniken oder Kinderwohnheimen) führen dazu, dass keine stabile Bindung zu einer Bezugsperson aufgebaut werden kann.

➔ AUFGABE

Recherchieren Sie, wie sich eine reaktive Bindungsstörung von anderen Bindungsstörungen oder Verhaltensproblemen von Kindern unterscheidet.

7.1.4 Störung der sozialen Bindung mit enthemmtem Verhalten

Merkmale

Im Vordergrund dieser Störung steht ein unverhältnismäßig vertrautes Verhalten gegenüber relativ unbekannten Personen. Derart bindungsgestörtes Verhalten kann man mitunter bereits bei Begrüßungen beobachten. Das Kind geht wahllos auf Erwachsene zu und zeigt keinerlei Scheu, sich zu nähern, und geht mit unbekannten Erwachsenen weg. Das Verhalten überschreitet durch die verminderte Zurückhaltung und mangelnde Rückversicherung bei vertrauten Bezugspersonen kulturelle und altersgemäße Grenzen. Die Merkmale dieser Störung entwickeln sich im Verlauf der ersten fünf Lebensjahre. Bleibt die Störung im Verlauf der Kindheit bestehen, entwickeln diese Kinder neben der verbalen und körperlichen Vertrautheit einen unechten Emotionsausdruck in der Interaktion mit Erwachsenen. Im Jugendalter werden wahllose und oberflächliche soziale Beziehungen auch zu Gleichaltrigen gesucht, die zu steten Konflikten im Miteinander führen können. Im späten Jugendalter entwickelt sich daraus dann häufig eine Persönlichkeitsstörung (s. Seite 258).

Ursachen

Eine grob unzureichende Kinderbetreuung, z. B. durch schwere Vernachlässigung oder eine mangelnde altersgemäße Fürsorge in Einrichtungen („institutionelle Deprivation“), Mangelernährung und unzureichende Pflege können zu den genannten Verhaltensweisen führen. Häufig treten zusätzlich auch Intelligenz- oder Sprachentwicklungsstörungen auf.

MERKEN

In der Praxis sind verschiedene Formen von Bindungsstörungen zu beobachten. Man kann sich das als ein **Spektrum von Bindungsstörungen** vorstellen. Ausgehend von einer sicheren Bindung zeigen sich beim Menschen unter Umständen unsichere Bindungen, hochunsichere Bindungen bis hin zu Störungen der sicheren Basis, fehlender Bindung und einer Bindungsstörung. Aber nicht alle Auffälligkeiten sollten mit einer Bindungsproblematik erklärt werden, auch wenn es im Kern bei psychischen Störungen oft um Probleme in der Interaktion und Beziehungsgestaltung geht.

7.1.5 Posttraumatische Belastungsstörung

In der ICD-11 werden die aufeinander aufbauenden Diagnosen posttraumatische Belastungsstörung (PTBS oder PTSD – „posttraumatic stress disorder“) und komplexe posttraumatische Belastungsstörung unterschieden.

MERKEN

Die von einer posttraumatischen Belastungsstörung betroffenen Menschen erleben als Auslöser ein einzelnes oder eine Reihe extrem bedrohlicher, entsetzlicher oder katastrophaler Ereignisse.

Das **klinische Bild** dieser Störung ist sehr vielfältig und verursacht in bedeutsamer Weise Leiden und Beeinträchtigungen in den verschiedenen Lebensbereichen. Hauptmerkmal einer posttraumatischen Belastungsstörung ist das Auftreten *einzelner* typischer Symptome *sofort* nach dem Erleben der traumatischen Situation. Während bei akuten Belastungen die meisten Symptome schon nach drei Tagen nachlassen können, erfüllen sich alle diagnostischen Kriterien bei der posttraumatischen Belastungsstörung erst *verzögert nach mindestens ein bis sechs Monaten* (lat. „post“ = später oder verzögert). Zwischen dem Trauma und den ersten Anzeichen von Symptomen können also Wochen, Monate und sogar sehr viele Jahre liegen.

Diagnostische Kriterien einer posttraumatischen Belastungsstörung

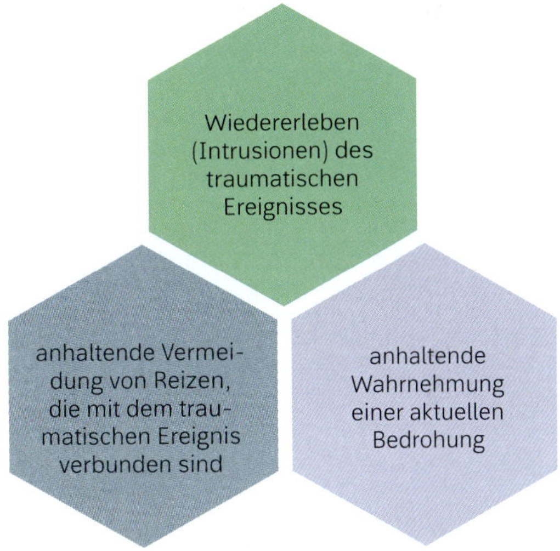

Ergänzende Hinweise:
- Störungsbild dauert mehrere Wochen.
- verursacht deutliches Leiden und Beeinträchtigung im Lebensvollzug

Kriterien einer posttraumatischen Belastungsstörung (vgl. ICD-11, 6B40)

Eine posttraumatische Belastungsstörung ist durch folgende **Symptome** gekennzeichnet (vgl. ICD-11, 6B40):

- Wiedererleben des traumatischen Ereignisses in der Gegenwart durch lebhafte, aufdringliche Erinnerungen, Erinnerungsrückblenden („Flashbacks“) oder Albträume, begleitet von starken und überwältigenden Gefühlen, z. B. Angst und Entsetzen, sowie körperlichen Empfindungen
- anhaltende Vermeidung von Gedanken, Erinnerungen, Personen oder Aktivitäten, die mit dem traumatischen Ereignis im Zusammenhang stehen, Vermeidung altersgemäßer Interaktionen

- anhaltende Wahrnehmung erhöhter aktueller Bedrohung (erhöhte Wachsamkeit, verstärkte Schreckreaktion)
- Bei Kindern zeigt sich eine posttraumatische Belastungsstörung oft im wiederholten traumabezogenen Spielverhalten oder in stark ängstigenden Träumen.

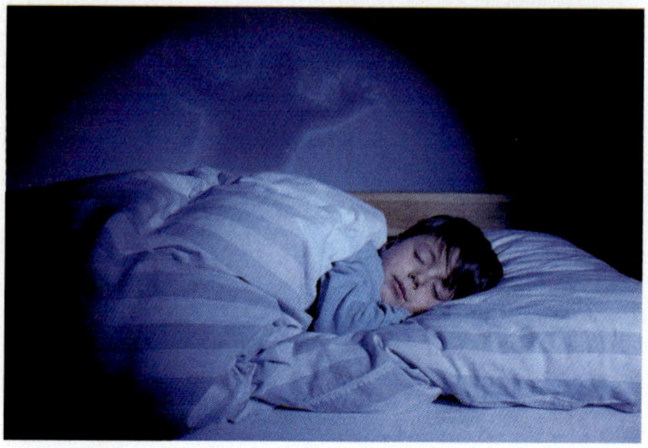

Angstträume

Eine posttraumatische Belastungsstörung kann nur durch geschulte Fachkräfte (Psychologinnen und Psychologen, Psychiaterinnen und Psychiater u. a.) anhand von Checklisten, der Traumavorgeschichte und einer ausführlichen Anamnese festgestellt und diagnostiziert werden. Nicht alle Betroffenen mit einer Traumavorgeschichte leiden jedoch zwangsläufig unter einer posttraumatischen Belastungsstörung.

7.1.6 Komplexe posttraumatische Belastungsstörung

Eine komplexe posttraumatischen Belastungsstörung umfasst nach ICD-11 die bereits genannten PTBS-Symptome sowie zusätzliche Störungen der Selbstorganisation, meist infolge langanhaltender oder wiederholter extrem bedrohlicher Ereignisse, denen man nur schwer entkommen kann (s. Arten von Traumatisierungen, Seite 218).

Eine komplexe posttraumatische Belastungsstörung ist durch folgende **Symptome** gekennzeichnet (vgl. ICD-11, 6B41):

- Wiedererleben des traumatischen Ereignisses in der Gegenwart
- anhaltende Vermeidung
- anhaltende Wahrnehmung erhöhter aktueller Bedrohung
- Emotionsregulierungsschwierigkeiten (Probleme im Umgang mit Wut und Ärger, Gefühl der Abgestumpftheit oder emotionalen Taubheit)
- negatives Selbstkonzept (anhaltende Überzeugung über die eigene Person als vermindert, besiegt oder wertlos, begleitet von Scham-, Schuld- oder Versagensgefühlen im Zusammenhang mit dem traumatischen Ereignis)
- Beziehungsschwierigkeiten (Probleme im Aufrechterhalten von Beziehungen, Schwierigkeiten, sich anderen nahe fühlen zu können)

Diese Symptome führen zu erheblichen Beeinträchtigungen im Lebensvollzug.

Dissoziation, dissoziative Störungen als Symptom einer Belastungsstörung

DEFINITION

Dissoziation
Der Begriff beschreibt die Trennung von Wahrnehmungs- und Gedächtnisinhalten, welche normalerweise *assoziiert* sind.

Üblicherweise geht man in einer Situation voll auf, und zwar mit all seinen Wahrnehmungen, Gedanken und Handlungen im „Hier und Jetzt". Man hat aber auch die Möglichkeit, in eine „Adlerperspektive" zu gehen, z. B. wenn etwas konfliktgeladen und spannungsreich ist. Dann trennen sich Affekte und Erinnerungen und man spürt dann beispielsweise seine Wut nicht mehr so stark, weil man sich distanziert. Das passiert im Grunde auch, wenn die Marathonläuferin ihre Schmerzen beim Laufen ausblendet oder wenn ein Schüler eine Erinnerungslücke hat, weil er sich auf den langweiligen Lehrervortrag nicht mehr konzentrieren kann und sich weggeschaltet hat.

MERKEN

Dissoziative Störungen (vgl. ICD-11, 6B6-) entstehen dann, wenn Gefühle, Vorstellungen und Körperempfindungen vollständig oder teil- bzw. zeitweise ihre Verbindung zum Gesamterleben verloren haben und eine Art Eigenleben führen.

Man erinnert sich z. B. nicht mehr an ein belastendes Ereignis *(dissoziative Amnesie)*, man verläuft sich in der Stadt in einer Art „Dämmerzustand" *(dissoziative Fugue)*, bestimmte Bewegungsabläufe kann man nicht mehr durchführen oder man wendet sich trotz genereller Wachheit scheinbar unbeteiligt, sprach- und reaktionslos ab *(dissoziativer Stupor)*.

Bei der *„dissoziativen Identitätsstörung"* (vgl. ICD-11, 6B64) entwickeln die Betroffenen zwei und mehr Persönlichkeitszustände. Menschen mit dissoziativen Symptomen oder Störungen haben meist sehr belastende Konflikte, unerträgliche Kränkungen oder Erlebnisse wie Traumata erlebt. Die Dissoziation ist als ein Bewältigungsmechanismus zu verstehen, der jedoch zu erheblichen Beeinträchtigungen im Leben führen kann.

Dissoziative Störung mit neurologischen Symptomen

Eine besondere Form ist die dissoziative Störung mit neurologischen Symptomen (vgl. ICD-11, 6B60.4). Diese dissoziativen Anfälle ähneln stark dem Erscheinungsbild von Anfällen im Rahmen einer Epilepsie mit Bewusstseinsverlust, Amnesie, Stürzen, krampfartigen Bewegungen, Zungenbiss sowie Kontrollverlust von Darm und Blase. Im Gegensatz zur Epilepsie liegen keine Veränderungen oder Störungen der Gehirnströme vor und werden in der Diagnostik durch die Elektroencephalografie (EEG) daher auch nicht festgestellt. Die psychogenen Anfälle unterliegen nicht der bewussten Kontrolle des betroffenen Menschen und werden als unfreiwillig und unkontrollierbare Reaktion auf emotionale Belastungssituationen verstanden.

7.2 Ursachen von posttraumatischen Belastungsstörungen

> „Stell dir mal ein Kaninchen vor, das hoppelt durch den Wald, pfeift sein Liedchen vor sich her. Es kommt an die Wiese. Es hat gelernt: Die Wiese ist das Revier der Katze. Katzen fressen Kaninchen. Hat's vergessen. Mitten auf der Wiese angekommen: Katze entdeckt Kaninchen. Springt auf den Nager los. Das Kaninchen kann sich gerade noch in einen Winkel zwischen zwei Steinen retten. Die Katze kann nicht an das Kaninchen ran, aber die Krallen der Katze flitzen die ganze Zeit vor den Augen des Kaninchens hin und her. Das Kaninchen sitzt in der Falle [...]"
>
> *(Quelle: Krüger, 2011, S. 27)*

→ AUFGABE

Beschreiben Sie genau die Situation des Kaninchens. Was ist an dessen Erlebnis charakteristisch für Ereignisse, die posttraumatische Belastungssituationen auslösen?

In der Szene vom Kaninchen und der Katze geht es um eine traumatische Situation, die mit Angst und Schrecken einhergeht und in ähnlicher Weise auch einem Menschen widerfahren kann. Beschrieben wird eine plötzliche, unkontrollierbare und schockierende Ohnmachtserfahrung oder eine „Nichts-geht-mehr-Situation", in der man sich in akuter Lebensgefahr befindet, jedoch weder weglaufen noch kämpfen und sich wehren kann. Im Durchschnitt kommt jeder Mensch ungefähr 1,5-mal in seinem Leben an einen solchen Punkt.

Die Reaktionen des Kaninchens auf eine Situation, in der jedes Handeln gegenüber der Katze unmöglich erscheint, ist grundsätzlich zunächst eine sinnvolle und lebenserhaltende Schutzreaktion. Auch die menschlichen Reaktionen auf ein Trauma sind grundsätzlich normale und angepasste Reaktionen auf ein extremes Ereignis. Die traumatischen Erlebnisse stellen eine lebensbedrohliche Gefahr dar, in der der Organismus mit der Ausschüttung von Stresshormonen und einer Art **Notfallprogramm** reagiert:

Freeze → Flight → Fight → Fright → Flag → Faint

In einer bedrohlichen Situation erstarrt der Körper **(Freeze)**, und es wird für eine gewisse Zeit eine gespannt wache Aufmerksamkeit hergestellt, die der Einschätzung der Lage und der Orientierung dient. Sämtliche Reize der Umwelt können so gut verarbeitet und sehr gut wahrgenommen werden. Das Kaninchen in dem Beispiel erstarrt und scheint dadurch optisch für die Katze zu verschwinden. Andere bewegungsreiche Reize, wie vielleicht der Vogel im Baum, werden für den Fressfeind interessanter. Das erstarrte Kaninchen bleibt jedoch noch für die Flucht oder den Kampf mit der Katze weiter reaktionsbereit.

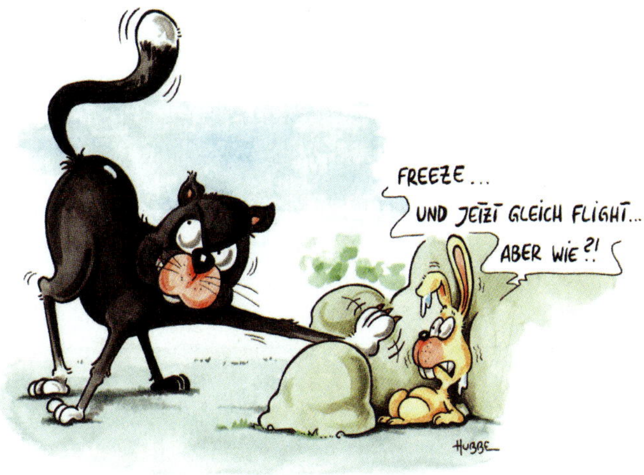

Normalerweise würde das Kaninchen jetzt die Flucht **(Flight)** ergreifen, um der Gefahr zu entkommen. Da Flucht in dem Beispiel nicht möglich ist, bereitet sich der Körper nun darauf vor, zu kämpfen **(Fight)**. Sauerstoff wird für die wichtigen Organe bereitgestellt, Muskeln werden durchblutet, unnötige Darmtätigkeit eingeschränkt, Schweiß kühlt jetzt den Körper und er ist nun ganz auf Aggression und Wut eingestellt **(Fright)**. Da jetzt weder Flucht noch Kampf in einer derartigen traumatischen Situation möglich ist, tritt auch bei dem Kaninchen aus dem Beispiel oben erneut eine Erstarrung ein. Diese Erstarrung ist jedoch jetzt so sehr von Angst und Erschrecken begleitet, dass sie schließlich in eine Erschlaffung **(Flag)** übergeht. In der Natur hat dieser Totstellreflex den Sinn, z. B. die Katze vom Kaninchen erneut abzulenken, in der Hoffnung, dass der Angreifer vom vermeintlichen Opfer ablässt. Diese Schockreaktion und schlaffe Unbeweglichkeit unterbindet jegliches Handeln und nimmt dem Opfer jede Gefühlsreaktion, die einen Widerstand gegen den Angreifer initiieren könnte. Die Gedächtnisfunktionen beim Menschen werden nun ganz oder teilweise abgeschaltet, jedes Lernen und jede kognitive Neubewertung der Situation wird unterbunden und die sinnliche Wahrnehmung weitgehend eingeschränkt. Der Mensch reagiert nun völlig emotionslos und automatisch. Der Bezug zur Realität geht dem betroffenen Menschen zunehmend verloren (Derealisation), er spürt sich nicht mehr als Person (Depersonalisation) und scheint aus dem Geschehen herauszutreten (Dissoziation). Dieser willenlose Zustand tritt auch in der Natur ein, wenn der Angreifer (die Katze) das Kaninchen bereits erreicht hat. Der Mensch erlebt es jedoch so, dass zwar der Körper noch da ist, man aber quasi von ihm abgeschnitten ist und nichts mehr zu spüren scheint. Der Organismus schaltet sozusagen ab, damit man den Schmerz nicht mehr spüren muss. Eigentlich handelt es sich hier um einen perfekten Schutz- und Notfallmechanismus, an dessen Ende es bei fortdauernder Bedrohung schließlich zur Ohnmacht und zum Verlust des Bewusstseins kommt **(Faint)**.

Zusammenfassend lässt sich also sagen, dass Traumatisierungen eine **Erstarrung** beim Menschen auslösen, in der das körperliche Empfinden, das Denken, die Motorik, die Wahrnehmung und die Verarbeitung sowie die mögliche Neubewertung von Reizen sehr stark beeinträchtigt werden. In einer extremen unkontrollierbaren Stresssituation findet eine unwillkürliche Abwehr aller Reize statt, die mit der Bedrohung gleichgesetzt werden. Im Beispiel mit dem Kaninchen wäre das natürlich die Katze, vielleicht sind es aber auch die Steine, das Rascheln der Bäume oder der Geruch nach Gras. Allerdings haben sich diese Gedächtnisspuren und Reize tief eingeprägt und wann immer diese Reize nun auftreten, vielleicht weil das Kaninchen gerade wieder auf einer Wiese ist, wird sich das Kaninchen oder eben der traumatisierte Mensch, ungewollt so fühlen und so heftig agieren, wie er reagiert hätte, wenn seine Reaktion nicht nur in der Erstarrung steckengeblieben wäre. Diese Gedächtnisspuren, Blitzerinnerungen oder **„Flashbacks"** lösen erneut den bekannten Notfallmechanismus aus, woraufhin der oder die Betroffene versucht äußerlich und innerlich die Flucht zu ergreifen. Der betroffene Mensch steht mit offenen Augen stumm da, er schreit, bekommt Herzrasen, er schlägt oder läuft weg.

MERKEN

Bei einer posttraumatischen Belastungsstörung werden noch lange Zeit nach dem traumatischen Ereignis aktuell nicht mehr sinnvolle, überschießende vegetative Reaktionen im Sinne von Fluchtreaktionen gezeigt. Aufgrund dieser Übererregungszustände kommt es zu einer Reihe unangemessener Verhaltensweisen.

BEISPIEL

Nadine war eine zwanzigjährige Studierende eines Berufskollegs, als sie in das Geschehen rund um das Unglück bei der „Loveparade" in Duisburg im Jahr 2010 verwickelt wurde. Auf dem Weg zum Veranstaltungsgelände kam es aufgrund fehlgeleiteter Besucherströme und Planungsfehler der Veranstalter zu einem massiven Gedränge unter den zahlreichen Besucherinnen und Besuchern. Es brach eine Massenpanik aus, bei der 21 junge Menschen ums Leben kamen und über 500 weitere schwer verletzt wurden. Es kam fast einem Wunder gleich, dass Nadine – abgesehen von ein paar Schürfwunden – nichts zugestoßen war. „Eigentlich ist mir nichts passiert", sagt sie, aber immer wieder tauchen Bilder des schrecklichen Geschehens in der Nähe des Fußgängertunnels vor ihr auf. Sie hört die Schreie der fallenden Menschen, sie spürt die Enge im Gedränge und hört die Durchsagen des Veranstalters und der Polizei. Nachts schreckt sie aus schlimmen Albträumen auf. Für Nadine – wie für viele andere Beteiligte – ist die Katastrophe auch nach vielen Jahren noch lange nicht vorbei, sie findet vielmehr immer wieder von Neuem statt, mit den dazugehörenden seelischen und körperlichen Reaktionen, mit Angstattacken, Schweißausbrüchen und Herzrasen. Nadine hat das Gefühl, nicht mehr zur Ruhe zu kommen. Es fällt ihr schwer, unter anderen Menschen zu sein, und größere Ansammlung meidet sie. Manchmal hat sie das komische Gefühl, irgendwie neben sich zu stehen.

→ AUFGABEN

1. Beschreiben Sie die Symptomatik, unter der Nadine leidet.
2. Welcher Traumatypus liegt hier vor? Begründen Sie Ihre Aussage.

MERKEN

Traumafolgestörungen kann man als eine Art **Stresserkrankung** und **andauerndes Notfallprogramm** bezeichnen.

Aus Sicht der damaligen traumatischen Situation ist dieses Programm zwar sinnvoll und diese Verhaltensweisen mehr als verständlich. Im späteren Lebensalltag und ohne jegliche tatsächliche Bedrohung ist das Notfallprogramm im Kopf belastend und es scheint den traumatisierten Menschen im Verlauf auch nicht mehr zu gelingen, sich angemessen zu verhalten. Das Erlebte konnte im Gedächtnis nicht vollständig rational verarbeitet werden, sondern nur vorrangig als überschießende Stressreaktion und sinnliche und körperliche Wahrnehmung erinnert werden. Betroffene Menschen entwickeln schließlich Strategien der Vermeidung möglicher Auslösereize, den sogenannten **Triggern**. Sie finden vielfältige Wege der Betäubung und Ablenkung, um akut ausgelösten Schmerz und Hilflosigkeit infolge der quälenden Blitzerinnerungen oder „Flashbacks" nicht mehr zu spüren. Dissoziationen und das Gefühl, wie „weggeschaltet zu sein", sind eine Art Überlastungsschutz vor einer drohenden Übererregung des betroffenen Menschen. Die seelischen Belastungen können sehr schwerwiegend sein, unbehandelt über viele Jahre bestehen und einen hohen Leidensdruck entstehen lassen. So haben sich einzelne Überlebende der im Beispiel oben beschriebenen Katastrophe noch Jahre nach dem Geschehen aufgrund der seelischen Belastung das Leben genommen.

Zuweilen sind jedoch die eigentlich auslösenden Bedingungen und der ursprüngliche Auslöser für diese Verhaltensweisen und Körperreaktionen dem betroffenen Menschen (und den Bezugspersonen) gar nicht mehr bekannt oder sogar in Vergessenheit geraten. Die ursprünglichen Auslöser entstammen vielleicht frühkindlichen Lebensphasen, es gibt daher Erinnerungen in Form von Körperreaktionen und Körpergefühlen, aber keine konkrete filmische oder kognitive Erinnerung. Das Gehirn funktioniert im Notfallprogramm grundsätzlich anders als üblicherweise. Normalerweise kann das Gehirn alle möglichen Wahrnehmungen an eine Situation, z. B. im Sommer auf einer Wiese im Park, das nette Gespräch mit der Freundin, das Rauschen der Bäume usw. gut erinnern. Jede einzelne Erinnerung hat eigentlich ihren geordneten Platz im Gehirn, wie jedes Kleidungsstück in einem Kleiderschrank abgelegt wird und es jederzeit herausgeholt und erinnert werden kann. Die verschiedenen erinnerten Wahrnehmungen ermöglichen schließlich die Erinnerung der kompletten Situation im Park mit der Freundin.

MERKEN

In einer traumatischen Situation wird durch die Einwirkung der **Stresshormone** als Schutzmechanismus die **Speicherung und Verarbeitung der Erinnerungen** verhindert und das Erinnern ganz oder teilweise blockiert.

Bestimmte Teile der Erinnerung (Gerüche, Geräusche, Bilder, Gedanken etc.), manchmal sogar alle Erinnerungen an die traumatische Situation, sind daher nicht mehr auffindbar und „abgespalten". Es verhält sich so wie in einem Kleiderschrank, in den man wochenlang alle Kleidungsstücke durcheinandergeworfen hat und dessen Tür man am Ende mit viel Mühe noch gerade schließen kann. Alle Erinnerungsstücke sind noch da, aber man findet sie einfach nicht, sie sind in den Tiefen „der Seele" verstaut. Bei jedem Versuch von außen, die einzelnen Wahrnehmungen wieder hervorzuholen oder „aufzuräumen“, greift der Schutz- und Notfallmechanismus erneut und schützt die Betroffenen vor einer vermeintlichen Gefahr. Erst zum richtigen Zeitpunkt, mit ausreichendem Abstand, mit Akzeptanz und entsprechender Sicherheit, finden die Einzelteile im autobiografischen Gedächtnis möglicherweise wieder zusammen und ergeben schließlich das gesamte Erinnerungsbild, was zur Beruhigung der betroffenen Personen beitragen kann. Hierzu benötigen Menschen mit posttraumatischen Belastungsstörungen pädagogische und therapeutische Unterstützung.

7.3 Traumafolgestörungen bei Menschen mit Intelligenzentwicklungsstörung

Traumafolgestörungen werden bei Menschen mit Intelligenzminderung noch immer recht selten diagnostiziert. Da Menschen mit intellektuellen Beeinträchtigungen mögliche traumatisierende Erlebnisse sprachlich kaum mitteilen können, es ihnen schwerfällt, sich zu erinnern oder ihre Erzählungen als wenig glaubwürdig eingeschätzt werden, werden Verhaltensauffälligkeiten, die eigentlich Traumafolgestörungen sein können, oftmals falsch eingeschätzt und fehlinterpretiert. Irrtümlich werden beobachtete Verhaltensstörungen wie Schreckhaftigkeit, Unruhe etc. als Ausdrucksform der Beeinträchtigung betrachtet, wodurch differenzierte Unterstützungsangebote und Behandlungsmöglichkeiten für die Betroffenen unterbleiben.

MERKEN

Menschen mit einer Intelligenzentwicklungsstörung haben nicht nur ein erhöhtes Risiko, ein Trauma zu erleben, sondern auch ein bis zu zwei- bis dreifach höheres Risiko, in der Folge eine posttraumatische Belastungsstörung zu entwickeln.

Dies ist u. a. in der **Reizverarbeitungsschwäche** begründet, der **eingeschränkten Sprachkompetenz** und der daraus folgenden Erschwernis, Handlungen angemessen planen und durchführen zu können sowie angemessene Bewältigungsstrategien („Coping“) zu entwickeln. Die starke Abhängigkeit von Menschen mit Intelligenzminderung von ihren Bezugspersonen, der Wunsch nach Zuwendung sowie Vernachlässigung, Rigidität, Unachtsamkeit und Missverständnisse im Umgang miteinander erhöhen das Risiko eines Traumas und einer daraus resultierenden Traumafolgestörung. Ungünstige isolierende institutionelle Lebensbedingungen, die Trennung von den Eltern, häufige Krankenhausaufenthalte und medizinische Eingriffe sowie sexuelle Tabuisierungen, Stigmatisierungen und Ausgrenzung erhöhen für Menschen mit einer Störung der Intelligenzentwicklung lebenslang das Risiko, in eine traumatische Situation zu geraten.

Menschen mit intellektuellen Beeinträchtigungen kommen somit von Geburt an weit häufiger in Situationen, die sie nicht verstehen, die sie überfordern, die sie in ihr Selbst- und Weltverständnis nicht integrieren und somit nicht angemessen bewältigen können. Menschen mit Intelligenzminderung und niedrigem Entwicklungsalter erleben schon früh viele Ereignisse als traumatisch, unkontrollierbar, bedrohlich und überfordernd. Existenziell bedrohliche Gefühle von Angst und Hilflosigkeit werden bereits bei vermeintlich harmlosen medizinischen Eingriffen (z. B. Injektionen, EEG, Physiotherapie u. a.), bei notwendigen Krankenhausaufenthalten sowie kurzen Trennungen auftreten. Zahllose vermeintlich unscheinbare belastende „Mikrotraumata", in denen persönliche Grenzen des Menschen und Bedürfnisse verletzt werden, können von den Betroffenen schleichend als existenziell bedrohlich und traumatisch erlebt werden (vgl. Senckel, 2008, S. 246 ff.). Wenn z. B. Grundbedürfnisse des Menschen nach Nahrung, Zuwendung und Geborgenheit schon früh nur eingeschränkt beachtet werden, weil Eltern aufgrund der Beeinträchtigung des Kindes überfordert sind oder die Signale des Kindes (z. B. bei Schmerzen) missverstehen, führt dies in der Regel zu „Traumaentwicklungsstörungen" (Regulations- und reaktive Bindungsstörungen), die sich in Schlafstörungen, Schreien, (Auto-)Aggressionen und eingeschränktem Explorationsverhalten (Erkundungsverhalten) zeigen. Menschen mit Intelligenzminderung und derartigen traumatischen Erfahrungen reagieren auch im späteren Lebensverlauf auf bestimmte Auslösereize mit Anpassungsstörungen, z. B. auf ihnen unverständliche Interaktionen, Veränderungen der Lebenssituation, Wechsel der Wohn- und Arbeitsstätte, mit (Auto-)Aggression, Unruhezuständen, Verweigerung oder einem ausgeprägten Vermeidungsverhalten.

MERKEN

Der Tod naher Angehöriger wird von Menschen mit intellektuellen und komplexen Entwicklungsstörungen kognitiv nicht immer ausreichend erfasst und verstanden. Diese Einschränkung kann auch dazu führen, das es bei diesem Personenkreis vermehrt zu anhaltenden Trauersymptomen kommen kann.

Da sehr oft besonders belastende Ereignisse (z. B. Misshandlung, sexuelle Gewalt, Vernachlässigung) aufgrund der Intelligenzminderung tabuisiert oder nicht berichtet werden, ist es bedeutsam, bei allen plötzlichen Verhaltensänderungen und den genannten psychischen Auffälligkeiten stets an Folgen von Traumatisierungen zu denken. Die Symptome einer posttraumatischen Belastungsstörung können erst nach Wochen, Monaten und Jahren auftreten und machen es schwer, die eigentlichen Auslöser und Ursachen des Verhaltens zu erkennen. Die einfache Frage **„In welcher Situation könnte die gezeigte Verhaltensweise einen Sinn ergeben?"** kann helfen, den Ursprung des gezeigten Verhaltens zu ermitteln. Eine gute Anamnese und eine ausführliche biografische Rekonstruktion können helfen, das gezeigte Verhalten als Folge von möglicherweise auch schleichender Traumatisierung zu erkennen oder dies auszuschließen. Aber: Nicht bei jedem gezeigten Vermeidungsverhalten muss auf ein mögliches Trauma geschlossen werden.

BEISPIEL

Herr Schmidt ist 35 Jahre alt und hat eine leicht- bis mittelgradige Intelligenzentwicklungsstörung. Er wohnt derzeit in einer Wohngruppe und arbeitet in der nahe gelegenen Werkstatt (WfbM). Die Stimmungslage von Herrn Schmidt ist äußerst schwankend. Meist wirkt er niedergeschlagen, sehr zurückgezogen, dann wieder gereizt und sehr unruhig. Ein- bis zweimal im Monat bekommt Herr Schmidt kurzzeitig und wie aus heiterem Himmel sehr starke Angstzustände und Panikattacken. Nachts schläft er mitunter sehr unruhig und nässt gelegentlich auch ein. An manchen Tagen ist Herr Schmidt nicht mehr in der Lage, seinen Weg zur Werkstatt selbstständig zu finden, er scheint orientierungslos und wird an völlig anderen Orten aufgegriffen.
Über die Lebensgeschichte ist bekannt, dass Herr Schmidt bis zum 21. Lebensjahr bei seiner völlig überforderten Mutter lebte. Nach Berichten der älteren Schwester wurde er im Alter von 12 bis 13 Jahren wiederholt von seinem älteren Bruder sexuell missbraucht. Als er mit 21 Jahren in die Wohngruppe kam, war Herr Schmidt in einem recht verwahrlosten Zustand, er zeigte selbstverletzende Verhaltensweisen und starke Ängste.

→ AUFGABE

Beschreiben Sie die im Fallbeispiel dargestellte Symptomatik und die möglichen Ursachen mit eigenen Worten.

7.4 Heilerziehungspflegerischer Umgang mit Menschen mit Traumafolgestörungen

Die Wunden einer Traumatisierung heilen mitunter mit der Zeit, aber eben nicht immer von allein. Insbesondere bei Traumatisierungen im frühen Entwicklungsalter entwickeln sich zunehmend noch weitere begleitende Störungen (Ängste, Essstörungen, stereotype Bewegungsstörungen usw.) sowie herausfordernde (z. B. aggressives Verhalten) oder chronische Störungen.

Da die Symptome einer Traumafolgestörung oftmals irrtümlich als Ausdrucksform der intellektuellen Beeinträchtigung betrachtet und übersehen werden, ist ein differenzierter diagnostischer Blick auf die vielfältigen Ausdrucksformen einer Traumatisierung notwendig. Eine gute Diagnostik durch geschulte Fachkräfte aus den Bereichen Psychologie, Psychotherapie, Psychiatrie u. a. stützt sich dabei vorwiegend auf die Befragungen enger Bezugspersonen und die Rekonstruktion der Biografie des oder der oder der Betroffenen. Ein fachlich kompetenter Umgang mit Traumafolgestörungen auch bei Menschen mit Intelligenzminderung ist dann möglich.

MERKEN

Eine traumabezogene pädagogisch-pflegerische Begleitung setzt am Lebensalltag der Betroffenen an und wird durch therapeutische und ärztliche Maßnahmen und Intervention ergänzt.

Eine Traumatherapie und Traumabegleitung ist dann erfolgreich, wenn es gelingt, dass der betroffene Mensch keine Angst mehr vor bestimmten Auslösereizen der ursprünglichen traumatischen Situation hat und nicht mehr mit Erstarrung und heftiger körperlicher und emotionaler Übererregung reagieren muss. Betroffene Menschen können mit der Zeit lernen, dass sie den bestehenden Ängsten Widerstand entgegenbringen können.

Unterschieden werden können **akute und frühe Interventionen** und pädagogische Maßnahmen bis zu vier Wochen nach einem Trauma sowie **spätere pädagogische und psychotherapeutische Interventionen** (vgl. Hensel, 2012, S. 149 ff.).

Frühe Maßnahmen und eine gute pädagogische Unterstützung nach einer Traumatisierung sind der wichtigste Schutzfaktor, um eine Chronifizierung und weitere psychische Störungen bei den Betroffenen zu verhindern.

Eine traumasensible Gesprächsführung, Begleitung und Haltung schützt akut vor Traumafolgestörungen und ist auch für den weiteren Verlauf der Verarbeitung bedeutsam. Bei allen Maßnahmen geht es zunächst immer um den Schutz und die Stabilisierung des Menschen mit Intelligenzminderung in einer haltgebenden Beziehung. Der Mensch soll in seinem Lebensumfeld objektive Sicherheit erleben und spüren können. Im weiteren Verlauf wird es wichtig sein, für den betroffenen Menschen im Lebensalltag eine gute Balance zwischen Schonung und Anforderungen, zwischen Freiraum und Anpassungsnotwendigkeiten zu finden. Mitunter kann zur **Krisenintervention** eine vorübergehende stationäre psychiatrische Aufnahme zur Stabilisierung der Betroffenen sinnvoll sein.

TIPP

Lassen Sie sich bei allen pädagogischen Schritten von erfahrenen Fachkräften supervidieren und anleiten. Arbeiten Sie nicht allein, sondern gemeinsam im Team.

BEISPIEL

Der Bewohner Anton hat vor dem Haus der Wohngruppe für Menschen mit intellektuellen Beeinträchtigungen unmittelbar einen schweren Unfall beobachtet. Der Fahrer des Wagens wurde schwer verletzt und vom Notarzt behandelt. Anton ist nach dem Unfall unverletzt, jedoch sehr verstört. In der Folge zieht er sich immer öfter in sein Zimmer zurück und liegt dann oft teilnahmslos in seinem Bett. Nachts kann er nicht mehr durchschlafen, tagsüber wirkt er oft ängstlich getrieben und unruhig.

→ AUFGABEN

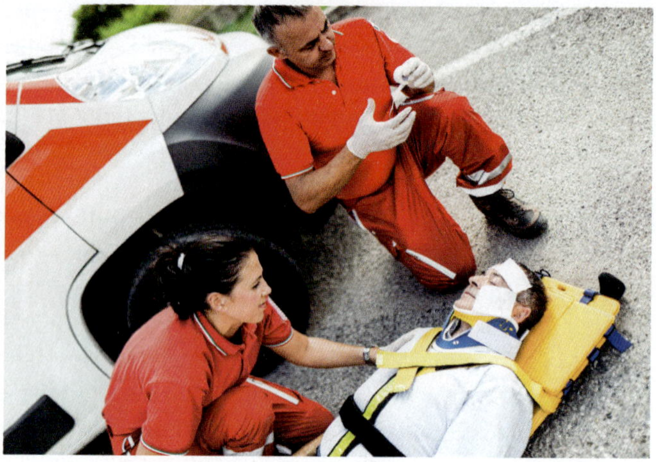

1. Beschreiben Sie die im Fallbeispiel dargestellte traumatische Situation in eigenen Worten.
2. Welche Symptome einer Traumafolgestörung können Sie erkennen? Welcher Traumatyp liegt vor?
3. Was könnten Sie als in der Wohngruppe tätige heilerziehungspflegerische Fachkraft akut tun, wenn eine derartig belastende Situation geschehen ist?

Internalisierende Symptome und externales Verhalten

Menschen mit einer Störung der Intelligenzentwicklung und pathologischen Bindungsbeeinträchtigungen können als große Herausforderung für die Mitwelt und die Fachkräfte erlebt werden. **Internalisierende Symptome** bei Trauerstörungen oder Bindungsstörungen wie Selbstzweifel, Angst u. a. weisen auf einen hohen Leidensdruck bei den betroffenen Menschen hin.

TIPPS

Starke Gefühle sind häufig die erste Folge von kritischen Lebensereignissen wie beispielsweise dem Tod einer nahen Bezugsperson. Starke Gefühle können den betroffenen Menschen verunsichern. Die Ausstrahlung von Ruhe und Zuversicht, aber auch die Offenheit und Ehrlichkeit bei Fragen von betroffenen Menschen sind dann im pädagogischen Umfeld besonders bedeutsam. Darüber hinaus hilft Folgendes im **Umgang mit starken Gefühlen**:

- Finden Sie Wege, mit den betroffenen Menschen starke Gefühle regulieren zu können, z. B. durch Aktivierung, Ablenkung oder Verschiebung der Aufmerksamkeit.
- Ermuntern Sie die Betroffenen, eigene Gefühle zu benennen und auch zu zeigen.
- Behalten Sie gewohnte Strukturen und Rituale bei, z. B. beim Essen oder Zu-Bett-Gehen.
- Setzen Sie sich mit den eigenen Gefühlen auseinander.
- Vermitteln Sie Trost und Sicherheit.
- Holen Sie sich Unterstützung, wenn die Situation zu lange andauert und starke Beeinträchtigungen sowie hoher Leidensdruck entstehen.

Auch **externale und expansive Verhaltensweisen** können als Folge von Bindungsstörungen auftreten. Übermäßige Aggressionen, Weglaufen, Stehlen oder Horten von Lebensmitteln, oppositionelles Verhalten, das Nichteinhalten von Begrenzungen oder Regeln, Impulsivität und mangelnde Eigensteuerung u. a. zwingen die Fachkräfte zu reagieren. Der in diesem Zusammenhang gebräuchliche pädagogische Alltagsbegriff **„herausforderndes Verhalten"** umschreibt diese störenden und mitunter schwer erträglichen Auffälligkeiten von Menschen mit intellektuellen Beeinträchtigungen recht unterschiedslos und sehr zuschreibend als personenbezogene Störung. Der Begriff wird daher kritisch gesehen (vgl. Hennicke, 2021, S. 161 ff.). Externale Verhaltensweisen sind stets ein komplexes Resultat der Wechselwirkung von inneren Zuständen und äußeren Bedingungen. Die genannten Auffälligkeiten sind Ausdruck einer widrigen Lebens- und Lerngeschichte der betroffenen Menschen. Die Institutionen der Behindertenhilfe müssen grundsätzlich in die Lage versetzt werden, diese individuellen Problemlagen der Menschen mit qualifiziertem multidisziplinärem Personal in bewährten Betreuungsangeboten pädagogisch angemessen zu begegnen. Eine immer spezieller ausgerichtete Intensivbetreuung oder ausgefeilte Techniken für sogenannte **„Systemsprenger"** sind daher letztlich zu defizitorientiert gedacht. Alltagsintegrierte Konzepte für die Behindertenhilfe wie die **„positive Verhaltensunterstützung"** (vgl. Theunissen, 2023) oder die „entwicklungsfreundliche Beziehung" (vgl. Senckel/Luxen, 2017) betonen hingegen den subjektiv bedeutsamen Sinn und Zweck und die kommunikative Botschaft des auffälligen Verhaltens an das Umfeld.

Die entwicklungsfreundliche Beziehung

Das Konzept der entwicklungsfreundlichen Beziehung nach Senckel/Luxen (2017) versteht sich als eine alltagsintegrierte Form der Psychotherapie für emotional früh gestörte und traumatisierte Menschen mit Intelligenzminderung, die zusätzlich schwere Verhaltensstörungen zeigen. Ziel ist es hierbei, den betroffenen Menschen Autonomie, Selbstbestimmung und Teilhabe zu ermöglichen. Folgende Kernaspekte sind dabei bedeutsam:

- die Herstellung eines **stabilen Beziehungsangebotes** mit angemessener Wertschätzung, Einfühlung und Echtheit
- die Erhebung eines **differenzierten Entwicklungsstandes** und einer Anamnese
- das Ermöglichen einer **emotionalen Nachreifung** über den Weg des Körperkontaktes und das gemeinsame Durchleben von Krisen und Konflikten
- das wohlwollende verbale und nonverbale oder gestisch-mimische **Spiegeln** jeglicher Wahrnehmungen, Empfindungen, Äußerungen, Erfahrungen und Einsichten des betroffenen Menschen
- Stärkung des **Selbstbewusstseins und Orientierung an den Interessen**, Themen und Kompetenzen des Menschen mit einer Störung der Intelligenzentwicklung
- Prinzip des **Selbsttätigseins**, des gemeinsamen Tuns, wodurch Selbstkontrolle ermöglicht wird

Den Betroffenen muss in angemessener Weise viel Schutzraum gewährt werden. Im weiteren Verlauf müssen dann aber auch gezielt und ausbalanciert Frustrationen gesetzt sowie Forderungen und Grenzen im Verhalten aufgezeigt werden. Die heilerzungspflegerischen Fachkräfte müssen sich daher in der Begleitung traumatisierter Menschen in besonderer Weise mit ihrer pädagogischen Haltung und ihren Überzeugungen auseinandersetzen. Sie benötigen Mitstreiterinnen und Mitstreiter sowie ein Team, das Einstellungen und Ziele mitverfolgt. Wichtig ist in diesem Zusammenhang auch die Rückendeckung einer Institution, die gute Rahmen- und Arbeitsbedingungen ermöglicht. Eine entwicklungsfreundliche Beziehung bedarf Zeit und Ausdauer und erfordert einen guten Umgang mit etwaigen Rückschlägen im Verhalten der betroffenen Menschen.

TIPP

Weitere Informationen zu diesem Thema finden Sie im Internet unter www.sedip.de [09.02.2024] (Stiftung für entwicklungsfreundliche Diagnostik und Pädagogik).

ZUSAMMENFASSUNG

Traumata sind Ereignisse mit existenziell bedrohlichem Charakter, die einen Menschen überfordern und seelisch verletzen können. Darauf reagieren Menschen mit ihren unterschiedlichen Dispositionen sehr verschieden. Unter Umständen kommt es jedoch zu Traumafolgestörungen, die sich in verschiedenen Reaktionsweisen wie anhaltender Trauer oder Bindungsstörungen zeigen. Die posttraumatische Belastungsstörung ist die schwerwiegendste Traumafolgestörung. Da bei (komplexen) posttraumatischen Belastungsstörungen noch lange Zeit nach einem traumatischen Ereignis eine Art „Notfallprogramm" unwillentlich bei bestimmten Auslösereizen aktiviert wird, kommt es zu den typischen PTBS-Symptomen. Traumafolgestörungen können auch Menschen mit intellektuellen Beeinträchtigungen erleiden, da sie bereits früh viele überfordernde Ereignisse im Alltag möglicherweise als bedrohlich und traumatisch verarbeiten. Oft zeigen sich Traumafolgestörungen in Regulations- und Bindungsstörungen oder in störenden Verhaltensweisen, deren Sinn sich im Miteinander zunächst nicht erschließt. Hilfreich sind eine sichernde Begleitung und traumabezogene pädagogisch-pflegerische Angebote, beispielsweise im Sinne der „entwicklungsfreundlichen Beziehung".

Traumafolge- und Belastungsstörungen: mögliche heilerziehungspflegerische Hilfen im Überblick

<table>
<tr><th colspan="2">Traumafolge- und Belastungsstörungen</th></tr>
<tr><th colspan="2">Mögliche Auffälligkeiten im heilerziehungspflegerischen Handlungsfeld</th></tr>
<tr><td>Mögliche Verhaltensauffälligkeiten unter Berücksichtigung der bestehenden Intelligenzminderung</td><td>• Aggression, Wutausbrüche
• wütend-verweigerndes Verhalten
• selbstverletzendes Verhalten, stereotype Bewegungsstörungen, sexualisiertes Verhalten
• Agitiertheit, Sprunghaftigkeit, Übererregung
• hohe Ablenkbarkeit
• Schlafprobleme
• depressive Verstimmung, Rückzug, vermindertes Interesse
• Veränderungsängste, Vermeidung, Ablehnung
• psychosomatische Beeinträchtigungen, z. B. Essstörungen, Störungen des Magen-Darm-Trakts, Schmerzen, Dissoziation
• anhaltende Trauerreaktionen</td></tr>
<tr><th colspan="2">Mögliche heilerzieherische Maßnahmen, pädagogisch-pflegerische Haltungen und Handlungsansätze</th></tr>
<tr><td>Mögliche Hilfen im Arbeitsfeld</td><td>Akute und frühe Interventionen
• objektive Sicherheit in der aktuellen Situation herstellen, weitere Gefahren ausschließen und Sicherheit signalisieren, vor Täterkontakt schützen
• Ruhe bewahren, sich Zeit nehmen, zuhören, „da sein“, auch ohne reden zu müssen, ruhige Ansprache, sich nicht aufdrängen, dabei sein und den Betroffenen beistehen („Vielleicht eine Tasse Tee?“)
• klare und einfache Erklärungen des Geschehens geben, Nachfragen ermöglichen, falsche Annahmen korrigieren, Reorientierung und Gegenwartsbezug herstellen („Was hilft Ihnen jetzt?“)
• aufzeigen, dass es ausreichend Helfende gibt, die sich kümmern (z. B. Feuerwehr, Polizei, Ärztinnen und Ärzte)
• sachliche und ruhige Informationen geben, über das weitere Vorgehen informieren (zu viele Reize verwirren)
• nur Aussagen treffen, die sich auch später als haltbar erweisen
• Information weiterer Bezugspersonen, des Teams und der Vorgesetzten
• eigene Betroffenheit reflektieren, eventuell andere Bezugspersonen hinzuziehen

Mögliche spätere traumaorientierte Haltungen und Handlungsansätze
• Aufbau einer stabilen haltgebenden Beziehung
• mögliche Stressquellen erkunden, Situationen vermeiden, die zu einer Übererregung und zu Retraumatisierungen führen
• Schutz vor Täterkontakt
• Schutz vor belastenden ängstigenden Nachrichten, TV-Sendungen etc.
• sichere und geschützte Orte herstellen, Sicherheit erleben durch stressreduzierende Maßnahmen im Alltag (Ruhe-Inseln, ruhige Beziehungsangebote etc. Routinen und Gewohnheiten
• Vorlieben und Themen der Betroffenen aufgreifen</td></tr>
</table>

Traumafolge- und Belastungsstörungen	
Mögliche heilerzieherische Maßnahmen, pädagogisch-pflegerische Haltungen und Handlungsansätze	
Mögliche Hilfen im Arbeitsfeld	• Sicherheit und Schutz im sozialen Miteinander bieten, z. B. durch klare Regeln, Bezugspersonen • zuhören, spiegeln • Deeskalationspläne bei fremdschädigenden oder autoaggressiven Verhaltensweisen, Krisenmanagement erarbeiten • Stressbewältigungs- und Kontrollmöglichkeiten anbieten und einüben, Verhaltensrepertoire erweitern (z. B. mit Symbolkarten, Signalworten, Rückzugsmöglichkeit und Entspannungstechniken, eventuell Verstärkerpläne) • Selbstwert und Selbstwirksamkeit erleben, Ressourcen aktivieren, z. B. Hobbys pflegen, Aufgaben übernehmen • Maßnahmen zur Reorientierung bei Übererregung anbieten, z. B. laut mit dem Namen ansprechen, mit den Füßen stampfen, in die Hände klatschen, tief einatmen, eventuell körperliche Berührung, etwas in die Hand geben • Erregung, traumatische Erinnerung mitaushalten durch verbale und nonverbale Mitteilungen („ich weiß, dass du Schlimmes durchgemacht hast, ich bin bei dir"), Zuversicht geben, dass Erinnerungen wieder gehen und verblassen • Raum geben für Gespräche, sich Zeit nehmen und zuhören, nicht zum Sprechen drängen • gemeinsam spielen, malen, sich bewegen und Musik machen • Teamgespräche, sich Unterstützung suchen (Psychohygiene)
Mögliche externe Hilfen Mögliche externe Hilfen	• Klärung der Diagnose, Fachberatung und Unterstützung durch spezialisierte regionale Beratungsstellen, Fachleute aus den Bereichen Traumatherapie, Traumapädagogik, Psychiatrie oder Kompetenzzentren • vorübergehende stationäre Aufnahme in der Psychiatrie, in einem Traumazentrum u. a. als Krisenintervention mit stabilisierender Wirkung

8 Störungen durch Substanzgebrauch oder Verhaltenssüchte

Angestrebte Kompetenzen

Fachkompetenz (Wissen und Fertigkeiten):

- Sich ein Grundlagenwissen über substanzbezogene Abhängigkeit (insbesondere Alkoholabhängigkeit) und Verhaltenssüchte aneignen.
- Wissen über die körperlichen Auswirkungen und das Verhalten insbesondere bei Alkoholabhängigkeit erwerben.
- Verschiedenen Ursachen, Risikofaktoren, typische Symptome und Auslöser von Störungen durch Substanzkonsum oder Verhaltenssüchte kennen.

Personale Kompetenz (Sozialkompetenz und Selbstständigkeit):

- Anzeichen von Substanzmissbrauch oder Abhängigkeit bei den betreuten Menschen erkennen können.
- Angemessene heilerziehungspflegerische Hilfen und Assistenz bei substanzbezogenen Störungen anbieten können.
- In Zusammenarbeit mit Fachkräften wie Ärztinnen und Therapeuten oder besonderen Einrichtungen angepasste Bewältigungsstrategien anbieten können.

BEISPIEL

Die 16-jährige Olena berichtet im Krankenhaus, dass sie in den letzten Wochen schon oft betrunken nach Hause gekommen sei. Sie hätte allerdings nicht gedacht, dass sie nun im Krankenhaus aufwacht. In der Familie sei die Stimmung nicht gut. Sie habe Probleme in der Schule, ihre schulischen Leistungen seien in letzter Zeit schlechter geworden. Sie müsse fast jede Woche Klassenarbeiten schreiben und sei dem Stress irgendwie nicht mehr gewachsen. Oft gäbe es in der Familie heftigen Streit darüber, sie würde dann die Haustür zuschlagen und zu ihrem Freund gehen. Sie trinke fast jedes Wochenende mit ihren Freundinnen und Freunden. Sie könne auch nur schwer darauf verzichten, da alle, die sie kenne, am Wochenende trinken würden. Außerdem wolle sie „einfach mal den Kopf frei bekommen", denn Ruhe fände sie erst, wenn sie „breit" sei.

→ AUFGABE

Was passiert in dem oben stehenden Fallbeispiel? Welche Fragen können Sie zu der beschriebenen Situation formulieren? Welche Handlungsmöglichkeiten sehen Sie? Haben Sie im privaten oder beruflichen Umfeld bereits ähnliche Situationen erlebt?

Zu den Störungen durch Substanzgebrauch oder sogenannte Verhaltenssüchte gehören (nach ICD-11, 6C4-) psychische Störungen und Verhaltensstörungen, die auf einen einmaligen oder wiederholten Gebrauch von Substanzen mit psychoaktiven Eigenschaften, einschließlich bestimmter Medikamente, oder auf wiederholte belohnende und bestärkende Verhaltensweisen zurückzuführen sind. Explizit als „Verhaltenssüchte" aufgeführt sind in der ICD-11 das pathologische Glücksspiel und das pathologische Spielen (digitales Spielen, Videospiele).

Man unterscheidet nach ICD-11 vierzehn verschiedene Substanzklassen: Alkohol, Cannabis, Opioide, Hypnotika, Kokain, Amphetamin, Cathinone, Koffein, Halluzinogene, Nikotin, volatile Inhalanzien, MDMA und Dissoziativa sowie sonstige psychoaktive Substanzen.

→ AUFGABE

Recherchieren Sie im Internet zu folgenden Fragestellungen:

- Was ist mit diesen Substanzen genau gemeint?
- Wie werden diese Substanzen in der Regel zugeführt?
- Welche Eigenschaften haben diese Substanzen?
- Wie wirken diese Substanzen?
- Welche Störungen treten auf?

Nach aktuellen Schätzungen haben etwa 18 Millionen Erwachsene und ca. 480 000 Jugendliche (zwischen 12 und 17 Jahren) einmal in ihrem Leben eine illegale Droge konsumiert. Die am häufigsten konsumierte illegale Droge in Deutschland war bis zu ihrer Teillegalisierung im Jahr 2024 Cannabis.

Bei einem wiederholten Konsum psychoaktiver Substanzen wird in unterschiedlicher Wirkweise das „neuronale Belohnungssystem“ (s. u.) direkt aktiviert, was insgesamt zu einer Verstärkung des entsprechenden Abhängigkeitsverhaltens und zu Kontrollverlust führt. Zentrales Symptom dieser Störung ist, dass der betroffene Mensch den Wunsch nach Konsum dieser Substanzen weit höher bewertet als frühere Verhaltensweisen und übliche Alltagsaktivitäten. Insbesondere Menschen mit einer gering ausgeprägten Selbstkontrolle sind empfänglich für diese Art der psychischen Störung.

Substanzkonsumstörungen sind eines der **größten sozialmedizinischen Probleme in Deutschland**, sie verursachen einen hohen volkswirtschaftlichen Schaden. Deutschland weist im internationalen Vergleich einen sehr hohen Alkoholkonsum auf. Man geht davon aus, dass ca. 7,9 Millionen Menschen einen gesundheitlich riskanten bis sehr hohen Alkoholkonsum haben, etwa 1,6 Millionen Menschen gelten als alkoholabhängig. Rund 4 Millionen in der Altersgruppe der 18- bis 64-Jährigen gelten als tabakabhängig und bei bis zu 2,9 Millionen Menschen zeigt sich ein problematischer Gebrauch von Medikamenten wie Schlaf- und Beruhigungsmitteln oder Amphetaminen (vgl. Deutsche Hauptstelle für Suchtfragen e. V., 26.04. und 17.05.2023). Hinzu kommen typische **Folgeerkrankungen** bei längerem Substanzkonsum, z. B. alkoholbedingte Leberzirrhose, Bauchspeicheldrüsenentzündung, Krebserkrankungen sowie Unfälle und Verletzungen unter Drogen- und Alkoholeinfluss. Schätzungen gehen allein von bis zu 42 000 alkoholbedingten Todesfällen pro Jahr aus. Ein nicht unerheblicher Teil der Gewalt- und Kriminalitätsdelikte in Deutschland werden unter Alkohol- und Medikamenteneinfluss begangen. Bei über 17 000 polizeilich erfassten Verkehrsdelikten mit Personenschaden spielt Alkohol eine Rolle. Es gibt deutliche Zusammenhänge von Substanzkonsumstörungen mit anderen psychischen Störungen wie Angststörungen, Depressionen, bipolaren Störungen, Zwangsstörungen sowie sexuellen Funktionsstörungen oder Schlafstörungen.

MERKEN

Der Begriff „Sucht“ (althochdeutsch, abgeleitet von „siechen“) wird umgangssprachlich zwar weiterverwendet, ist aber veraltet und wurde im offiziellen Sprachgebrauch, beispielsweise der WHO, durch die Begriffe „(Substanz-) Abhängigkeit“ und „Konsumstörung“ ersetzt.

Traditionell wird beim Thema „Suchtverhalten“ vor allem die Abhängigkeit von psychoaktiven Substanzen gesehen. Zunehmend problematisch sind in der heutigen Gesellschaft jedoch auch **Verhaltenssüchte** wie das ausgeprägte **Glücksspiel** und **exzessiver Computergebrauch** sowie die dranghafte Beschäftigung mit dem Internet, mit PC-Spielen oder dem Smartphone. Diese Verhaltenssüchte und „nicht stoff- oder substanzgebundenen“ Abhängigkeiten, die sich als Folge wiederholter belohnender Verhaltensweisen entwickeln und mit persönlichen Leiden und Funktionsstörungen einhergehen, werden als **„Störungen der Selbst- und Impulskontrolle“** in der ICD-10 und als „Störungen durch Verhaltenssüchte“ in der ICD-11 (6C5-) klassifiziert.

→ AUFGABEN

1. Überlegen Sie für sich: Welche „Süchte“ haben Sie im Alltag? Worauf können Sie nur schwer verzichten und warum ist das so? Würden Sie sogar sagen, Ihr Konsum ist riskant und gesundheitsschädlich?
2. Wenn Sie innerhalb des letzten Jahres stoff- oder nicht stofflich gebundene Suchtmittel zu sich genommen haben, wie viel haben Sie dann durchschnittlich an einem Tag eingenommen bzw. wie lange dauerte eine bestimmte Verhaltensweise? Bitte machen Sie möglichst genaue Angaben (z. B. 5 Liter Bier, 3 · 10 mg Valium, 10 Zigaretten, 3 Stunden Internet, PC-Spiel).
3. Welches Suchtmittel haben Sie innerhalb des letzten Jahres an einem Tag am meisten gebraucht (Alkohol, Zigaretten/Tabak, Medikamente, Internet/PC-Spiel)?
4. Welches Suchtmittel haben Sie innerhalb des letzten Jahres an einem Tag am seltensten/gar nicht gebraucht (Alkohol, Zigaretten/Tabak, Medikamente, Internet/PC-Spiel)?

8.1 Störungen mit und ohne Substanzbezug

Anhand der **„Störung durch Alkohol“** (DSM-5, 2015, S. 675 ff., ICD-11 6C40) lassen sich die allgemeinen Kriterien, die für alle Störungen durch Substanzgebrauch gelten, anschaulich konkretisieren.

8.1.1 Störung durch Alkohol

„Psychische und Verhaltensstörungen durch Alkohol“ – so lautet inzwischen die dritthäufigste Diagnose in der Krankenhausstatistik psychiatrischer Krankenhäuser, bei Männern ist dies sogar die häufigste Diagnose bei den stationär behandelten Patienten. Sie zeigt sich durch ein problematisches Muster von Alkoholkonsum und hierdurch resultierenden Beeinträchtigungen im Zeitraum von zwölf Monaten.

Beeinträchtigte Kontrolle

Alkohol wird von Betroffenen in großen Mengen oder länger als eigentlich beabsichtigt konsumiert. Es besteht der Wunsch nach Verringerung des Konsums, doch der Versuch der Kontrolle und Einschränkung des Konsums ist erfolglos. Der betroffene Mensch verbringt viel Zeit damit, Alkohol zu beschaffen, diesen zu konsumieren und sich vom Rausch zu erholen. Es besteht ein übermächtiger Wunsch und psychisches Verlangen, Alkohol immer wieder zu konsumieren („Craving“). Oftmals wird an nichts anderes gedacht und der Betroffene verliert vollständig die Kontrolle über den Konsum.

Soziale Beeinträchtigung

Wichtige Aufgaben und Verpflichtungen im Alltag, bei der Arbeit, in der Schule oder zu Hause werden nicht mehr erfüllt. Trotz erheblicher wiederkehrender sozialer und zwischenmenschlicher Probleme wird der Alkoholkonsum fortgesetzt. Dies führt wiederum zu einer Verschärfung der psychosozialen Problemstellungen. Wichtige soziale, berufliche oder Freizeitaktivitäten werden nicht mehr wahrgenommen oder erheblich eingeschränkt. Kindererziehung und Haushalt werden vernachlässigt, der Arbeit wird ferngeblieben, Hobbys werden nicht mehr wahrgenommen. Die betroffene Person zieht sich immer mehr zurück, um weiter Alkohol trinken zu können.

Riskanter Konsum und pharmakologische Kriterien

Die Betroffenen konsumieren Alkohol in Situationen, die zu körperlichen Gefährdungen führen können, z. B. am Steuer eines Pkws, beim Schwimmen oder Bedienen von Maschinen. Trotz einsetzender körperlicher und psychischer Probleme infolge des Alkoholkonsums (z. B. Lebererkrankung, Depressionen u. a.) wird der Konsum fortgesetzt. Um gleiche Wirkungen wie zu Beginn zu erreichen, sind schließlich immer höhere Dosen und Mengen von Alkohol notwendig, die bei anderen Menschen bereits starke Einschränkungen verursachen oder Vergiftungserscheinungen hervorrufen würden („Toleranzentwicklung“). Übermäßiger Alkoholkonsum führt zu vielfältigen **Organschädigungen** (z. B. Schädigung von Nerven- und Herz-Kreislauf-System, Verdauungstrakt, Immun- und Hormonsystem u. a.). Die WHO bezeichnet Alkoholkonsum als eine der führenden Risikofaktoren für Sterblichkeit.

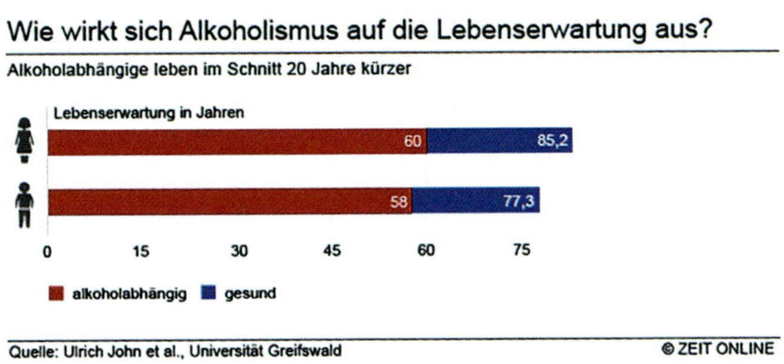

Bei einem großen Teil alkoholabhängiger schwangerer Mütter kommt es zu Früh- und Totgeburten. Das **fetale Alkoholsyndrom (FAS)** ist eine sehr verbreitete frühkindliche Behinderung infolge von Alkoholkonsum während der Schwangerschaft. Bei anhaltendem schweren Konsum kommt es zur Entwicklung unangenehmer körperlicher Entzugssymptome (z. B. Schlafstörungen), die wiederum den Wunsch, Alkohol zu konsumieren, verstärken. Bei einem weiteren schweren chronischen Alkoholkonsum können schließlich infolge der Fehlernährung **irreparable Hirnschädigungen** mit erheblichen kognitiven und motorischen Einschränkungen auftreten („Korsakow-Syndrom“).

Empfehlungen zum Umgang mit Alkohol

Aktuelle Forschungsergebnisse zeigen auf, dass es keinen potenziell „gesundheitsförderlichen oder sicheren“ Alkoholkonsum gibt. Schon geringe Trinkmengen führen bei jedem Menschen nachweislich zu den genannten körperlichen Erkrankungen. Daher ist es für die körperliche Gesundheit am besten **gar keinen** Alkohol zu trinken, sich körperlich zu bewegen und Übergewicht zu vermeiden. Alkohol schadet der Gesundheit – egal, wie viel man trinkt. Mit dieser Empfehlung und Leitlinie sorgt die Deutsche Hauptstelle für Suchtfragen e. V. im Jahr 2023 für mehr Klarheit im Umgang mit Alkohol. Sie folgt den Einschätzungen der WHO, des „World Cancer Research Fund" u. a. und widerspricht damit früheren Empfehlungen eines geringfügigen und kontrollierten Alkoholkonsums (vgl. Deutsche Hauptstelle für Suchtfragen e. V., 10.10.2023).

TIPP

Die Deutsche Hauptstelle für Suchtfragen e. V. (www.dhs.de [09.02.2024]) gibt regelmäßig in ihrem Jahrbuch die aktuellsten Zahlen für Suchterkrankungen in der Bevölkerung heraus. Zugleich werden über diese Stelle umfassende Informationsmaterialien zu allen Suchtmitteln online und z. T. auch in „leichter Sprache" bereitgestellt.

MERKEN

Nach ICD-11 unterscheidet man die einzelne **Episode des Alkoholgebrauchs** (6C40.1), die zu einer deutlichen gesundheitlichen Schädigung führt, von einem **schädlichen Verhaltensmuster in Bezug auf den Alkoholgebrauch (6C40.2).** Letzteres erstreckt sich über einen Zeitraum von mindestens zwölf Monaten episodischen Trinkens oder einem Monat kontinuierlichen Alkoholkonsums und führt zu psychischen und körperlichen Beeinträchtigungen. Ein starker innerer Drang zum Konsum und die eingeschränkte Fähigkeit zur Kontrolle des Alkoholgebrauchs kennzeichnen die „**Alkoholabhängigkeit**". Die Merkmale einer Abhängigkeit zeigen sich bereits nach drei Monaten fast täglichen Alkoholgebrauchs.

8.1.2 Störungen durch Verhaltenssüchte

Unter Störungen durch Verhaltenssüchte werden problematische Verhaltensweisen ohne Substanzbezug, „abnorme" Gewohnheiten und Störungen der Impulskontrolle gefasst, die sich infolge wiederholter belohnender Verhaltensweisen entwickelt haben. In der ICD -11 werden explizit nur die **„Glücksspielstörung" (6C50)** und das **„pathologische Spielen" (6C51)** aufgeführt.

MERKEN

Man geht von einem pathologischen Spielverhalten (online oder offline) aus, wenn das Spielen über etwa zwölf Monate nicht mehr kontrollierbar erscheint, eine hohe Priorität im Leben erhält und trotz negativer Konsequenzen fortgesetzt wird oder eskaliert.

Bei diesen Störungsbildern kommt es zu vergleichbaren Beeinträchtigungen wie bei den substanzbedingten Störungen. Kernkriterium einer Verhaltenssucht ist also der

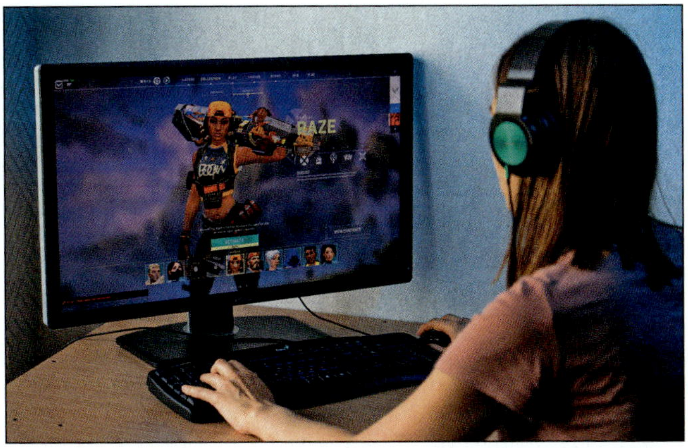

subjektive Leidensdruck sowie der Verlust von Handlungsmöglichkeiten oder die Verengung der Verhaltensvielfalt aufgrund der suchtbezogenen Verhaltensweisen (z. B. bei Schulabsentismus durch Computerspiel). Es kommt zu Entzugserscheinungen, einer Toleranzentwicklung, zum Interessenverlust und einer zwanghaften Beschäftigung mit dem jeweiligen Thema.

Zwar sollte nicht jede Leidenschaft eines Menschen als Verhaltenssucht betrachtet werden, doch zeigen sich in der Gesellschaft vielfältige problematische Störungen der Selbstkontrolle, die in der ICD-11 teilweise an anderer Stelle codiert werden oder aber wissenschaftlich wenig überprüft erscheinen:

- suchtartiges Kaufverhalten (Kaufattacken, exzessives Konsumverhalten)
- exzessives Sexualverhalten (häufige Sexualkontakte, zwanghafte Gedanken an Sexualität u. a.)
- suchtartiges Bewegungs- und Sportverhalten (sportliche Betätigung trotz körperlicher Beeinträchtigungen und Verletzungen, Körperbildstörungen u. a.)
- suchtartiges Arbeitsverhalten (Arbeit als alleiniges Zentrum des Lebens und Erlebens)

8.2 Ursachen für Störungen durch Substanzgebrauch oder Verhaltenssüchte

Auch bei Störungen durch Substanzgebrauch oder Verhaltenssüchte werden biopsycho-soziale Erklärungsmodelle herangezogen, um die Beteiligung der vielfältigen ineinandergreifenden Faktoren zur Entstehung zu erfassen. Die Ursachen sind von Mensch zu Mensch sehr verschieden. Die Störungen mit oder ohne Substanzbezug sind als *Prozess* zu verstehen, der schnell, langsam, intensiv oder sehr schleichend verlaufen kann. Grundsätzlich finden sich Störungen durch Substanzgebrauch oder Verhaltenssüchte in allen Altersstufen und sozialen Schichten.

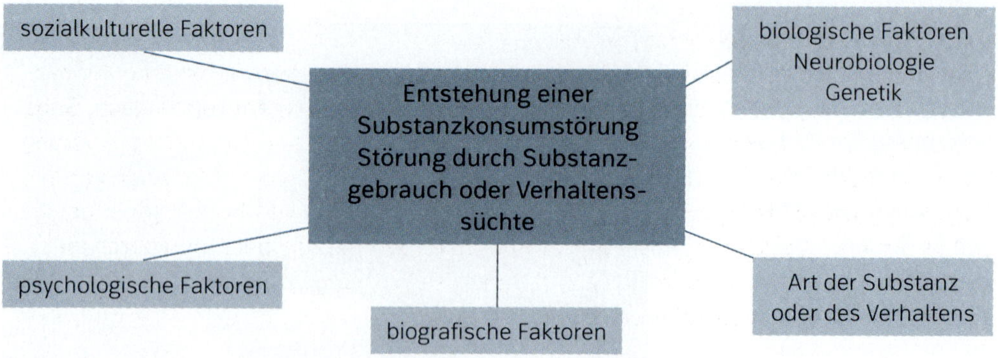

Faktoren für das Entstehen einer Störung durch Substanzgebrauch oder Verhaltenssüchte

Soziokulturelle Faktoren

Bei der Entwicklung einer Störung durch Alkohol hat der spezifische **gesellschaftliche Umgang mit Alkohol**, die sogenannten „Trinksitten" oder Rituale (z. B. bei Feiern), einen großen Einfluss. Es gibt sogenannte Abstinenzkulturen (z. B. Länder mit dem Islam als Staatsreligion wie Saudi-Arabien), aber auch Kulturen, in denen der tägliche Konsum von Alkohol als selbstverständlich gilt („Permissivkultur"). Die sozialen Umgebungsfaktoren spielen auch beim **Tabak- oder Medikamentenkonsum** eine große Rolle. So greifen z. B. junge Frauen – gesellschaftlich weitgehend akzeptiert – besonders rasch zu **Schmerztabletten** bei Kopfschmerz, Menstruations- oder Alltagsbeschwerden. Die Erwartung der Linderung unangenehmer und leistungsmindernder Beschwerden durch die Vergabe eines Medikaments ist in einer **leistungsorientierten Gesellschaft** weit verbreitet und führt nicht selten zu Gewöhnung und Abhängigkeit. Belastende Lebenssituationen wie Arbeitslosigkeit, Armut, Isolation und Vereinsamung können die Entwicklung einer Substanzkonsumstörung begünstigen, wobei sich Drogen u. a. als kurzfristige Lösung anzubieten scheinen.

Psychologische Faktoren

Zentral bei der Entwicklung einer Störung durch Substanzgebrauch ist der Wunsch nach angenehmen Gefühlen und Zuständen. Allein sich durch die Erwartung, dass sich durch den Substanzkonsum bestimmte Sichtweisen, Konflikte, Blockaden, Stress- und Spannungszustände etc. positiver darstellen und erträglicher erscheinen, erhöht sich die Wahrscheinlichkeit der weiteren Einnahme. Die anfängliche bloße Neugierde auf bestimmte Wirkungen kann schließlich zu Gewöhnung und Abhängigkeit, unter Ignorierung der Nebenwirkungen und der verzerrten Wahrnehmung des Ergebnisses, führen. Die **Verhaltens- und Lerntheorie** sieht Abhängigkeit als ein erlerntes Verhalten zur Verminderung von Spannungszuständen. Die frühe Erfahrung in der Familie, dass z. B. Alkoholkonsum zur Entspannung beiträgt, kann als Modelllernen betrachtet werden. Aus **tiefenpsychologischer** Sicht dient der Substanzkonsum u. a. der Abwehr von Depressionen, Ängsten oder Schuldgefühlen. Gefühle der inneren Leere, der Langeweile sowie der mangelnden Selbstwirksamkeit werden vermieden, wenn stattdessen Bedürfnisse nach enthemmter Sexualität und euphorischen Abenteuern mit spezifischen Substanzen ausagiert werden. Auch das Erleben von Minderwertigkeit kann durch den Substanzkonsum abgewehrt und nicht mehr gespürt werden. Kinder und Jugendliche geben nicht selten dem Druck der **Gleichaltrigengruppe** nach, Substanzen wie z. B. Tabak auszuprobieren, um dazuzugehören oder anerkannt zu werden. Konflikte in der Familie und Spannungen in der Partnerschaft u. a. erscheinen durch Substanzkonsum erträglicher, wobei es manchmal durch die Verschiebung der Machtverhältnisse zu **Co-Abhängigkeiten** kommt. So fördern Bezugspersonen durch ihr Verhalten die „Sucht" der Betroffenen, worunter sie selbst wiederum leiden. Aber auch ihr Verhalten enthält „Sucht"-Aspekte.

Biografische Faktoren

Eine Substanzabhängigkeit wird begünstigt durch die biografische Erfahrung von Vernachlässigung, von Verlust (z. B. naher Bezugspersonen), psychischer und sexueller Gewalt und anderer traumatischer Erlebnisse. Substanzkonsum dient oftmals als Linderungsversuch und Selbstmedikation bei schwer auszuhaltenden Gefühlen infolge von Traumafolgestörungen (s. Seite 215 ff.). Frühe Bindungs- und Kommunikationsstörungen in der Familie werden auffallend häufig als Hintergrund einer Suchterkrankung beschrieben.

Biologische und genetische Faktoren

Zwillings- und Adoptionsstudien weisen darauf hin, dass es genetisch festgelegte Bereitschafts- und Persönlichkeitseigenschaften gibt, die die Entwicklung einer Substanzkonsumstörung begünstigen. Genetische Faktoren beeinflussen entscheidend die Reaktion des Menschen auf neurobiologischer Ebene, z. B. die Art der Reaktion auf bestimmte Neurotransmitter (Botenstoffe). Dies hat wiederum Einfluss darauf, wie hoch das Erregungsniveau oder die Impulsivität und damit auch die Empfänglichkeit für bestimmte Substanzen oder Suchtmittel ist.

Etwa die Hälfte der japanischen oder chinesischen Bevölkerung verträgt aufgrund genetischer Faktoren keinen Alkohol. Dies verdeutlicht die erheblichen individuellen Unterschiede bei der Verträglichkeit bestimmter Substanzen.

Art der Substanz

Art und Verfügbarkeit der Substanz sind für die Entstehung einer Substanzkonsumstörung bedeutsam. So werden **legale** und **illegale Drogen** unterschieden, was zwar nichts über die Gefährlichkeit der Substanzen aussagt, jedoch Einfluss auf den Zugang zu ihnen, ihre Bedeutung und die gesetzlichen Folgen des Konsums hat. Alkohol, Drogen, aber auch viele Medikamente greifen in unterschiedlicher Weise gezielt in das Gehirn, also in die Übertragung von Impulsen von einer Hirnzelle zur anderen an ihren Verknüpfungspunkten, den sogenannten Synapsen, ein. Damit werden teils sehr unterschiedliche körperliche und psychische Prozesse angestoßen. So kann eine körperliche und psychische Abhängigkeit mitunter sehr schnell entstehen.

Das dopaminerge Motivations- und Belohnungssystem

Der Mensch verfügt über ein biologisch verankertes Motivations-, Antriebs- oder Belohnungssystem (vgl. Bauer, 2006, S. 24 ff.). Zwei miteinander verbundene Neuronengruppen, die zentral im Mittelhirn liegen, bilden das Kernstück dieses dopaminergen Belohnungssystems beim Menschen. Die Nervenzellen (Neuronen) der einen Gruppe feuern den Botenstoff **Dopamin** an die Nervenzellen der anderen Neuronengruppe und lösen damit im Gehirn wie auch im ganzen Körper Effekte aus, die einer **Dopingdroge** sehr ähnlich sind. Es entsteht dann ein Gefühl des Wohlbefindens und der gesteigerten Konzentration. Die gesamte muskuläre Bewegungsfähigkeit des Menschen wird dadurch erhöht, wodurch seine Handlungsbereitschaft gesteigert wird.

Als weitere „körpereigene Droge" des Motivationssystems wirken sogenannte **körpereigene Opioide**, die in ihrer Wirkung durchaus den künstlichen Drogen wie Opium oder Heroin entsprechen. Sie wirken fein abgestimmt auf die Grundstimmung und Lebensfreude des Menschen, vermindern die Schmerzempfindlichkeit und stärken das Immunsystem. Ein weiterer „Wohlfühl- oder Glücks-Botenstoff" ist in diesem Zusammenhang das **Oxytocin**. Oxytocin wird ausgeschüttet bei Bindungs- und Beziehungserfahrungen und stabilisiert diese gleichzeitig, sodass Gefühle des Vertrautseins entstehen können. Oxytocin sorgt für körperliche und psychische Entspannung, senkt den Blutdruck, dämpft das Angstzentrum und vermindert Stress. Das natürliche Ziel dieser Motivationssysteme sind soziale Gemeinschaft und gelingende Beziehungen. Akzeptanz und Anerkennung, die der Mensch beim Gegenüber findet, ist der tiefste Grund aller Motivation.

> „Die stärkste und beste Droge für den Menschen ist der andere Mensch."
> *(Quelle: Bauer, 2006, S. 54)*

Das **Motivationssystem** springt an, wenn Liebe und Anerkennung zu erwarten sind, und es schaltet ab, wenn subjektiv keine Chance auf soziale Zuwendung erwartet wird oder besteht. Soziale Isolation und Ausgrenzung führen beim Menschen (und anderen Säugetieren) zur Apathie und zum Zusammenbruch jeglicher Motivation. Wenn z. B. Erwachsene für ein Kind dauerhaft nicht präsent sind und sich für das Handeln oder das Spiel eines Kindes nicht interessieren, erlahmt die Motivation des Kindes, dieses Verhalten zu zeigen.

MERKEN

Mangelnde Zuwendung – vor allem in der Frühphase der Entwicklung – beschädigt die Motivationssysteme des Menschen dauerhaft.

Sämtliche Suchtmittel – von Cannabis, LSD, Alkohol bis Kokain sowie nicht stoffgebundene Süchte wie Internet-, Spiel-, Kaufsucht u. a. – sind in der Lage, das hier beschriebene dopaminerge Motivations- und Belohnungssystem des Menschen im Gehirn direkt zu beeinflussen und seelisches Wohlempfinden schlagartig herzustellen. Das Belohnungssystem wird quasi ohne lange Wege, ohne Beziehung und notwendigen menschlichen Kontakt kurzgeschlossen. Drogen betrügen den Menschen sozusagen um die Möglichkeit einer zufriedenstellenden menschlichen Interaktion, stellen aber kurzzeitig das gleiche „Glücksgefühl" her. Stoff- und nicht stoffgebundene Süchte werden so zum Ersatz für etwas anderes, z. B. gemeinsames Lachen, Musik, Tanz und Spiel, sowie elterliche, kindliche Zuneigung oder sexuelle Liebe. Diese biologisch herstellbare **Ersatzfunktion** bringt die endlose Suchtspirale, die stete Suche nach den nächsten „Kicks" im Lebensalltag, in Gang.

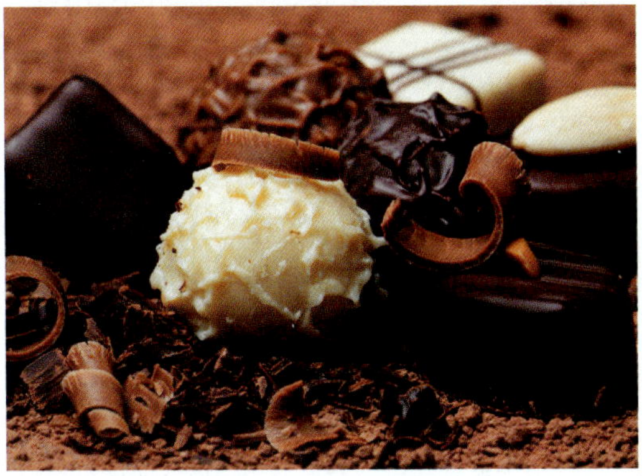

Macht Schokolade wirklich glücklich?

8.3 Störungen durch Substanzgebrauch oder Verhaltenssüchte bei Menschen mit einer Intelligenzentwicklungsstörung

‚Mit großer Zuversicht war Heike Schröder (Name geändert) aus dem Behindertenheim in eine Wohngemeinschaft gezogen. Es war ein Zeichen der Anerkennung, ihre damaligen Betreuer der Diakonie hielten sie für selbstständig. In der neuen WG in Ostwestfalen konnte die 40-Jährige zum ersten Mal in ihrem Leben selbst entscheiden, wann sie aufstand, was sie aß und wie sie ihre Freizeit verbrachte. Die Betreuer kamen nur noch zwei-, dreimal die Woche, um nach dem Rechten zu schauen. Doch statt ihre neue Freiheit zu genießen, fühlte sich Heike Schröder, die seit ihrer Geburt geistig behindert ist, oft einsam. ‚Ich wusste nicht, was ich mit mir anfangen sollte.' Sie ging in die Kneipe, um Anschluss zu finden. Biertrinken könne ja nicht schädlich sein, dachte sie; die Nichtbehinderten, die den ganzen Tag am Tresen saßen, taten es ja auch. Als das Geld knapp wurde, ging sie zum Kiosk um die Ecke und kaufte Bier in Dosen. Das betäubte die Schwermut. Nüchtern hielt sie den Tag bald kaum noch aus. Heike Schröder ließ beim Kioskbesitzer anschreiben. Und als der irgendwann vorschlug, er könne doch die Schulden vergessen, wenn sie ganz nett zu ihm wäre, war ihr auch das egal.'

(Quelle: Degenhardt, 2014, o. S.)

→ AUFGABE

Welche Konsummotive können Sie bei Frau Schröder erkennen?

Störungen durch Substanzgebrauch oder Verhaltenssüchte sind kein Symptom einer Intelligenzentwicklungsstörung, sondern eine eigenständige psychische Störung, wie sie bei Menschen ohne diese Beeinträchtigung auch auftreten kann. Infolge der Umsetzung der UN-Menschenrechtskonvention für Menschen mit Intelligenzminderung, der fortschreitenden Dezentralisierung und Ambulantisierung der Behinderteneinrichtungen („ambulant vor stationär") und dem Paradigma der Selbstbestimmung kommt es hinsichtlich des Konsums von Suchtmitteln zu einer paradoxen Situation. Menschen mit Intelligenzminderung haben mehr selbstbestimmte Freizeit, sie verfügen über ihr eigenes Geld und können selbstbestimmt einkaufen. Obwohl dies im Sinne des Empowerment-Gedankens und anderer Konzepte sicher nicht beabsichtigt worden ist, wird es Menschen mit intellektuellen Beeinträchtigungen vermehrt möglich, sich sowohl legale als auch illegale Suchtmittel zu verschaffen und diese oftmals abends oder nachts, vor oder nach dem Besuch der Werkstatt, zu konsumieren.

Offensichtlich gleicht sich das **Substanzkonsumverhalten** beeinträchtigter und nicht beeinträchtigter Menschen an und eine Normalisierung der Lebenswelten erscheint an dieser Stelle erreicht. Schätzungen zur Häufigkeit eines problematischen Konsums psychoaktiver Substanzen in Einrichtungen der Behindertenhilfe zeigen die hohe Bedeutung des Themas für diese Zielgruppe. Deutschlandweit und international erhobene Studienergebnisse (vgl. Rathmann u. a., 2022) zeigen bei 32,5 % der Bewohner und Bewohnerinnen einen problematischen Nikotingebrauch auf. 15,7 % der betreuten Menschen haben einen problematischen Konsum von Alkohol sowie 5,3 % einen problematischen Cannabiskonsum. Im Tabakkonsum zeigen sich kaum noch Unterschiede zur allgemeinen Bevölkerung. Der Konsum von Alkohol fällt etwas geringer aus als bei der Allgemeinbevölkerung, erscheint aber als die bedeutendste Substanz, die konsumiert wird. Menschen mit leichten intellektuellen Einschränkungen sowie konsumierende Kinder und Jugendliche (bis 21 Jahre) mit intellektuellen Beeinträchtigungen haben ein hohes Risiko einer Störung durch Substanzgebrauch. Etwa 5 % der Menschen mit einer Intelligenzentwicklungsstörung weisen eine Substanzgebrauchsstörung auf. Dabei zeigen sich aber deutliche Unterschiede zwischen Menschen mit leichter oder schwerer Intelligenzminderung: Leicht kognitiv beeinträchtigte Menschen sind körperlich und finanziell unabhängiger und haben – abhängig von der Wohnform – einen meist leichteren Zugang zu psychoaktiven Substanzen.

→ AUFGABE

Decken sich die oben dargestellten Untersuchungsergebnisse mit Ihren berufsbezogenen Erfahrungen?

In einer kleinen Studie mit dem Titel „Sucht und geistige Behinderung" (vgl. Kretschmann-Weelink, 2013, S. 29 ff.) berichten 66,7 % der Mitarbeiterinnen und Mitarbeiter aus den Einrichtungen der Behindertenhilfe in Nordrhein-Westfalen von **Problemen mit Störungen durch Substanzgebrauch**. Als „problematisch" wird der Konsum von Nikotin, danach von Alkohol und Medikamenten, insbesondere in Werkstätten und ambulant betreuten Wohneinrichtungen, beschrieben. Der Konsum von Cannabis und anderer illegaler Drogen wird als Problem benannt, spielt aber eine eher untergeordnete Rolle. Problematische Verhaltensweisen wie übermäßiges Essen, Fernsehen und Koffeinkonsum werden vor allem von Außenwohngruppen berichtet. Im ambulant betreuten Wohnen werden ferner PC-Spiele, überzogen häufiger Internetgebrauch und übermäßiges Telefonieren als problematisch beschrieben.

Wie bei nicht beeinträchtigten Menschen führen Störungen durch Substanzgebrauch auch bei Menschen mit intellektuellen Beeinträchtigungen zu erheblichen persönlichen, sozialen, wirtschaftlichen und sozialmedizinischen Folgen. Infolge des Suchtverhaltens kommt es zu Erkrankungen, Verletzungen, Aggressionen und anderen Beziehungsstörungen, zu delinquentem Verhalten (Diebstahl, Körperverletzung, sexuelle Übergriffen u. a.), zur Gefährdung von Mitarbeiterinnen und Mitarbeitern sowie von Mitbewohnerinnen und Mitbewohnern, zu Gebäudeschäden (z. B. durch Brände), zur Verwahrlosung und Vernachlässigung sowie zu Klinikaufenthalten zur Entgiftung u. a. Da Menschen mit Intelligenzminderung meist zusätzliche Gesundheitsprobleme, z. B. eine Epilepsie, Ängste etc., haben und entsprechende Medikamente einnehmen, kann es bei Störungen durch Substanzgebrauch zu **verschärften gesundheitlichen Risiken** kommen. Die dadurch bedingten Teamsitzungen, Arztbesuche etc. führen schließlich zu deutlichen Beeinträchtigungen der Alltagsstruktur auch der nicht beteiligten Bewohnerinnen und Bewohner.

Die **Ursachen zur Entstehung von Suchtstörungen** bei Menschen mit Intelligenzminderung sind grundsätzlich die gleichen wie bei Menschen, die nicht von einer Intelligenzentwicklungsstörung betroffen sind. Die kognitiven Einschränkungen führen zusätzlich zu einer Verminderung der Problemlösungsstrategien sowie zu einer mangelnden Einsichtsfähigkeit in Bezug auf die Folgen des Substanzkonsums. Kommunikative Einschränkungen, unzureichende Selbstkontrollfähigkeiten, eingeschränkte soziale Kompetenzen, mangelnde Integration, Langeweile u. a. erhöhen zudem die Wahrscheinlichkeit der Ausprägung einer Störung durch Substanzgebrauch oder Verhaltenssüchte.

Menschen mit einer intellektuellen Entwicklungsstörung nehmen aus vergleichbaren Gründen Substanzen mit psychoaktiven Eigenschaften zu sich wie andere Menschen auch. Als **Konsummotive** werden oftmals Entspannung, „Betäubung" oder Geselligkeit benannt. Eine gelegentlich unkritische ärztliche Verordnung von Medikamenten, insbesondere von Benzodiazepinen (s. Seite 188), kann das Risiko einer Suchtmittelabhängigkeit erhöhen. Die **abnehmende Betreuungsintensität durch ambulante Betreuung** scheint ebenfalls das Risiko von Substanzkonsumstörungen zu erhöhen. Wenn Menschen mit intellektuellen Beeinträchtigungen keine oder nur wenig Zuwendung erhalten und diese auch nicht mehr erwartet wird, dann schaltet sich das Motivationssystem des Menschen ab und die Betroffenen fühlen sich nicht mehr wohl. Dann liegt es nahe, das dopaminerge System durch Suchtmittel wie Tabak, Koffein, Alkohol oder Fernsehen erneut hochzufahren, damit sich das Wohlbefinden zumindest kurzzeitig wiedereinstellen kann („kompensatorische Funktion von Suchtmitteln"). Es ist zu erwarten, dass bei zunehmend gewollter Angleichung der Lebensverhältnisse beeinträchtigter und nicht beeinträchtigter Menschen der Konsum von Internet, Smartphone und Co. auch bei Personen mit Intelligenzentwicklungsstörungen weiter ansteigen wird.

8.4 Heilerziehungspflegerischer Umgang mit Menschen mit Störungen durch Substanzgebrauch oder Verhaltenssüchte

→ AUFGABE

Wie gehen Sie mit folgenden Aussagen um? Was antworten Sie?

- „Ich sehe keinen Grund aufzuhören, denn was ist die Alternative? Das Leben hat doch sonst nichts zu bieten!"
- „Ich arbeite in der WfbM und wenn ich nach Hause komme, dann ist da nix mehr."
- „Mein Vater hat das schon so gemacht, der ist jetzt über siebzig und lebt immer noch!"

Das Hilfe- und Helfersystem muss zunächst die Bereitschaft haben, sich mit dem Thema „Suchtmittelprobleme" oder „Verhaltenssüchte" auseinanderzusetzen. Eine allgemeine Suchtprophylaxe in den Einrichtungen der Behindertenhilfe sollte angesichts der steigenden Zahlen der betroffenen Menschen pädagogischer Standard sein. Dinge und Aktivitäten genießen lernen sowie Kompetenzen der Alltagsbewältigung und Problemlösung, Entspannung und Spannungsreduktion entwickeln zu können, die Förderung sozialer Kontakte und Anerkennung senken das Abhängigkeitsrisiko für diesen Personenkreis.

Es ist unstrittig, dass trotz der bestehenden Paradigmen der Normalität und Selbstbestimmung die Abwärtsspirale einer Suchterkrankung, an deren Ende der komplette Verlust von Selbstbestimmung stehen kann, durch Fachkräfte der Behindertenhilfe u. a. rechtzeitig aufgehalten werden muss. Eine Veränderungsnotwendigkeit ergibt sich meist weniger aus dem Konsum an sich, sondern aus den möglichen **Folgen von Störungen durch Substanzgebrauch oder Verhaltenssüchte,** wie sie bereits beschrieben wurden. Die Risiken und Gefahren eines bedenkenlosen Substanzkonsums müssen im Sinne der Schutzbedürftigkeit und des Selbstbestimmungserhalts sowie dem Ziel der weitgehenden „Autonomieentwicklung" dargelegt werden. Der Wunsch nach Verhaltensänderung muss dem betroffenen Menschen daher mit Nachdruck vermittelt werden.

MERKEN

Grundsätzlich geht es um folgende Aufgaben:
- Beratung und Aufklärung
- Motivierung zu Kontrolle und Abstinenz
- Motivation und Begleitung zu Therapieangeboten
- Nachsorge nach Klinikaufenthalten

Grundlage für Hilfsbemühungen dieser Art, insbesondere für eine „Mitwirkungsmotivation", kann zunächst nur eine ernsthafte und „gute Beziehung", ein „Wissen" über den Menschen und seine Problemstellungen sowie eine pädagogische Haltung der Achtung und Akzeptanz des erwachsenen und prinzipiell eigenverantwortlichen Menschen sein. Bestehende Ressourcen und Verhaltensweisen der Betroffenen, die zur Lösung beitragen, sollen konsequent gefördert und verstärkt werden. Allein restriktive Maßnahmen wie beispielsweise Verbote, unangekündigte Zimmerkontrollen, Taschengeldentzug etc. gegenüber Menschen mit Störungen durch Substanzgebrauch oder Verhaltenssüchte sind wenig hilfreich und zielführend. Diese oft übergriffigen und moralisierenden Haltungen fördern letztlich die Verheimlichung und Verleugnung der problematischen Verhaltensweisen wie beispielsweise des Alkoholkonsums und die Störungen der Selbstkontrolle.

Hilfreicher ist es, Betroffene an natürliche „Sachzwänge" und Mitwirkungspflichten, z. B. das morgendliche Aufstehen, das pünktliche Erscheinen bei der Arbeit etc., zu erinnern und Schritte in die richtige Richtung zu loben. Die Nichterfüllung von alltäglichen Mitwirkungsverpflichtungen und Absprachen kann schließlich zu angekündigten Konsequenzen, zur Verwaltung des Geldes, Begleitung bei Einkäufen, vermehrter Anwesenheit und Kontrolle, zur Kündigung der Arbeitsstelle oder der Wohnung führen. Es ist zuvor unter allen Beteiligten abzuklären, welche Konsummengen und welches konkrete Verhalten tolerierbar sind. Es ist mitunter erstaunlich, wie rasch sich (Konsum-) Verhalten ändern kann, wenn alle Beteiligten im Team der Wohngruppe, der Werkstatt usw. **sehr klare Konsumgrenzen und Verhaltensmaßnahmen** formulieren und deren **Einhaltung** auch **kontrollieren**. Kontrollen, z. B. durch „Pusten" mit geeichten und sicheren Atemkontrollgeräten, sollten nach Möglichkeit positiv und als Anlass und Bestätigung der Abstinenzleistung bewertet werden. Sie sollten nicht *gegen* den Willen der Betroffenen ausgeführt werden. Wenn diese klaren Haltungen jedoch ins Unverbindliche zurückkehren, ist meist eine sofortige Rückkehr in alte Konsum- und Verhaltensmuster zu beobachten.

MERKEN

Sind sämtliche pädagogischen Angebote und Maßnahmen ausgeschöpft und ist keine deutliche Verbesserung im Konsumverhalten bzw. in der Verhaltenssucht erkennbar, sollte ernsthaft darüber nachgedacht werden, den Betreuungskontext grundsätzlich zu verändern.

Menschen mit einer Störung der Intelligenzentwicklung stehen bisher kaum speziell ausgebildete Therapeuten bzw. Therapeutinnen und Therapieplätze sowie Wohngruppen für Suchterkrankte zur Verfügung. Angebote dieser Art werden jedoch aufgrund des erkennbar wachsenden Bedarfs zunehmend entwickelt.

→ AUFGABEN

1. Recherchieren Sie im Internet: Wo befinden sich regional die nächsten Suchtberatungsstellen?
2. Wo gibt es besondere Angebote für Suchterkrankte mit Intelligenzminderung?
3. Lesen Sie das Beispiel von Frau Schröder (s. Seite 249). Überlegen Sie, wie Sie ein Gespräch mit Frau Schröder führen wollen würden. Welche Punkte sind aus Ihrer Sicht bei einem solchen Gespräch zu beachten? Was sollten Sie unbedingt vermeiden?
4. Bleiben Sie gedanklich bei dem Fallbeispiel und benennen Sie, was von den dortigen Betreuerinnen und Betreuern versäumt worden ist. Was hätten sie besser machen können?
5. Entwerfen Sie gemeinsam ein ansprechendes Plakat (oder Video) zur „Suchtprophylaxe“ für eine Wohngruppe oder Einrichtung Ihrer Wahl in leichter Sprache.

ZUSAMMENFASSUNG

Störungen durch Substanzgebrauch oder Verhaltenssüchte sind Verhaltensstörungen, die durch den Gebrauch unterschiedlicher Substanzklassen oder durch wiederholte belohnende Verhaltensweisen hervorgerufen werden. Diese sehr verbreiteten Störungen verursachen erhebliche Kosten für das Sozialsystem. Man unterscheidet stoffgebundene und nicht an eine Substanz gebundene Suchterkrankungen bzw. Störungen der Selbst- und Impulskontrolle, die als schleichender Prozess oder auch sehr schnell verlaufen können. Substanzkonsumstörungen oder Verhaltenssüchte werden durch beeinträchtigte Kontrolle, soziale Beeinträchtigungen und einen riskanten Konsum definiert. Die Ursachen für diese Störungen sind sehr vielfältig. Eine besondere Rolle spielt dabei das biologisch verankerte Motivations- und Belohnungssystem, das durch sämtliche Suchtmittel und durch wiederholte belohnende Verhaltensweisen direkt beeinflusst wird. Menschen mit Intelligenzminderung haben infolge zunehmender Selbstbestimmungsprozesse und Ambulantisierung einen erhöhten Zugang zu Suchtmitteln. Aufgrund ihrer kognitiven Einschränkungen und ihrer verminderten sozialen Kompetenzen sind Menschen mit Intelligenzentwicklungsstörung leicht empfänglich für Suchtverhalten. Präventionsprogramme und spezielle Hilfen für diesen Personenkreis werden infolgedessen zunehmend bedeutsamer.

Störungen durch Substanzgebrauch oder Verhaltenssüchte: mögliche heilerziehungspflegerische Hilfen im Überblick

Traumafolge- und Belastungsstörungen	
Mögliche Auffälligkeiten im heilerziehungspflegerischen Handlungsfeld	
Mögliche Verhaltensauffälligkeiten unter Berücksichtigung der bestehenden Intelligenzminderung	**Beeinträchtigte Kontrolle** • Konsum (Alkohol, Tabak, Medikamente u. a.) in großen Mengen • übermächtiger Wunsch und Verlangen nach Konsum, Vorratsdenken • Wunsch nach Konsumveränderung bei den Betroffenen und ihrem Umfeld **Soziale Beeinträchtigung** • Verpflichtungen und Aufgaben werden nicht mehr erfüllt • Vernachlässigung und Verwahrlosung • Zunahme zwischenmenschlicher Konflikte, Aggression • Rückzug und Isolation • selbstverletzendes Verhalten, Prostitution • Delinquenz, z. B. Diebstahl, Beschaffungskriminalität, Aufsuchen bestimmter Orte, sexuelle Gewalt **Riskanter Konsum** • Entzugserscheinungen, zunehmende körperliche und psychische Beschwerden, Organschädigungen, Schlafstörungen, Unruhezustände etc. • Konsum auch in Verkehrssituationen, am Arbeitsplatz, an Maschinen **Verhaltenssüchte, Störungen der Selbstkontrolle** • exzessiver Internet- und Mediengebrauch • exzessives Telefonieren, übermäßige Kommunikation über Nachrichtendienste, soziale Medien etc. • suchtartiges Kaufverhalten • suchtartiger TV-Konsum
Mögliche heilerzieherische Maßnahmen, pädagogisch-pflegerische Haltungen und Handlungsansätze	
Mögliche Hilfen im Arbeitsfeld	**Beeinträchtigte Kontrolle und soziale Beeinträchtigung** • Konsum- und Verhaltensgrenzen setzen, klare transparente Regeln und Strukturen, ruhiges und bestimmtes Auftreten, dabei eigene Grenzen spüren (Nähe und Distanz), trotzdem dem Menschen zugewandt bleiben, klare Kommunikationsregeln, erwachsenengerechter Dialog • Prävention und Aufklärung über problematisches Konsumverhalten in leichter Sprache, eventuell im Einzelsetting, positive Wirkungen und mögliche negative Folgen besprechen und gegenüberstellen, Argumente sammeln („Aufhören lohnt sich!“)

Traumafolge- und Belastungsstörungen	
Mögliche heilerzieherische Maßnahmen, pädagogisch-pflegerische Haltungen und Handlungsansätze	
Mögliche Hilfen im Arbeitsfeld	**Riskanter Konsum** • für ruhige (Tages-)Abläufe sorgen, Alltagsanforderungen und Mitwirkungspflichten formulieren • aufmerksames Überprüfen: Wie wird Geld ausgegeben? Wer besorgt die Suchtmittel? Welche Zeiten des Alleinseins sind kritisch? **Verhaltenssüchte, Störungen der Selbstkontrolle** • Achtsamkeit und Selbstbeobachtungsfähigkeit fördern (sich Zeit nehmen, über das aktuelle Befinden, das Wetter, das Essen u. a. sprechen, den Tag in Ruhe planen, bewusste Naturerlebnisse anbieten) • Möglichkeiten des nonverbalen Ausdrucks anbieten (z. B. großflächiges Malen, Sport, Tanz, Übungen aus der basalen Kommunikation) • Möglichkeit der aktiven Entspannung anbieten (Körper- und Gymnastikübungen, Spazierengehen, Yoga, Schwimmen u. a.) • Ressourcen bewusstmachen, Selbstbewusstsein fördern (z. B. „Was kannst du gut? Welche Aufgaben können wir an dich delegieren? Was möchtest du mehr selbst bestimmen?) • übliche Zeiten des problematischen Verhaltens wahrnehmen und Alternativen anbieten • Dinge und Aktivitäten genießen lernen (z. B. Essen zubereiten, Kochkurse, ins Kino gehen, Gespräche führen) • Gespräche über bestimmte suchtfördernde Gedankeninhalte führen („Denkst du wirklich, dass dir keiner hilft?“, „Was ist schon dabei?“, „Mein Vater hat auch Alkohol getrunken“, „Der Max mag mich sonst nicht mehr“ usw.) • Schutz von Angehörigen, Mitbewohnerinnen und Mitbewohnern (z. B. bei ständigen Anrufen, Geldgeschäften, Diebstahl • mögliche Ängste ansprechen • Schuld- und Schamgefühle ansprechen • mögliche Schmerzen wahrnehmen • Essverhalten normalisieren • Schlafhygiene unterstützen, klare Bettzeiten • Stimmungstagebuch, Tages- und Wochenpläne anlegen, Episoden dokumentieren • medizinische Abklärung, z. B. hinsichtlich der Auswirkungen auf Epilepsie und andere Störungen sowie Auswirkungen auf Medikamente • Betroffene und Angehörige über die Störung informieren • mögliche Rückfälle vorab thematisieren • Notfallregeln und Risiken besprechen („Wenn du sehr unruhig bist, dann ...“) • gute regelmäßige Teamarbeit, interdisziplinäre Zusammenarbeit • eigenes Überengagement wahrnehmen („Burnout“)

Traumafolge- und Belastungsstörungen	
Mögliche heilerzieherische Maßnahmen, pädagogisch-pflegerische Haltungen und Handlungsansätze	
Mögliche externe Hilfen	• Klärung der Diagnose, Weiterbildung, Beratung und Unterstützung durch spezialisierte regionale Suchtberatungsstellen, sowie Fachleute aus den Bereichen Psychotherapie, Medizin und Psychiatrie • Psychotherapie • pharmakologische Hilfen bei Berücksichtigung der Nebenwirkungen, Überdosierungen und Unverträglichkeiten vom Medikamenten prüfen • spezielle Fachambulanzen aufsuchen • vorübergehende stationäre Aufnahme in Suchtklinik, Entgiftung • Musiktherapie • tiergestützte Angebote, z. B. Reittherapie • spezielle Wohngruppenangebote

9 Persönlichkeitsstörungen

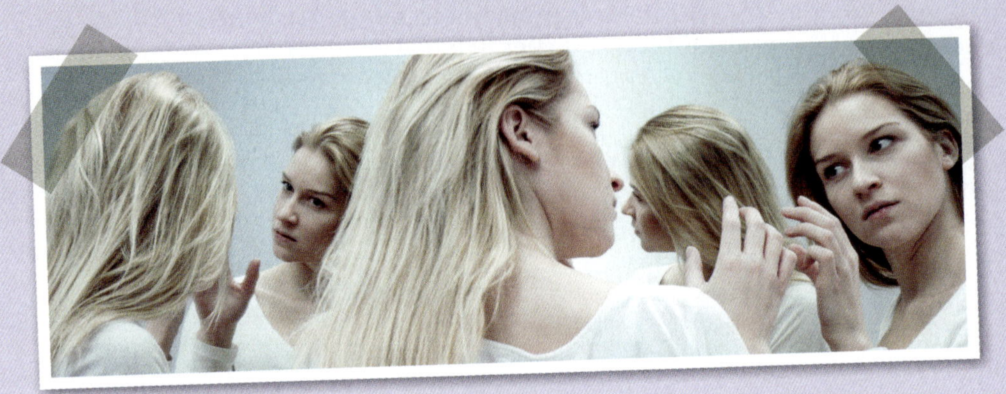

Angestrebte Kompetenzen

Fachkompetenz (Wissen und Fertigkeiten):

→ Den Begriff der Persönlichkeit und die wichtigsten Persönlichkeitseigenschaften kennen.

→ Verständnis von Persönlichkeitsstörungen, den Symptomen und Beeinträchtigungen sowie den unterschiedlichen Schweregraden entwickeln.

→ Mögliche Ursachen für eine Persönlichkeitsstörung kennen.

Personale Kompetenz (Sozialkompetenz und Selbstständigkeit):

→ Persönlichkeitsstörungen auch im Bereich der Behindertenhilfe erkennen können.

→ Einen angemessenen pädagogischen Umgang sowie eine einfühlsame Haltung gegenüber Menschen mit Persönlichkeitsstörungen entwickeln.

→ Unterstützende Interventionen, angemessene heilerziehungspflegerische Hilfen und Assistenz bei möglicherweise problematischen Verhaltensweisen von Menschen mit Persönlichkeitsstörungen anbieten können.

→ Mit Fachkräften aus den Bereichen Medizin und Therapie zusammenarbeiten, um angepasste Bewältigungsstrategien anbieten zu können.

9.1 Persönlichkeit

Jede Persönlichkeit zeigt unterschiedliche Persönlichkeits- oder Charaktereigenschaften.

DEFINITION

Persönlichkeit
Unter dem Begriff „Persönlichkeit" versteht man die charakteristischen Eigenschaften eines Menschen, also zeitstabile Muster im Wahrnehmen, Deuten und Erleben sowie in der emotionalen Verarbeitung und im Verhalten.

Die Persönlichkeit eines Menschen entwickelt sich über die Erbanlagen, die frühen Beziehungserfahrungen, das soziale Umfeld, durch den erlebten Erziehungsstil und die gesamten Lebenserfahrungen. **Life events** bzw. **besonders kritische Lebensereignisse** (Traumata, Verluste usw.) können ebenfalls die Persönlichkeit eines Menschen prägen. Die **Persönlichkeitspsychologie** als Bereich der allgemeinen Psychologie befasste sich jahrzehntelang mit der Frage, inwieweit stabile Persönlichkeitseigenschaften und Verhaltensmuster differenziert werden können und ob man aufgrund dieser individuellen Persönlichkeitseigenschaften das zukünftige Verhalten oder die berufliche Eignung von Menschen vorhersagen kann. Es wurden durch Befragungen und Einschätzungsbögen u. a. **fünf Persönlichkeitseigenschaften** (Big-Five-Modell) herausgearbeitet, die sich bereits im Kindesalter nachweisen lassen und die im mittleren Erwachsenenalter eine recht große Stabilität aufweisen (vgl. Schneider/Lindenberger, 2018, S. 223). Erst im hohen Alter lässt die Stabilität dieser individuellen Eigenschaften nach und damit auch die Vorhersagbarkeit des Verhaltens.

MERKEN

Persönlichkeitseigenschaften sind zu einem großen Teil auf die Wechselwirkung mehrerer Gene oder genetischer Faktoren zurückzuführen.

Das **Big-Five-Modell** beschreibt fünf Dimensionen der Persönlichkeit, die *stark* oder *schwach* ausgeprägt sein können:

1. **Extraversion**
   gesellig, zeigt seine Gefühle, ist gesprächig, nicht gehemmt, geht auf Menschen zu, spontan *oder*
   zurückhaltend, reserviert, gehemmt, introvertiert
2. **Verträglichkeit**
   vertrauensvoll, hilfsbereit, warmherzig, entwickelt enge Beziehungen *oder*
   wettbewerbsorientiert, misstrauisch, penibel, kritisch
3. **Gewissenhaftigkeit**
   bewusst, konzentriert, zuverlässig, ausdauernd, ehrgeizig, effizient *oder*
   oberflächlich, nachlässig, unzuverlässig, ziellos
4. **Neurotizismus**
   ängstlich, geringes Selbstwertgefühl, stressanfällig, besorgt, empfindlich, unruhig, sensibel *oder*
   selbstsicher, belastbar, ruhig, selbstbewusst, robust

5. **Offenheit für Neues**
   fantasievoll, vielseitig, kreativ, neugierig, originell, ideenreich *oder* einfallslos, unkreativ, konventionell, vorsichtig

Man geht davon aus, dass beispielsweise eine besonders **„zuverlässige" und „gewissenhafte"** Person über verschiedenen Situationen und Gelegenheiten hinweg in einer typischen Art und Weise handelt, z. B. konzentriert anliegende Arbeiten erledigt oder ausdauernd Kontakte zu Freundinnen und Freunden aufrechterhält.

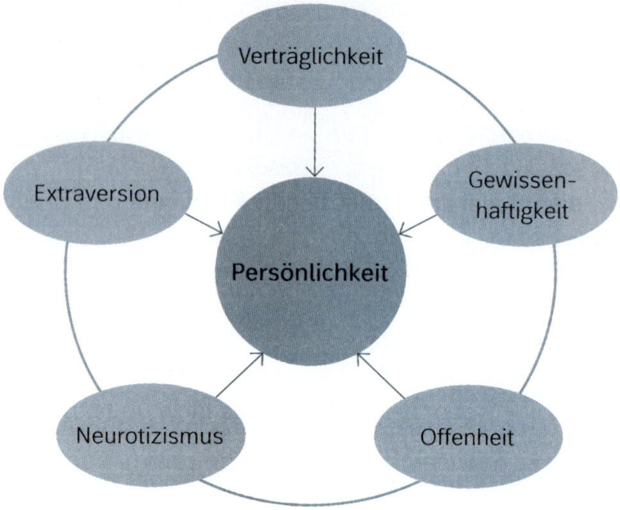

Der **„emotional sensible"** Mensch erfährt Gefühle stärker und deutlicher als andere. Solche Menschen finden sich vor allem in den sozialen Berufen und Diensten (Psychologen, Sozialpädagoginnen etc.), aber auch in bestimmten Dienstleistungsberufen.

Der **„Belastbare"** erfährt das Leben hingegen auf einer weniger emotionalen Ebene und wirkt oft ziemlich unzugänglich und unbeeindruckt auf andere, was im privaten Bereich durchaus Probleme bereiten kann, während es im Beruf wiederum von Nutzen sein kann. Emotional belastbare Personen findet man idealtypisch eher unter Fluglotsen, Pilotinnen, Finanzmanagerinnen oder Ingenieuren.

→ AUFGABEN

1. Selbst- und Fremdeinschätzung: Überlegen Sie, zu welcher Dimension der Persönlichkeit Sie tendieren. Welche Eigenschaften erkennen Sie an Ihrem Gegenüber oder an Ihren Mitstudierenden wieder? Tauschen Sie sich aus.
2. Versuchen Sie anhand des Big-Five-Modells die in den folgenden Beispielen beschriebenen Persönlichkeiten zu charakterisieren.

BEISPIELE

1. Paul ist Heilerziehungspfleger, er teilt sich gern anderen mit und wird vom Team als „Teamplayer" sehr geschätzt. Es fällt ihm leicht, mit Bewohnerinnen und Bewohnern ins Gespräch zu kommen, und er ist ein beliebter Bezugsbetreuer. Ihm ist es schon wichtig, dass die Abläufe im Alltag gut strukturiert sind. Bei „Alltagschaos" und Durcheinander im Gruppengeschehen kann er allerdings nicht die Ruhe zur gewissenhaften Betreuung der Bewohnerinnen und Bewohner aufbringen und verliert dann schon mal den Überblick über notwendige Aufgaben. Die pädagogischen Änderungen aufgrund der institutionellen Neuausrichtung in Bezug auf Inklusion verärgern ihn, sie sind ihm zu viel und es fällt ihm schwer, sich darauf einzulassen. Letztlich sucht er aber nicht die Konfrontation mit der pädagogischen Leitung.

2. Helen wird vom Team als „der Fels in der Brandung" geschätzt, sie behält immer den Überblick, kann hervorragend Berichte schreiben und die Arbeiten im Büro sehr gut erledigen. Der Nachdienst schwärmt davon, dass alles nach ihrem Dienst so gut aufgeräumt und klar strukturiert hinterlassen werde. Die Bewohnerinnen und Bewohner gehen bei bestimmten Anliegen nicht zuerst zu ihr, denn zu oft wirkt Helen etwas unzugänglich, vor allem wenn es um emotionale Angelegenheiten geht. Sie fährt den Bewohnerinnen und Bewohnern dann rasch über den Mund („Wird schon wieder werden!"). Von ihren Problemen mit ihrem kranken Ehemann wissen die meisten nichts. Zuletzt gab es im Team heftige Auseinandersetzungen über die Bewegung und Ernährung der Bewohnerinnen und Bewohner. Helen vertrat sehr energisch die Meinung, dass es aufgrund der Diabeteserkrankungen und des Übergewichtes einzelner Bewohnerinnen und Bewohner notwendig sei, die Ernährung komplett umzustellen. Sie plädierte strikt dafür, dass die alle tägliche Spaziergänge machen und mindestens einmal die Woche an einem Bewegungsangebot teilnehmen müssen.

9.2 Persönlichkeitsmerkmale und Schweregrade einer Persönlichkeitsstörung

Bis weit in die 1970er-Jahre gab es die Diagnose der „psychopathischen Persönlichkeit", geprägt durch Dissozialität, Aggressivität, Querulantentum, Triebhaftigkeit, Weinerlichkeit u. a. und oft gekoppelt mit genetisch bedingtem „Schwachsinn". Diese Menschen galten früher in der Regel als unheilbar krank und wurden lebenslang in psychiatrische Anstalten weggesperrt. Seit der **„Anti-Psychiatrie-Bewegung" in den 1970er-Jahren** (Vertreter: Dörner, Cooper, Basaglia u. a.), in der man die psychischen Erkrankungen und deren Behandlungen in den damaligen Großkliniken grundsätzlich infrage stellte, hat man sich jedoch von dem sogenannten **Psychopathiekonzept** zunehmend gelöst.

Heute wird vielmehr von **Persönlichkeitsstörungen** gesprochen. Dahinter steht der Gedanke, dass Persönlichkeitsstörungen nicht von den Betroffenen selbst geschaffen werden oder krankhaft ausbrechen, sondern dass sie wesentlich durch Interaktionen, Zuschreibungen (z. B. von Persönlichkeitsmerkmalen, Defiziten) und soziokulturelle Prozesse entstanden sind. Persönlichkeitsstörungen sind demnach „Störungen des Beziehungsverhaltens" (vgl. Fiedler, 2007, S. 5 ff.) und können auch als „hohe Überlebenskompetenz" (vgl. Theunissen, 2004, S. 270) in sehr schwierigen Lebenslagen betrachtet werden. Es steht außer Frage, dass für Persönlichkeitsstörungen immer **fehlende soziale Ressourcen** (wie z. B. mangelnder Halt und fehlende Bindung, fehlendes soziales Netz) mitverantwortlich sind.

DEFINITION

Persönlichkeitsstörung
Von einer Persönlichkeitsstörung spricht man, wenn die Persönlichkeitsstruktur und das innere Erleben und Verhalten eines Menschen so unflexibel ist und von der allgemeinen soziokulturellen Erwartung ausgeprägt und überdauernd abweicht, dass sich daraus ein ernsthaftes Leiden für die Betroffenen und ihr soziales Umfeld ergibt.

Eine Persönlichkeitsstörung beginnt in der Regel spätestens in der Adoleszenz und im frühen Erwachsenenalter und führt immer zu Problemen in der zwischenmenschlichen Beziehungsgestaltung. Eine klare Abgrenzung zu einem (noch) nicht gestörten oder auch tolerierbaren Verhalten (s. „Big-Five-Modell“, Seite 260) ist oft sehr schwierig. So besteht zwischen normalen Persönlichkeiten und solchen mit Persönlichkeitsstörungen ein gradueller, aber kein grundsätzlicher Unterschied (vgl. Theunissen, 2004, S. 263 ff.). Einzelne hervorstechende Wesensmerkmale eines Menschen, z. B. eine besondere Ordnungsliebe, ein sehr selbstbewusstes Verhalten oder ein überschäumendes Temperament, sind keine Störungen der Persönlichkeit, wenn sie kein persönliches Leiden oder keine permanenten Konflikte verursachen.

MERKEN

Persönlichkeitsstörungen treten recht häufig auf. Man geht davon aus, dass in Deutschland etwa 10 % der Allgemeinbevölkerung daran erkranken. Persönlichkeitsstörungen sind von **Persönlichkeitsveränderungen** zu unterscheiden, die im Verlauf eines Lebens durch besonders schwere Belastungen (z. B. Kriegstraumata) oder Hirnverletzungen u. a. entstehen können. besonders „schwierige Persönlichkeiten“ mit starken Persönlichkeitsmerkmalen von Persönlichkeitsstörungen unterschieden.

Diagnostische Kriterien einer Persönlichkeitsstörung

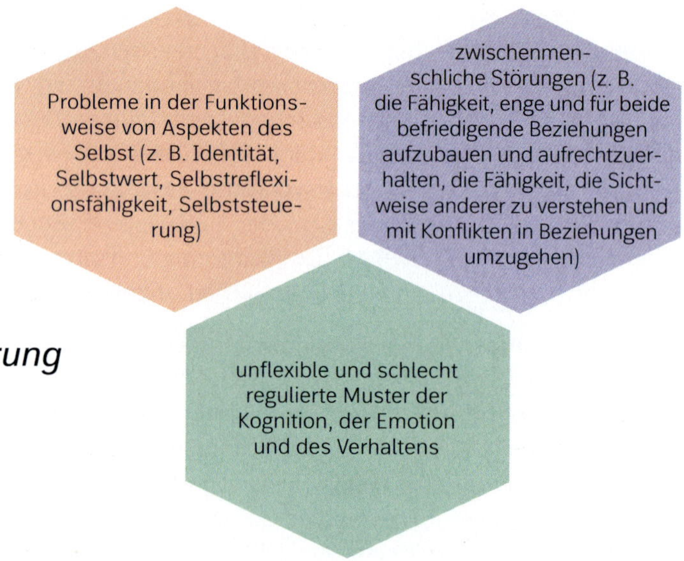

Ergänzende Hinweise:

- zeigt sich mit erheblichem Stress in einer Reihe persönlicher und sozialer Situationen über mindestens zwei Jahre oder länger
- Muster sind entwicklungsmäßig nicht angemessen.
- Probleme und zwischenmenschliche Störungen können nicht durch soziale, kulturelle oder sozialpolitische Konflikte erklärt werden.

Kriterien einer Persönlichkeitsstörung (vgl. ICD-11, 6D10)

Nur wenn sich die Persönlichkeitszüge unflexibel und unangepasst gegenüber den jeweiligen gesellschaftlichen Erwartungen zeigen und zu Funktionsbeeinträchtigungen und subjektivem Leiden führen, spricht man von „Persönlichkeitsstörungen". Das Kriterium der zwischenmenschlichen Störungen erinnert stark an den Mangel an „kognitiver Empathie": Menschen mit Persönlichkeitsstörungen fällt es offenbar schwer, die Perspektive anderer Mitmenschen einzunehmen und deren Motive und Empfindungen nachzuvollziehen. (s. Mentalisierung, Theory of Mind bei Autismus-Spektrum-Störung, Seite 97).

In der ICD-10 werden noch spezifische Formen der Persönlichkeitsstörung wie die narzisstische oder histrionische Persönlichkeitsstörung benannt. Im DSM-5 werden neben den allgemeinen Merkmalen einer Persönlichkeitsstörung sogenannte Hauptgruppen („Cluster" mit jeweils charakteristischen Persönlichkeitszügen) und entsprechende Formen der Störung anhand von Merkmalslisten unterschieden (vgl. DSM-5, 2015, S. 885).

Cluster-A-Persönlichkeitsstörungen („sonderbar, exzentrisch, misstrauisch, affektarm"):
- paranoide Persönlichkeitsstörung
- schizoide Persönlichkeitsstörung
- schizotype Persönlichkeitsstörung

Cluster-B-Persönlichkeitsstörungen („dramatisch, emotional, impulsiv, wütend")
- antisoziale Persönlichkeitsstörung
- Borderline-Persönlichkeitsstörung
- histrionische Persönlichkeitsstörung
- narzisstische Persönlichkeitsstörung

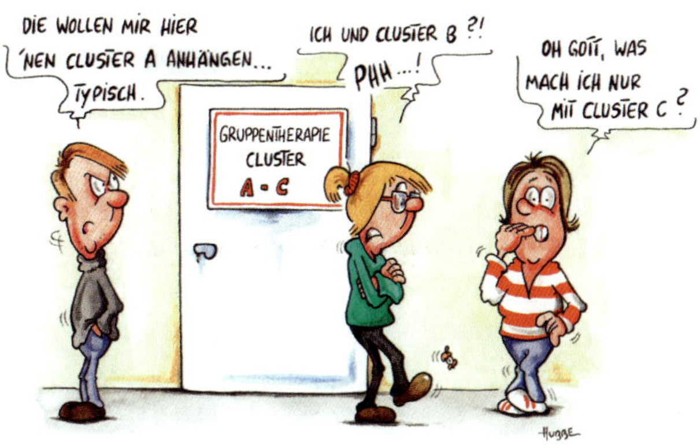
DIE WOLLEN MIR HIER 'NEN CLUSTER A ANHÄNGEN... TYPISCH.
GRUPPENTHERAPIE CLUSTER A - C
ICH UND CLUSTER B ?! PHH...!
OH GOTT, WAS MACH ICH NUR MIT CLUSTER C ?

Cluster-C-Persönlichkeitsstörungen („ängstlich, vermeidend, hilflos, verletzbar, besorgt, unflexibel")
- vermeidend-selbstunsichere Persönlichkeitsstörung
- dependente Persönlichkeitsstörung
- zwanghafte Persönlichkeitsstörung

An dieser Einteilung gab es berechtigte Kritik hinsichtlich der Unschärfe bei der Grenzziehung zur Normalität und der stigmatisierenden Wirkung von Persönlichkeitsdiagnosen. In der ICD-11 gibt es daher keine spezifischen Formen der Persönlichkeitsstörung (wie z. B. schizoid). Ausgehend von den allgemeinen Kriterien und Funktionsbereichen einer Persönlichkeitsstörung (s. o.) wird zunächst der **Schweregrad** (leicht, mittel, schwer) bestimmt. Ein höherer Schweregrad bedeutet eine deutlich schlechtere Prognose in der Verbesserung des Gesundheitszustandes durch Therapie u. a.

Leichtgradige Persönlichkeitsstörung	Eine leichtgradige Persönlichkeitsstörung zeigt sich nur in einigen Funktionsbereichen. Es gibt viele Probleme im zwischenmenschlichen Bereich, aber es gelingt dem betroffenen Menschen einige Beziehungen und Rollen aufrechtzuerhalten.
Mittelgradige Persönlichkeitsstörung	Mehrere Persönlichkeitsfunktionen sind betroffen (z. B. Selbstwertgefühl, Fähigkeit intime Beziehungen einzugehen). Die Beziehungen sind von Konflikten, Vermeidung, Rückzug oder extremer Abhängigkeit geprägt. Dadurch ergeben sich ernsthafte Brüche in Liebesbeziehungen, berufliche Problemstellungen u. a. Eine Selbst- und Fremdgefährdung ist manchmal gegeben.
Schwergradige Persönlichkeitsstörung	Es zeigen sich schwerwiegende Störungen der Selbstwahrnehmung sowie Anzeichen von Selbstverachtung oder Grandiosität. Zwischenmenschliche Beeinträchtigungen führen zu ernsthaften Beziehungsproblemen, die Fähigkeit, soziale und berufliche Aufgaben zu erfüllen, ist nicht vorhanden oder stark beeinträchtigt. Selbst und Fremdgefährdung ist häufig gegeben.

Folgende Fragen an das „Selbst“ sind zur Einschätzung des Schwergrades einer Persönlichkeitsstörung von Bedeutung:

- „Wie möchte ich mein Leben führen?“
- „Erfahre ich genügend Beachtung und Wertschätzung durch andere?“
- „Kenne ich meine Stärken und Schwächen?“

Bezogen auf das zwischenmenschliche Miteinander können die folgenden Fragen gestellt werden:

- „Kann ich befriedigende Beziehungen eingehen und aufrechterhalten?“
- „Fühle ich mich genügend in andere Menschen ein?“
- „Verstehe ich die Perspektive der anderen?“
- „Bin ich in der Lage Konflikte zu lösen?“

Nach Ermittlung des Schweregrades können verschiedene Persönlichkeitsmerkmale bestimmt werden, welche die Art der Störung beschreiben. In der ICD-11 wurde die alte Kategorisierung in „Formen“ der Persönlichkeitsstörungen zugunsten einer „dimensionalen“ Einteilung ähnlich dem Big-Five-Modell verändert. Neben dem Borderline-Muster (s. Seite 266) werden fünf verschiedene Persönlichkeitsmerkmale mit spezifischen Eigenschaften unterschieden. Persönlichkeitseigenschaften und -merkmale werden hier als Kontinuum des Normalen verstanden. Wie bei der Körpergröße eines Menschen gibt es die normale oder extreme Ausprägungen einer Eigenschaft, was aber nicht gleich als krankhaft gelten muss, sondern als strukturelle Besonderheit eines Menschen betrachtet werden kann. Persönlichkeitszüge können immer auch als Ressource oder Stärke eines Menschen gesehen werden. So kann ein besonders impulsiver und extrovertierter Mensch oft sehr unterhaltsam und mitreißend erlebt werden. Es wird diagnostisch eingeschätzt, welche Persönlichkeitsmerkmale bei einer Person ausgeprägt sind und wo sie vielleicht wenig oder am stärksten ausgebildet sind und sogar Leiden hervorrufen.

MERKEN

Extrem ausgeprägte Persönlichkeitseigenschaften sollten nicht automatisch als krankhafte oder gestörte Besonderheit eines Menschen betrachtet werden

BEISPIEL

Frau Holm, 29 Jahre, hat leicht intellektuelle und körperliche Beeinträchtigungen. Sie arbeitet in einer Werkstatt (WfbM) und zeigt sich dort sehr perfektionistisch. Sie legt großen Wert auf die Genauigkeit ihrer Arbeit und ist sehr bemüht, Fehler zu vermeiden. Daher überprüft sie mehrmals jeden einzelnen Arbeitsschritt, um sicherzustellen, dass alles fehlerfrei ist. Zudem ist Frau Holm recht unflexibel, wenn es um Änderungen von Arbeitsabläufen geht. Sie besteht darauf, ihre Arbeit so zu machen, wie sie es schon immer gemacht hat.

→ AUFGABE

Beschreiben Sie kurz in eigenen Worten, welche Persönlichkeitseigenschaften Frau Holm zeigt.

Persönlichkeitsmerkmale nach ICD-11	Eigenschaften
Negative Affektivität (6D11.0) „Ich bin unzufrieden, ängstlich, niedergeschlagen und habe nichts zu bieten“	• große Bandbreite an negativen Emotionen, situativ unangemessen hinsichtlich Häufigkeit und Intensität (z. B. Angst, Depressivität, Ärger, Feindseligkeit) • emotionale Labilität und Probleme der Emotionsregulierung • negativistische Haltungen (Vorschläge in Erwartung negativer Konsequenz werden zurückgewiesen) • geringer Selbstwert und geringes Selbstvertrauen (Vermeidung, Abhängigkeit von anderen, Selbstabwertung, Suizidalität) • Misstrauen gegen andere
Distanziertheit (6D11.1) „Ich halte Menschen lieber auf Abstand und zeige mich nicht“	• soziale Distanziertheit (Vermeidung sozialer Beziehungen und von Intimität, Mangel an Freundschaften • emotionale Distanziertheit (Reserviertheit, Unnahbarkeit, reduzierter Gefühlsausdruck, Mangel an Freude)
Dissozialität (6D11.2) „Für mich gelten andere Normen und Regeln, mir sind die anderen eigentlich gleichgültig“	• Selbstbezogenheit, Egozentrik (Anspruchsdenken, Meinung, nur das Beste zu verdienen, Erwartung, bewundert zu werden, Aufmerksamkeit suchend) • Mangel an Empathie (Gleichgültigkeit gegenüber Unannehmlichkeiten anderer, bis hin zu manipulativem, betrügerischem und ausbeuterischem Verhalten, Gemeinheit, Aggression bis hin zu Gewalt und Sadismus)
Enthemmung (6D11.3) „Ich habe keine Angst und will Spaß“	• Impulsivität (impulshaftes Verhalten, ohne Konsequenzen abzuwägen, Belohnung kann nicht aufgeschoben werden) • Ablenkbarkeit (wenig Ausdauer, wenig fokussiert, schnell gelangweilt oder frustriert) • Unverantwortlichkeit (unzuverlässig, lassen sich nicht zur Rechenschaft ziehen)

Persönlichkeitsmerkmale nach ICD-11	Eigenschaften
	• Rücksichtslosigkeit (keine Vorsicht, Überschätzung eigener Fähigkeit, Nichtbeachtung von Sicherheitsrisiken) • Mangel an Planung (Fokus auf unmittelbare Gefühle, wenig Beachtung auf zukünftige Ziele)
Anankasmus (6D11.4) „Ich habe alles unter Kontrolle, bloß kein Risiko"	• Perfektionismus (ausgeprägte Beschäftigung mit Regeln, Erwartungen und Normen, akribisch und detailversessen, rigide Alltagsroutinen, unflexible Zeitplanung) • Beschränkung in Gefühlen und Verhalten (rigide Kontrolle des emotionalen Ausdrucks, stures Verhalten, Risikovermeidung), Beharrlichkeit und stete Bedachtsamkeit

(Vgl. ICD-11, 6D11.0-4)

BEISPIEL

Frau Kruse, 35 Jahre, lebt in einer Wohngruppe. Dort zeigt sie wenig Interesse an den anderen Bewohnerinnen und Bewohnern und vermeidet es oft, an gemeinsamen Aktivitäten teilzunehmen. Während der regelmäßigen Gruppengespräche spricht sie selten über persönliche Angelegenheiten. Dies führt dazu, dass die heilerziehungspflegerischen Fachkräfte, aber auch die Mitbewohnerinnen und Mitbewohner Schwierigkeiten haben, eine Verbindung zu ihr herzustellen.
Frau Kruse neigt dazu, im Alltag nicht über Probleme zu sprechen und jeden Konflikt zu vermeiden. Wenn es in der Wohngruppe Spannungen gibt, zieht sie sich zurück, anstatt sich in die Lösung der Probleme einzubringen.

→ AUFGABE

Welches Persönlichkeitsmerkmal nach ICD-11 zeigt Frau Kruse? Halten Sie Frau Kruse für eine „unauffällige" oder eine „schwierige Persönlichkeit"? Liegt bei ihr bereits eine leichte oder mittelschwere Persönlichkeitsstörung vor?

Darüber hinaus lässt sich nach ICD-11 ein Borderline-Muster diagnostizieren, welches bereits deutlichen Störungscharakter und ein Leiden des Menschen aufzeigt.

Persönlichkeitsmerkmale nach ICD-11	Eigenschaften
Borderline-Muster (6D11.5) „Verlass mich nicht, sonst ..."	Hohe Instabilität in zwischenmenschlichen Beziehungen, im Selbstbild und in den Affekten sowie ausgeprägte Impulsivität (verzweifeltes Bemühen, tatsächliche oder eingebildete Verlassenheit zu vermeiden, instabiles Selbstwertgefühl, Tendenz zu unüberlegtem Handeln in Zuständen negativer Affekte, welche zu potenziell selbstschädigenden Verhaltensweisen führen, Selbstverletzungen, emotionale Instabilität und ausgeprägte Stimmungsreaktivität, chronische Gefühle der Leere, unangemessen starke Wut oder Schwierigkeit, Wut kontrollieren zu können), vorübergehende dissoziative Symptome oder psychoseähnliche Symptome sind möglich.

BEISPIEL

Die 18-jährige Greta kommt immer wieder in Situationen, die eskalieren. Wenn sie unter Spannung steht, fängt sie an, sich am Unterarm zu ritzen. Besonders schlimm ist es, wenn eine Beziehung zu Ende geht. Sie streitet sich oft wegen Nichtigkeiten mit ihren Mitschülerinnen, Lehrkräften, Freunden und Eltern, die bereits sagen, dass sie ihre starken Stimmungsschwankungen nicht mehr aushalten könnten. Mal sei sie nett, aber schon im nächsten Moment raste sie total aus und schlage um sich. Sie könne ihre Wut offensichtlich gar nicht mehr richtig kontrollieren. Greta schläft schlecht, isst nicht mehr regelmäßig und trinkt in letzter Zeit immer häufiger sehr viel Alkohol.

→ AUFGABE

Notieren Sie, welche Symptome des Borderline-Musters Sie bei Greta erkennen.

9.3 Ursachen einer Persönlichkeitsstörung

Auch bei den Persönlichkeitsstörungen wird von einer multifaktoriellen Genese ausgegangen. Die unten stehende Grafik verdeutlicht die entsprechenden Zusammenhänge.

Die Entstehung einer Persönlichkeitsstörung

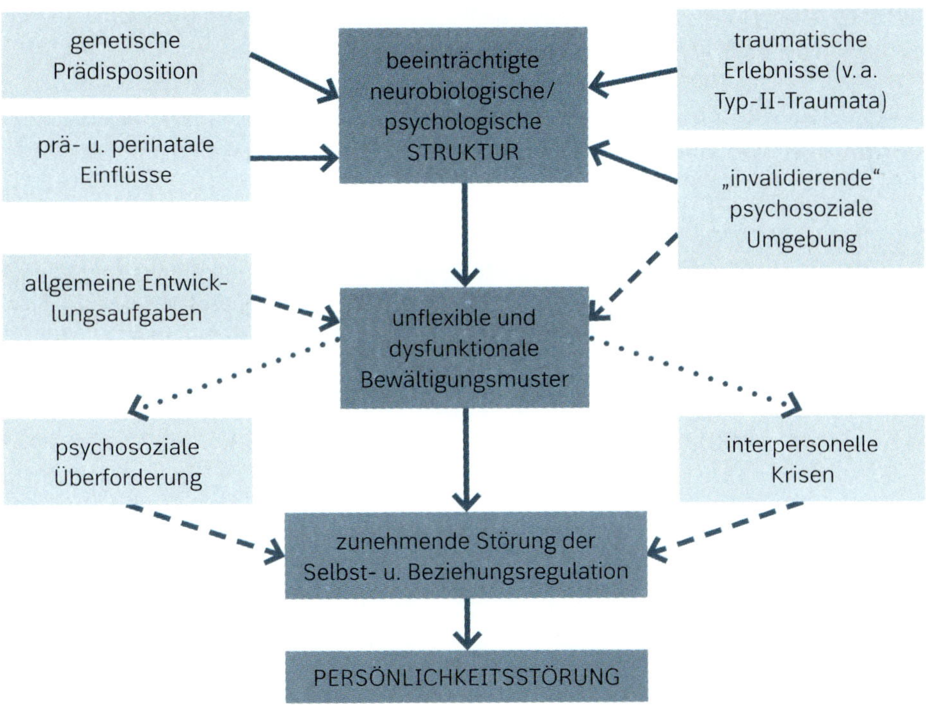

(Quelle: Fegert/Eggers/Resch, 2012, S. 725; Typ_II-Traumata: länger andauernde oder sich wiederholende traumatische Erlebnisse, z. B. Entführung, Kriegsgefangenschaft, Folter, sexueller Missbrauch)

Genetische Faktoren prägen bestimmte Persönlichkeitszüge (z. B. Impulsivität oder Ängstlichkeit, s. Seite 265) und spielen auch für das Auftreten von Persönlichkeitsstörungen eine bedeutsame Rolle (vgl. Tebartz van Elst, 2023, S. 68). Entscheidend für die Ausprägung einer Störung erscheint jedoch, auf welche Um- und Mitwelt diese genetisch bestimmten Persönlichkeitseigenschaften treffen, ob sie eine Passung erfahren oder als unflexibel und störend erlebt werden.

Persönlichkeitsstörungen beginnen aus Sicht psychologischer Theorien in der Kindheit und entstehen in Interaktion, durch Zuschreibungen und im Rahmen soziokultureller Prozesse. Wenn Menschen in ihrer Kindheit von nahen Bezugspersonen missachtet, missbraucht, verleumdet oder wenig einfühlsam behandelt werden oder schon zahlreiche Heimaufenthalte oder Pflegefamilien hinter sich haben, spricht man von **„invalidierenden" psychosozialen Bedingungen**. Menschliche Grundbedürfnisse nach Anerkennung und Wertschätzung werden vom Umfeld nicht erfüllt. Derartige psychosoziale Belastungen und die individuelle genetische Disposition führen in Interaktion mit biologischen Einflüssen (z. B. hirnstrukturellen und -funktionellen Auffälligkeiten) zu einer starken Beeinträchtigung der neurobiologischen und psychischen Struktur des Menschen. Entwicklungsaufgaben (z. B. schulische Leistungsanforderungen, Trennungen) und belastende Lebensereignisse (z. B. Traumata) treffen dann auf unflexible und nichtfunktionale Bewältigungsstrategien, die sich beispielsweise in einer mangelnden Affektregulation und Impulssteuerung, in Selbstwertstörungen oder einer mangelnden Bindungsfähigkeit äußern. Hierdurch kommt es zur Überforderung der betroffenen Menschen und zu zwischenmenschlichen („interpersonellen") Krisen, wodurch die Selbst- und Beziehungsregulation und das Selbstkonzept noch weiter geschwächt werden. Als Selbstschutz und Lösungsversuch kommt es zum vermehrten Rückzug bzw. immer starrer wirkenden Reaktionen und Strategien auf die Anforderungen der Umwelt.

Wenn ein Kind nicht wertgeschätzt wird, sucht es nach Lösungen. Erhält es dann Aufmerksamkeit nur für bestimmte Verhaltensweisen, z. B. wenn es besonders lustig ist, besonders dramatisch, aggressiv oder unterhaltsam reagiert, wird es dieses Verhalten verstärkt zeigen. Ohne Kompensation und Hilfe aus der Umwelt und bei weiterem Einwirken von Stressoren werden die eigentlichen Grundbedürfnisse des Kindes jedoch weiterhin nicht erfüllt. Infolgedessen kommt es zur Ausbildung von appellhaften extremen Persönlichkeitsmerkmalen, die sich in Persönlichkeitsstörungen zeigen.

9.4 Persönlichkeitsstörungen bei Menschen mit einer Störung der Intelligenzentwicklung

Bei Menschen mit Intelligenzminderung und Entwicklungsbeeinträchtigungen stellt sich grundsätzlich die Frage, ob eine Persönlichkeitsstörung überhaupt diagnostiziert werden kann. Dazu finden sich in der Fachliteratur unterschiedliche Ansichten:

- **Pro-Argumente**
  Die Persönlichkeit eines Menschen bildet sich nicht erst im Erwachsenenalter. Bereits jüngere Kinder zeigen feste und vorhersagbare Verhaltens- und Bindungsmuster. Die Persönlichkeitsentwicklung bei Menschen mit Intelligenzminderung verläuft möglicherweise verzögert und nicht altersgemäß, jedoch in gleicher Weise wie bei jedem anderen Menschen auch. Aus den bestehenden körperlichen, sozioemotionalen und kognitiven Fähigkeiten entwickeln sich personenspezifische Eigenschaften, die folglich auch als schwierig oder störend erlebt werden können. Es ist daher eine Störung der Persönlichkeitsentwicklung, die zu verfestigten Verhaltensmustern führen kann und die sich ohne pädagogisch-therapeutische Interventionen zu einer Persönlichkeitsstörung auswachsen kann. Der Begriff „Persönlichkeitsentwicklungsstörung“ (vgl. Adam/Breithaupt-Peters, 2010, S. 47 ff.) scheint an dieser Stelle daher passend.
- **Kontra-Argument**
  Die Diagnose „Persönlichkeitsstörung“ ist eine Diagnose für (junge) Erwachsene und nicht für Kinder. Die Persönlichkeit eines Menschen entwickelt sich im Kindes- und Jugendalter und ist erst im mittleren Lebensalter stabil. Menschen mit intellektuellen Beeinträchtigungen und einem geringen Entwicklungsalter sind mit ihren eingeschränkten Fähigkeiten in den Bereichen der Kommunikation, der Kognition usw. als Persönlichkeit nicht ausgereift und in schweren Fällen aufgrund hirnorganischer Störungen in ihrer Entwicklung sogar stehen geblieben. Persönlichkeitsstörungen können daher nicht klar abgegrenzt werden von anderen Verhaltensauffälligkeiten, die eine noch unreife Persönlichkeit infolge einer hirnorganischen Schädigung zeigt.

→ AUFGABE

Diskutieren Sie mit Ihren Mitstudierenden: Können Persönlichkeitsstörungen bei Menschen mit einer Intelligenzminderung oder einer Entwicklungsbeeinträchtigung diagnostiziert werden? Begründen Sie Ihre Aussage.

Tebartz van Elst (2023, S. 72 f.) macht darauf aufmerksam, dass es weitreichende konzeptionelle Parallelen zwischen Persönlichkeitsstörungen und den neuronalen Entwicklungsstörungen wie einer Autismus-Spektrum-Störung oder Aufmerksamkeitsdefizitstörungen gibt. Die Symptomatik der betroffenen Menschen, z. B. mangelnde Einfühlung oder Impulsivität, sowie die starke familiäre Veranlagung und multigenetische Vererbung, aber auch die pädagogisch-therapeutischen Interventionen (Förderung der Akzeptanz, Entwickeln von Kompensationsstrategien) erscheinen gleich.

Da Persönlichkeits(entwicklungs)störungen im Kern immer Beziehungsstörungen und Nähestörungen sind (vgl. Sachse, 2010, S. 17 ff.), finden sie sich auch bei Menschen mit einer leichten Intelligenzminderung, bei denen sie durchaus zu erkennen sind.

Menschen mit Persönlichkeitsstörungen zeigen aufgrund ihrer Lebenserfahrungen ungünstige Überzeugungen oder Verhaltensmuster im Hinblick auf Beziehungen und deren Gestaltung.

BEISPIELE

- „Ich bin nicht wichtig!"
- „Ich störe andere."
- „Ich habe anderen nichts zu bieten."
- „In Beziehungen wird man nicht respektiert."
- „Wenn man wahrgenommen werden will, dann muss man heftig auf sich aufmerksam machen."

Aufgrund dieser Überzeugungen entwickeln die Betroffenen dysfunktionale, ungünstige und hochdemonstrative Strategien der Beziehungsgestaltung. Sie machen auf sich aufmerksam durch Ängste oder körperliche Beschwerden, und sie entwickeln Verhaltensweisen, damit sich ihre Interaktionspartnerinnen und -partner ihnen zuwenden und sich in besonderer Weise ihnen gegenüber verhalten. Das gezeigte Verhalten ist dabei meist nicht offen, sondern manipulativ und verdeckt, denn es soll andere Bezugspersonen „zwingen", so zu reagieren, wie es die Person möchte.

Ein Kind, ein Jugendlicher und ein Mensch mit einer intellektuellen Entwicklungsstörung möchte im Leben seiner wichtigen Bezugspersonen (Eltern, Lehrkräfte, Heilerziehungspflegerinnen und -pfleger) Bedeutung erlangen. Die Bezugspersonen vermitteln diesem Menschen im besten Fall:

„Du bist wichtig." „Du bist eine Bereicherung für uns." „Mit dir macht das Leben Spaß." „Wir hören dir zu." „Wir schenken dir Aufmerksamkeit."	*Daraus entwickelt sich der Aufbau von Überzeugungen wie z. B.:*	„Ich bin wichtig." „Ich habe anderen etwas zu bieten." „In Beziehungen werde ich ernst genommen." „Ich werde beachtet."

BEISPIEL

Herr Wolf, 45 Jahre, mit einer leichten Intelligenzminderung, klopft an die Tür des Dienstzimmers. Die Heilerziehungspflegerin Frau Schäfer sortiert gerade Medikamente. „Hallo, Frau Schäfer! Ich habe heute zusammen mit Frau Schmitz Küchendienst. Aber die kommt nicht. Ich stehe ganz allein da. Können Sie der mal Bescheid sagen?"
„Ich muss in einer halben Stunde die Tabletten fertig haben. Bis zum Küchendienst ist noch Zeit. Ich sage Frau Schmitz dann rechtzeitig Bescheid, wenn sie nicht pünktlich kommen sollte. Sie brauchen noch nicht anzufangen."
„Ist gut, dann fange ich schon alleine an."
„Aber Herr Wolf, Sie müssen nicht allein anfangen."
Doch Herr Wolf ist schon zurück in die Küche geschlurft und macht sich an die Arbeit.
Er glaubt, nun die ganze Arbeit allein machen zu müssen, und schimpft vor sich hin: „Anstatt dass die Schäfer mir mal zur Seite steht, hat die natürlich Wichtigeres zu tun. Frau Schmitz sitzt wieder bequem in ihrem Sessel. Das hat man davon, wenn man pünktlich und ordentlich seine Arbeit macht."
Herr Wolf hat seit Jahren immer wieder schwere Konflikte mit seinen Mitbewohnerinnen und Mitbewohnern, die sich aus ähnlichen Situationen ergeben haben. Gelegentlich kommt es zu heftigen Wutanfällen, in denen er auch um sich schlägt und in sein Zimmer gebracht werden muss.

→ AUFGABE
Welche grundlegende und feste „Überzeugung“ über die Beziehungsgestaltung äußert Herr Wolf im Beispiel oben?

Aus den im Beispiel genannten Überzeugungen können sich schließlich im Sinne einer „Überlebensstrategie“ die Symptome einer Persönlichkeitsstörung entwickeln und bei Herrn Wolf weiter ausprägen.

9.5 Heilerziehungspflegerischer Umgang mit Menschen mit Persönlichkeitsstörungen

Eine ursächliche Behandlung von Persönlichkeitsstörungen ist nicht möglich. Es geht daher vielmehr um eine angemessene Krisenintervention und -bewältigung, um extreme Auswirkungen der Persönlichkeitsstörung zu mildern. Dies ist beispielsweise bei aggressivem, möglichem suizidalen oder selbstschädigendem Verhalten der Fall, aber auch bei impulsivem, antisozialem oder ängstlichem Verhalten, welches sich vor allem in subjektiv belastenden Alltagssituationen und Lebensereignissen zeigt.

BEISPIEL

Heilerziehungspflegerin Esme arbeitet in einer ambulant betreuten Wohngruppe und findet eine völlig aufgelöste Bewohnerin vor. Die Bewohnerin Lisa berichtet ihr, dass sie am Nachmittag in der Küche einen großen Streit mit ihrer besten Freundin gehabt hätte. Die Freundin habe sich nach dem Streit ihr gegenüber „total gemein“ und „abweisend“ verhalten. Das Verhalten der Freundin habe sie in Panik versetzt. Sie habe sich „dreckig, verlassen und ohnmächtig“ gefühlt. Sie sei dann in ihr Zimmer gegangen und habe sich mit der Scherbe eines Tontopfes in den Oberschenkel geschnitten. Schlagartig sei es ihr dann besser gegangen. Die oberflächliche Wunde habe sie notdürftig mit einem Verband versorgt.

Grundsätzlich sollte jedes auffällige Verhalten vom heilerziehungspflegerischen Fachpersonal als **Notsignal** und als subjektiv bedeutsam anerkannt und akzeptiert werden. Zwingend notwendig ist in diesem Zusammenhang ein funktionierendes Team, ein guter Informationsfluss und ein permanenter interdisziplinärer und multiprofessioneller Austausch mit psychologischen, psychiatrischen oder therapeutischen Fachkräften. Die gezeigten Verhaltensweisen haben stets eine **Appellfunktion**. Die Betroffenen versuchen damit, das Verhalten des Gegenübers zu steuern und „auszutesten“, ob er vertrauenswürdig ist und ihre Grundbedürfnisse wirklich erfüllen kann.

Bei selbstschädigendem und impulsivem Verhalten ist nach den **situativen Auslösern** des Verhaltens zu forschen. Lassen sich Auslösereize nicht verhindern, müssen auf der

Grundlage einer tragfähigen Beziehung alternative Bewältigungsmöglichkeiten und Problemlösungen aufgezeigt werden.

MERKEN

Persönlichkeitsstörungen sind „Nähe-Störungen", d.h., es geht immer darum, die richtige Nähe und Distanz zum betreuten Menschen herzustellen.

In einem stabilen, klaren und rücksichtsvollen Umfeld können die Konflikte und Probleme von Menschen mit Persönlichkeitsstörungen so gemildert werden. Es geht für die Betroffenen meist darum, mehr **Stresstoleranz** zu entwickeln und mit innerer Anspannung in anderer Weise umgehen zu lernen. Kurz- und langfristige Konsequenzen des Verhaltens und pädagogische Grenzen sollten von den heilerziehungspflegerischen Fachkräften entwicklungsgemäß aufgezeigt werden. Begleitende Gedanken und Emotionen müssen erkannt, benannt, geäußert und reguliert werden. Fehlende zwischenmenschliche Fertigkeiten sollten erworben werden, damit die Betroffenen mit sozialen Problemen besser umgehen können. Ein sozialer Ausgleich durch Entschuldigungen oder Wiedergutmachungen kann das Miteinander beruhigen. Suizidale Absichten müssen rechtzeitig abgeklärt werden (s. Seite 145) und entsprechende Interventionen sind unabdingbar. Der proaktive, dialogische und professionelle heilerzieherische Umgang mit unkontrollierten, ungesteuerten und aggressiven Verhaltensweisen sollte in entsprechenden Seminaren zur Deeskalation erlernt werden.

Psychotherapeutische Angebote, z. B. die Mentalisierungsbasierte Therapie (MBT) oder die Dialektisch-Behavioriale Therapie (DBT), und die Verabreichung von **Psychopharmaka** (Neuroleptika, Antidepressiva und Benzodiazepine) nach ärztlicher Verordnung können bei der Therapie von Persönlichkeitsstörungen ergänzend sehr hilfreich sein.

Die **Dialektisch-Behavioriale Therapie (DBT)** ist ein Therapie- und Behandlungsprogramm für jugendliche und erwachsene Menschen mit intensiven Schwierigkeiten der Emotionsregulierung (z. B. sich selbstverletzende Jugendliche). Es gilt als sehr wirksames Verfahren in der Behandlung von Borderline- und Traumafolgestörungen. Durch eine kommunikative Begegnung mit emotionaler Resonanz, Mitgefühl und Wertschätzung wird eine notwendige Akzeptanz gegenüber den Verhaltensweisen des Menschen zum Ausdruck gebracht („Validieren"), zugleich wird durch das Erlernen neuer Fertigkeiten eine Verhaltensänderung angestrebt. In Einzel- oder Gruppentherapie, oftmals im psychiatrisch-stationären Setting, werden sogenannte Skills (Fertigkeiten) wie Achtsamkeit, Stresstoleranz, Emotionsregulierung, Selbstwert, aber auch zwischenmenschliche Fertigkeiten sowie ein „goldener Mittelweg" im Umgang mit Bezugspersonen erarbeitet. Grundsätzlich lassen sich alle Elemente dieser Behandlung mit leichten Anpassungen auch für die Arbeit mit Menschen mit Intelligenzentwicklungsstörungen nutzen (vgl. Glasenapp, 2022).

BEISPIEL

Auf der Basis einer validierenden Grundhaltung bietet das Team aus heilerziehungspflegerischen und heilpädagogischen Fachkräften ein- bis zweimal pro Woche in ihrer Einrichtung eine „Fünf-Sinne-Gruppe" (Sehen, Hören, Riechen, Fühlen, Schmecken) an. In basalen Übungen werden Bildmaterialien beschrieben, Achtsamkeit auf Geräusche gerichtet, vertraute Gerüche erinnert, Objekte ertastet, angenehme Tasterfahrungen beschrieben sowie der Geschmack von Lieblingsspeisen erinnert. Spannungszustände werden protokolliert und visualisiert (z. B. mit einem aufgeblasenen Luftballon) und individuelle Möglichkeiten der Spannungsreduktion (z. B. durch Igelball, Musik hören, Brausetablette, Gummiband) werden eingeübt. Ein „Notfallkoffer" für besondere emotionale Zustände wird eingerichtet und ein Krisenmanagement abgesprochen.

→ AUFGABEN

1. Beispiel „Herr Wolf" (s. Seite 270): Wie sollte sich die Heilerziehungspflegerin Frau Schäfer gegenüber dem Bewohner weiter verhalten? Begründen Sie Ihre Aussage.
2. Beispiel „Lisa" (s. Seite 271): Was sollte die Heilerziehungspflegerin der Wohngruppe nun tun? Begründen Sie Ihre Aussage.

ZUSAMMENFASSUNG

Unter Persönlichkeit versteht man die typischen Erlebens- und Verhaltensweisen eines Menschen. Wenn diese andauernd unflexibel und von der allgemeinen Erwartung abweichend sind und Leiden erzeugen, wird von Persönlichkeitsstörungen gesprochen. Dabei werden verschiedene Schweregrade und Persönlichkeitsmerkmale unterschieden. Persönlichkeitsstörungen sind im Kern Beziehungsregulationsstörungen, die sich bereits in der Kindheit aufgrund unterschiedlicher Einflüsse entwickelt haben. Inwieweit Menschen mit Intelligenzminderung entsprechende Störungen überhaupt entwickeln können, ist strittig. Eine ursächliche Behandlung von Persönlichkeitsstörungen ist nicht möglich. Auf der Basis einer tragfähigen Beziehung können jedoch alternative Bewältigungsmöglichkeiten für die jeweiligen interpersonellen Problemstellungen gefunden und aufgezeigt werden.

Persönlichkeitsstörungen: mögliche heilerziehungspflegerische Hilfen im Überblick

Persönlichkeitsstörungen:	
Mögliche Auffälligkeiten im heilerziehungspflegerischen Handlungsfeld	
Mögliche Verhaltensauffälligkeiten unter Berücksichtigung der bestehenden Intelligenzminderung	**Allgemeine Persönlichkeitsstörung** • Person nimmt sich selbst und andere verzerrt wahr • eingeschränkte Intensität und Breite der Affekte • Probleme in der Beziehungsgestaltung • mangelnde Impulskontrolle • unflexibel **Ausgeprägte Persönlichkeitsmerkmale oder Muster** • **Negative Affektivität** negative Emotionen, oft situativ unangemessen, emotional labil, Probleme der Emotionsregulierung, negativistische Haltungen, geringer Selbstwert und geringes Selbstvertrauen, Misstrauen gegen andere • **Distanziertheit** sozial distanziert, Vermeidung sozialer Beziehungen und von Intimität, Mangel an Freundschaften, emotional distanziert, unnahbar, reduzierter Gefühlsausdruck, Mangel an Freude • **Dissozialität** Selbstbezogenheit, egozentrisch hohes Anspruchsdenken, Meinung, nur das Beste zu verdienen, Erwartung, bewundert zu werden, sucht Aufmerksamkeit, Mangel an Empathie, Gleichgültigkeit gegenüber Unannehmlichkeiten anderer, manipulativ, betrügerisches und ausbeuterisches Verhalten, gemein, aggressiv • **Enthemmung** impulshaftes Verhalten, ohne Konsequenzen abzuwägen, Belohnung kann nicht aufgeschoben werden, stark abgelenkt, schnell gelangweilt, unzuverlässig, rücksichtslos, unvorsichtig, Überschätzung eigener Fähigkeit, Mangel an Planung • **Anankasmus** perfektionistisch, ausgeprägte Beschäftigung mit Regeln, Erwartungen und Normen, akribisch und detailversessen, rigide, unflexibel, rigide Kontrolle des emotionalen Ausdrucks, stures Verhalten, Risikovermeidung, beharrlich und stets bedacht • **Borderline-Muster** verzweifeltes Bemühen, tatsächliche oder eingebildete Verlassenheit zu vermeiden, instabiles Selbstwertgefühl, Tendenz zu unüberlegtem Handeln in Zuständen negativer Affekte, Selbstverletzungen, emotionale Instabilität und ausgeprägte Stimmungsreaktivität, chronische Gefühle der Leere, unangemessen starke Wut oder Schwierigkeit, Wut kontrollieren zu können, vorübergehende dissoziative oder psychoseähnliche Symptome

<table>
<tr><th colspan="2">Persönlichkeitsstörungen:</th></tr>
<tr><th colspan="2">Mögliche heilerzieherische Maßnahmen, pädagogisch-pflegerische Haltungen und Handlungsansätze</th></tr>
<tr><td>Mögliche Hilfen im Arbeitsfeld</td><td>Allgemeine Persönlichkeitsstörung
• Grenzen setzen, klare transparente Regeln und Strukturen, ruhiges und bestimmtes Auftreten, dabei eigene Grenzen spüren (Nähe und Distanz), dem Menschen zugewandt und um ihn bemüht bleiben, klare Kommunikationsregeln,
• für ruhige (Tages-)Abläufe sorgen, Alltagsanforderungen und -pflichten formulieren
• Möglichkeiten des nonverbalen Ausdrucks anbieten (z. B. großflächiges Malen, Trommeln, Schreiben, Sport, Tanz, Übungen aus der basalen Kommunikation)
• Symbole für das Verhalten finden (z. B. Sonne, Gewitter)
• Achtsamkeit und Selbstbeobachtungsfähigkeit fördern
• über Gefühle reden, sich Zeit nehmen, über das aktuelle Befinden sprechen („Wie geht es dir?“)
• Ressourcen und Stärken herausarbeiten („Was kannst du gut?“)
• Möglichkeit der aktiven Entspannung anbieten (Körper- und Gymnastikübungen, Spazierengehen, Meditation, Yoga u. a.)
• „Überbrückungshilfen“ im Alltag anbieten (z. B. Auszeit nehmen, Musik hören, Beten)
• Unruhe kanalisieren (Boxsack, Zeitungen und Kartons zerreißen, Laufen, Schaukeln gehen, Bälle zum Kneten anbieten, Kaugummi kauen u. a.)
• zwischenmenschliche Fertigkeiten entwickeln und fördern („Wie verhalte ich mich in einer Situation?“, Rollenspiel, Life-Space-Interview)
• Antizipieren von Verhalten („Wenn du heute mit X zusammentriffst, was könntest du dann sagen?“, „Wenn dich Y nervt, dann ...“)
• Schutz von Angehörigen, Mitbewohnerinnen und Mitbewohnern (z. B. bei Anfeindungen, Aggressionen)
• Schlafhygiene unterstützen, klare Bettzeiten
• Stimmungstagebuch, Tages- und Wochenpläne anlegen, Episoden dokumentieren
• Betroffene und Angehörige über die Störung informieren
• Notfallregeln und Risiken besprechen („Wenn du sehr unruhig bist, dann kannst du ...“)

Ausgeprägte Persönlichkeitsmerkmale oder Muster
• Negative Affektivität
freundlich bleiben, sich nicht reizen lassen, nicht überfürsorglich sein, Deeskalationstechniken einsetzen, deutliche Grenzen aufzeigen, hohe Transparenz im Handeln einhalten, sich nicht provozieren lassen, Gelassenheit, kein Druck, Akzeptanz, keine Diskussionen
• Distanziertheit
dosierte Beziehungsaufnahme, zuhören, aufmerksam sein, immer wieder Kontakt anbieten, sich interessieren, lächeln, ermutigen, Zeit lassen, Betroffenen Gelegenheit geben, sich mitzuteilen</td></tr>
</table>

<table>
<tr><th colspan="2">Persönlichkeitsstörungen:</th></tr>
<tr><th colspan="2">Mögliche heilerzieherische Maßnahmen, pädagogisch-pflegerische Haltungen und Handlungsansätze</th></tr>
<tr><td>Mögliche Hilfen im Arbeitsfeld</td><td>• Dissozialität
möglichst nicht mit Ärger oder Wut reagieren, sich nicht provozieren lassen, defizitären Blick vermeiden, Ruhe bewahren, sich nicht manipulieren oder hinreißen lassen, mit sprunghaftem Verhalten rechnen, freundlich bleiben, sich nicht reizen lassen, nicht überfürsorglich sein, Deeskalationstechniken einsetzen, deutliche Grenzen aufzeigen, jedoch nicht zu hart auftreten
• Enthemmung
gute Nähe- und Distanzregulierung, Sprunghaftigkeit akzeptieren, gute Teamabsprachen, sich nicht manipulieren lassen
• Anankasmus
Betroffenen die Kontrolle lassen, sich nicht einbinden lassen, dahinterliegenden Wunsch nach Anerkennung und Nähe wahrnehmen
• Borderline-Muster
aufmerksam sein, klare Grenzen setzen, Vorwürfe vermeiden, Verständnis zeigen, Unterstützung anbieten, gute Nähe- und Distanzregulierung, keine Überfürsorge, gute Absprachen hinsichtlich auto- und fremdaggressiver Impulse, gute Teamabsprachen, das Hier und Jetzt thematisieren</td></tr>
<tr><td>Mögliche externe Hilfen</td><td>• Klärung der Diagnose, Schulung, Beratung und Unterstützung durch spezialisierte regionale Beratungsstellen sowie Fachleute aus den Bereichen Psychotherapie, Medizin und Psychiatrie
• Psychotherapie
• Kriseninterventionspläne erarbeiten, Teamsupervision
• pharmakologische Hilfen bei Berücksichtigung der Nebenwirkungen (Antidepressiva, Neuroleptika, Benzodiazepine)
• Fachambulanzen aufsuchen
• vorübergehende stationäre Aufnahme in der Psychiatrie, z. B. bei drohender Suizidalität
• Deeskalationstraining
• Musik- und Kunsttherapie
• tiergestützte Angebote</td></tr>
</table>

10 Psychische Störungen im Alter (Gerontopsychiatrie)

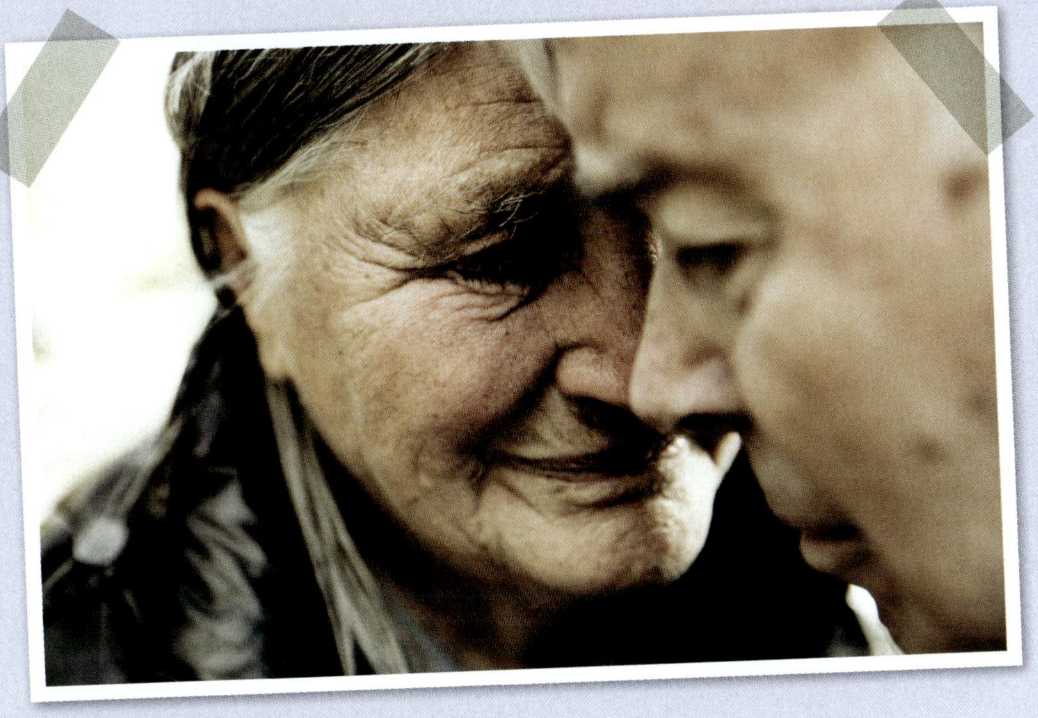

Angestrebte Kompetenzen

Fachkompetenz (Wissen und Fertigkeiten):

- → Wissen über die häufigsten psychischen Erkrankungen bei älteren Menschen erwerben.
- → Symptome psychischer Störungen im Alter und Beeinträchtigungen kennen.
- → Verständnis für altersspezifische Bedürfnisse und Herausforderungen im Zusammenhang mit psychischen Erkrankungen entwickeln.

Personale Kompetenz (Sozialkompetenz und Selbstständigkeit):

- → Psychischen Erkrankungen bei älteren Menschen im Bereich der Behindertenhilfe erkennen können.
- → Einen angemessenen heilpädagogischen Umgang sowie eine würdevolle und einfühlsame Haltung gegenüber Menschen mit gerontopsychiatrischen Störungsbildern praktizieren.

→ **Unterstützende Interventionen und angemessene heilerziehungspflegerische Hilfen und Assistenz zur effektiven Kommunikation mit älteren Menschen mit psychischen Beeinträchtigungen anbieten können.**

→ **Mit Fachkräften aus den Bereichen Altenpflege, Medizin und Therapie konstruktiv zusammenarbeiten können.**

BEISPIEL

Frau Caglar ist 45 Jahre alt, sie hat eine Trisomie 21. Sie kann sich verbal verständigen und konnte bisher alle Alltagsverrichtungen selbstständig durchführen. In letzter Zeit räumt sie jedoch in der Wohngruppe ständig kleine Möbel oder Küchenutensilien um. Sie verlegt persönliche Dinge und ihr Zimmer wirkt zunehmend unordentlich. Mitunter vergisst sie die Namen ihrer Mitbewohnerinnen oder naher Bezugspersonen. Zuletzt fand sie nach einem kurzen Spaziergang nicht mehr nach Hause und wurde von besorgten Nachbarn zurückgebracht. Sonst immer auf akkurate Kleidung bedacht, zieht sie sich jetzt zusehends unordentlicher an und verdreht die Kleidungsstücke.

→ AUFGABE

Was genau passiert in dem oben stehenden Fallbeispiel? Welche Fragen zur beschriebenen Situation können Sie formulieren? Welche Handlungsmöglichkeiten sehen Sie? Haben Sie in Ihrem privaten oder beruflichen Umfeld bereits ähnliche Situationen erlebt?

Der Anteil alter Menschen wächst derzeit nicht nur in der Allgemeinbevölkerung, sondern auch in der Personengruppe der Menschen mit Behinderungen. Da der Körper des Menschen über die gesamte Lebensspanne Umorganisations-, Verschleiß- und Abbauprozessen unterworfen ist, nehmen bei Menschen mit Beeinträchtigungen die funktionalen Schädigungen (z. B. Seh- oder Hörstörungen), zusätzlich zu der eigentlichen Beeinträchtigung, im hohen Alter immer mehr zu. Genetische Faktoren und Umweltfaktoren wie beispielsweise das lebenslange Hygieneverhalten oder ein ausgewogenes Ernährungs- und Bewegungsverhalten haben Einfluss auf den natürlichen Alterungsprozess. Eine gute **„Altersprophylaxe“**, bestehend aus einer lebenslangen angemessenen Aktivierung des Gehirns und dem Vermeiden chronischer Vergiftungen (z. B. durch Nikotin oder Alkohol) verzögert die Entwicklung funktionaler Einschränkungen im Alter und der Mensch altert langsamer. Ein erfülltes Arbeitsleben, ein gutes psychosoziales Umfeld und ein ausgewogenes Rentensystem bieten Lebensqualität und schützen – auch einen Menschen mit Beeinträchtigung – vor raschen Alterungsprozessen.

→ AUFGABEN

1. Definieren Sie den Begriff „Altersprophylaxe“.
2. Was müsste in einer Einrichtung für Menschen mit Störungen der Intelligenzentwicklung im Sinne einer „Altersprophylaxe“ getan und angeboten werden? Entwerfen Sie ein Modell gelungener „Altersprophylaxe“ für eine Ihnen bekannte Wohngruppe.

Im hohen Alter akzentuieren sich aufgrund der zunehmenden körperlichen und psychischen Anpassungsleistungen bestimmte Eigenheiten und Persönlichkeitszüge des Menschen. Wer schon immer zu etwas starren Verhaltensweisen neigte, wird nun vielleicht ein sehr rigides oder fast zwanghaftes Verhalten zeigen. Wer früher sparsam war, wird im Alter möglicherweise als geizig erlebt. Äußere Veränderungen, z. B. die Renovierung des Hauses oder ein Wohnungswechsel, fallen im Alter zunehmend schwer, auch werden viele Menschen im Alter ängstlich und zeigen sich nicht mehr so flexibel. Frühere Schicksalsschläge oder Traumata, seelische und körperliche Leiden der Vergangenheit, die aktuelle Vereinsamung oder Verlusterlebnisse wie der Tod naher Angehöriger können die Lebensqualität des alten Menschen zusätzlich negativ beeinflussen.

Da das Gehirn im Alter genauso altert wie die anderen Organe, kommt es auch hier zu altersbedingten Veränderungen. Dies gilt auch für Menschen mit Intelligenzminderung und mit entsprechenden Vorschädigungen des Gehirns.

Die Abgrenzung zwischen einem normalen Alterungsprozess, einer intellektuellen Beeinträchtigung und einer ernsthaften zusätzlichen körperlichen und/oder psychischen Erkrankung ist jedoch recht schwierig und stellt sich oft als Herausforderung dar. So ist z. B. die zunehmende Vergesslichkeit im hohen Alter noch keine Demenz. Erschwerend kommt hinzu, dass im Alter oftmals mehrere Erkrankungen gleichzeitig auftreten und sich gegenseitig beeinflussen. Ein niedriger Blutdruck kann z. B. zu einer mangelnden Durchblutung des Gehirns führen, sich in einem Funktionsverlust, in Desorientierung oder Unruhe zeigen und zusätzlich die bereits bestehenden Gedächtnisstörungen einer beginnenden Demenz verstärken.

MERKEN

Psychische Erkrankungen treten im Alter sehr häufig auf. Demenzen und Depressionen sind dabei mit Abstand die häufigsten Störungen bei alten Menschen. Aber auch psychische Störungen wie Schizophrenien, Angst- und Schlafstörungen sind im Alter oftmals anzutreffen.

10.1 Neurokognitive Störungen: Alzheimer und andere Demenzerkrankungen

BEISPIEL

Herr Laufenberg ist 64 Jahre alt und hat eine leichtgradige Störung der Intelligenzentwicklung. Herr Laufenberg kann sich verbal gut verständigen, er ist in den Aktivitäten des täglichen Lebens recht selbstständig und lebt in einem Appartement mit zwei weiteren Bewohnern. Herr Laufenberg nahm in seiner Freizeit stets gern an Seniorensportangeboten des örtlichen Sportvereins teil. Seit einiger Zeit zeigt er sich jedoch deutlich verändert. Der betreuende Heilerziehungspfleger beobachtet, dass Herr Laufenberg oft teilnahmslos in seinem Zimmer sitzt und nicht mehr aus dem Haus gehen möchte. Seinen Mitbewohnern drohe er oft aggressiv, zuletzt habe er einen Mitbewohner unvermittelt geschlagen, als dieser ihm einen Kaffee anbieten wollte. Die Mitbewohner berichten verärgert, dass Herr Laufenberg nachts oft umhergehe, laut rede und nicht schlafen würde. Herr Laufenberg ist derzeit nicht mehr in der Lage, seine Schuhe zuzubinden.

Die Demenzerkrankungen sind im DSM-5 und in der ICD-11 in der Gruppe der **neurokognitiven Störungen** gefasst. Hierunter werden u. a. die Alzheimer-Erkrankung, das Delir oder die vaskuläre Demenz, beschrieben.

DEFINITION

Neurokognitive Störungen
Neurokognitive Störungen (oder Demenzerkrankungen) sind Erkrankungen, die mit leichten oder schweren, spät erworbenen und irreparablen kognitiven Einbußen einhergehen. Neurokognitive Störungen sind von früherworbenen Hirnschädigungen und einer Intelligenzentwicklungsstörung zu unterscheiden. Die Abbauprozesse beeinträchtigen im erheblichen Maße kognitive Funktionen wie das Gedächtnis, die Orientierung, das Denken, die Auffassungsgabe und die Lernfähigkeit sowie das Urteilsvermögen, die Sprache und das Bewusstsein. Die emotionale Modulationsfähigkeit und die Selbstkontrolle sind meist zusätzlich eingeschränkt.

Bei Menschen mit Intelligenzminderung treten Demenzerkrankungen aufgrund der insgesamt gestiegenen Lebenserwartung genauso auf wie bei der restlichen Bevölkerung. Die häufigste Demenzerkrankung ist die **Alzheimer-Erkrankung**. Diese Erkrankung zeigt sich in einem schleichenden Beginn und einem allmählichen lebensbedrohlichen Fortschreiten der Beeinträchtigungen in mehreren kognitiven Funktionen. Die Symptome beginnen meist im hohen Alter (6D80.1 nach ICD-11 bei etwa 95 % der Fälle), selten auch früh vor dem 65. Lebensjahr mit raschem Verlauf (ICD-11, 6D80.0). Bei Menschen mit Trisomie 21 wird oft ein früherer Beginn diagnostiziert, der sogar noch vor dem 40. Lebensjahr liegen kann. Die Diagnose einer Alzheimer-Erkrankung kann bei Menschen mit einer Störung der Intelligenzentwicklung nicht mit den üblichen Diagnoseinstrumenten erfolgen. Unter Berücksichtigung der bestehenden kognitiven Leistungseinbußen infolge der Intelligenzminderung sind Symptomatik und Verlauf in weiten Teilen jedoch ähnlich wie in der Gesamtbevölkerung. Leider werden jedoch noch immer Demenzerkrankungen bei Menschen mit intellektuellen Beeinträchtigungen nicht rechtzeitig erkannt oder fehlinterpretiert.

10.1.1 Demenz durch Alzheimer-Erkrankung bei Menschen mit Intelligenzentwicklungsstörungen

Eine Alzheimer-Erkrankung zeigt sich bei Menschen mit Intelligenzminderung u. a. in folgenden fortdauernden Symptomen:

- mundmotorische Störungen und erschwerte Nahrungsaufnahme
- Abbau der Aktivitäten des täglichen Lebens („Apraxie"), z. B. An- und Auskleiden, Schuhe zubinden

- vertraute Dinge werden nicht erkannt, unsachgemäß behandelt oder ständig verlegt
- epileptische Anfälle
- Verhaltensänderungen (z. B. stereotypes Schaukeln, Aggression), Veränderung des Gefühlslebens und der Stimmungslage, Rückzug und Apathie
- Verlust der räumlichen Orientierung
- Gedächtnisverlust
- Sprach- und Wortfindungsstörungen, Stellen immer gleicher Fragen, Echolalie oder Verstummen
- Gangunsicherheit und erhöhte Sturzgefahr

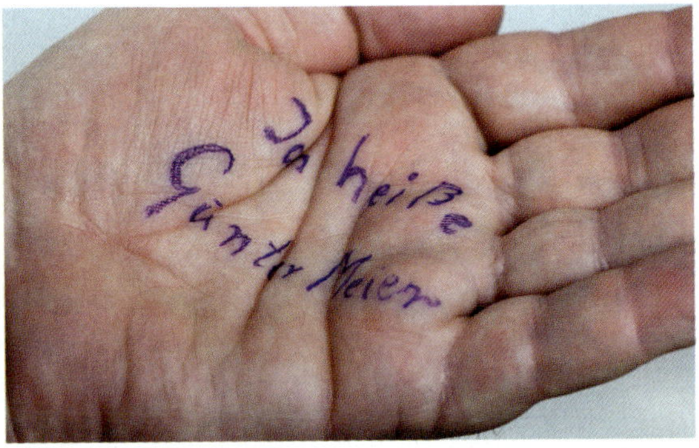

Bei Menschen mit komplexen und schwereren Beeinträchtigungen fallen diese Einschränkungen möglicherweise gar nicht auf. Die **Diagnose** stützt sich auf die Beobachtung der Symptome und kann nur gestellt werden, wenn einzelne der beschriebenen Beeinträchtigungen über ungefähr sechs Monate anhalten und nicht nur vorübergehend auftreten. Die Alzheimer-Erkrankung ist von Symptomen anderer Demenzerkrankungen (z. B. Delir, vaskuläre und frontotemporale Demenz) sowie zu Beginn von einer Depression im Alter mit ähnlichen Funktionseinschränkungen (Antriebsschwäche, Motivationsmangel u. a.) zu unterscheiden.

Der Verlauf der Erkrankung ist kontinuierlich und der Realitätsbezug geht zunehmend verloren. Die durchschnittliche Lebenserwartung mit der Erkrankung beträgt in der Gesamtbevölkerung durchschnittlich ca. zehn Jahre, höchstens 20 Jahre. Die Ursachen der Alzheimer-Erkrankung sind noch nicht eindeutig erforscht, es gibt mehrere Entstehungshypothesen. So geht man bei der Alzheimer-Erkrankung von Amyloidablagerungen („Alzheimer-Plaque") bzw. angelagerten Abbauprodukten an den Hirnnervenzellen aus, die zu einem allmählichen Niedergang der Nervenzellen führen. Infektionen und genetische Ursachen werden hierfür als ursächlich gesehen. Menschen mit Intelligenzminderung und bestehenden Hirnstörungen haben ein erhöhtes Risiko, an einer Demenz zu erkranken. Das Risiko, an einer Alzheimer-Demenz zu erkranken, liegt bei 65-Jährigen in der Regel bei ca. 10 %, bei Menschen mit Trisomie 21 im gleichen Alter bei 75 %. Man vermutet, dass das 21. Chromosom bei der Entwicklung einer Alzheimer-Demenz wesentlich beteiligt ist.

10.1.2 Heilerziehungspflegerischer Umgang mit demenziell erkrankten Menschen

Bei der Behandlung und heilerziehungspflegerischen Begleitung von demenziell erkrankten Menschen versucht man das Fortschreiten der Erkrankung weitgehend aufzuhalten. Die medizinische Behandlung besteht neben einer möglichen pharmakologischen Behandlung aus einer optimalen Versorgung der Kreislauf- und Stoffwechselfunktionen des betroffenen Menschen. Ausreichende Flüssigkeitszufuhr und eine angepasste ausgewogene Ernährung müssen sichergestellt werden.

MERKEN

Menschen mit demenziellen Erkrankungen sollten möglichst lange in ihren alten Lebensbezügen verbleiben und ihre bestehenden Lebensgewohnheiten aufrechterhalten.

Ein „Leitkonzept der demenzspezifischen Normalität" (vgl. Lind, 2002, S. 45 ff.) im Wohnbereich beinhaltet eine homogene Bewohnerschaft, eine demenzgerechte Raumgestaltung und Tagestruktur sowie eine personale und räumliche Beständigkeit. Heilerziehungspflegerische Fachkräfte achten in der Begleitung der betroffenen Menschen vor allem auf aktivierende Angebote sowie eine wertschätzende und empathische Begleitung. Weglauftendenzen und aggressives Verhalten bei Demenzerkrankten stellen eine besondere Herausforderung dar. Hierzu sind personenzentrierte Ansätze eine wichtige Alltagshilfe (s. „Validation").

DEFINITION

Validation (nach Naomi Fell)
Validieren („für gültig erklären") ist eine wertschätzende Haltung sowie eine besondere verbale und nonverbale Kommunikation in der Betreuung demenzerkrankter Menschen, basierend auf den Grundhaltungen nach Carl Rogers („klientenzentrierte Gesprächsführung"). Grundsätzlich wird das Verhalten des betroffenen Menschen als subjektiv gültig betrachtet, akzeptiert und nicht korrigiert.

Indem Gefühle verbalisiert werden („Sie sind ja ganz aufgeregt"), Aussagen des Menschen wiederholt und zusammengefasst werden („Sie sorgen sich um Ihre Kinder") und gemeinsam Lösungen gesucht werden, können Konflikte mit verwirrten Menschen deutlich reduziert werden. Die Spiegelung von Mimik und Gestik des dementen Menschen, die Ansprache und Berücksichtigung bevorzugter Sinneskanäle sowie gezielte Berührungen entspannen das Miteinander.

TIPPS

Zur besseren Verständigung mit demenziell erkrankten Menschen mit Intelligenzminderung beachten Sie folgende Hinweise:

- Führen Sie Gespräche auf Augenhöhe.
- Seien Sie stets freundlich und zugewandt.
- Verwenden Sie einfache, kurze Sätze.
- Sprechen Sie langsam und deutlich.
- Unterstreichen Sie Ihre Worte durch Gesten und Mimik.
- Achten Sie auf die Gefühle, die mitschwingen.
- Lassen Sie dem Gegenüber Zeit zum Antworten.
- Hören Sie aufmerksam zu und achten Sie auf ihre Körpersprache.
- Sagen und fragen Sie immer nur eine Sache auf einmal.
- Stellen Sie keine W-Fragen („Warum? Weshalb? Wann? Wo?“).
- Zeigen Sie Anerkennung für das, was gelingt, und weisen Sie nicht auf Fehler hin.

Unter www.deutsche-alzheimer.de [09.02.2024] finden Sie weitere Hinweise und Anregungen zum Thema.

→ AUFGABE

Welche heilerziehungspflegerischen Hilfen möchte Sie Frau Caglar (s. Seite 278) ganz konkret anbieten? Nehmen Sie dazu die unten stehende Tabelle zur Hilfe.

Neurokognitive Störungen: mögliche heilerziehungspflegerische Hilfen im Überblick

Neurokognitive Störungen	
Mögliche Auffälligkeiten im heilerziehungspflegerischen Handlungsfeld	
Mögliche Verhaltensauffälligkeiten unter Berücksichtigung der bestehenden Intelligenzminderung	• Gedächtnisstörungen (z. B. Verlegen von Dingen, Vergessen wichtiger Ereignisse aus der Vergangenheit, Kurzzeitgedächtnisstörungen) • Orientierungsstörungen (z. B. keine zeitliche Orientierung, Verirren in gewohnter Umgebung) • Aufmerksamkeitsstörungen (z. B. leicht ablenkbar, neue Informationen werden nicht gemerkt, Denkvorgänge dauern länger als üblich) • Einschränkungen im Kurzzeitgedächtnis (z. B. stetes Sich-Wiederholen im Gespräch, Probleme beim Erinnern kurz zurückliegender Ereignisse) • Sprachstörungen, Wortfindungsstörungen (z. B. Schwierigkeiten beim Benennen von Personen oder Dingen, stereotype Sprechweise, Wortneuschöpfungen, Wortwiederholungen) • Störungen des Erkennens und der motorischen Fähigkeiten (z. B. Dinge wie einen Regenschirm erkennen und sachgemäß behandeln, Irritation bei Dunkelheit und Lichteinflüssen) • Störungen der sozialen Kognition, Einschränkungen im Erkennen von Emotionen (z. B. Persönlichkeitsveränderungen, verminderte Empathie, unsensibel, Rücksichtslosigkeit oder Respektlosigkeit, keine Sicherheitsbedenken) • Störungen im Planen und Entscheiden (rasche Ermüdung, Schwierigkeiten bei Unterhaltungen in größeren Gruppen, Schwierigkeiten beim Bewältigen komplexer Aufgabenstellungen)

Neurokognitive Störungen	
Mögliche heilerzieherische Maßnahmen, pädagogisch-pflegerische Haltungen und Handlungsansätze	
Hilfen im Arbeitsfeld	• gute Pflege und Grundversorgung herstellen (z. B. ausreichende Flüssigkeitszufuhr, demenzgerechte Ernährung) • „demenzspezifische Normalität“ durch homogene Bewohnerschaft, demenzgerechte Wohnräume und personale Beständigkeit • Validation, konfliktfreie, verlässliche und sichere Beziehungsgestaltung • anregende Alltags- und Freizeitgestaltung (z. B. gemeinsam Essen zubereiten, Kaffee kochen, bügeln, handarbeiten, Musik hören/machen) • „Ruhe-Inseln“ herstellen, allgemein: keine Hektik und keine Reizüberflutung • Biografiearbeit (z. B. Rückschau auf gelebtes Leben, Geschichten erzählen, alte Lieder singen) • sensorische Anregungen und Wahrnehmungsförderung, z. B. Snoezelen • altersgerechte Spiele für Demenzerkrankte durchführen • Angebote von spielerischen Gedächtnistrainings • altersgerechte Bewegungsangebote (z. B. Sitzgymnastik) • Herstellen von Realitätsbezügen („Heute ist Donnerstag, Sie haben heute ...“) • Kontakt zu Kindern und jüngeren Menschen herstellen • Angehörige einbeziehen und informieren
Mögliche externe Hilfen	• Klärung der Diagnose, Schulung, Beratung und Unterstützung durch spezialisierte regionale Beratungsstellen sowie Fachleute aus Neurologie und Psychiatrie • pharmakologische Hilfen unter besonderer Berücksichtigung der Nebenwirkungen im Alter: Antidementiva (Nootropika), eventuell Neuroleptika bei Unruhezuständen • gerontopsychiatrische Fachambulanzen • spezielle Tagestätten für Demenzerkrankte • vorübergehende stationäre Aufnahme in der Gerontopsychiatrie • Musiktherapie • Physio- und Ergotherapie • tiergestützte Angebote, z. B. Hundebesuchsdienste

10.2 Depressive Störungen im Alter

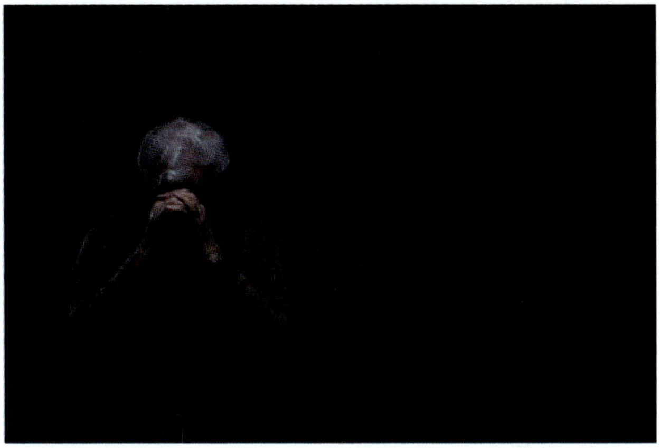

Depressive Störungen sind im Alter zwar sehr häufig, allerdings sind davon nicht mehr Menschen betroffen als Menschen in jüngeren Lebensjahren. Der früher geläufige Begriff der „Altersdepression“ wird in der Gerontopsychiatrie daher nicht mehr verwendet.

Depression ist zwar kein alterstypisches Phänomen, aber bereits bestehende chronische depressive Störungen, z. B. eine Dysthymie (langanhaltende depressive Verstimmung), zeigen sich im Alter mitunter schwerer. Häufig treten depressive Störungen aus früheren Lebensjahren erneut auf („Rezidiv“ = Rückfall). Die depressiven Phasen dauern möglicherweise auch länger. Das Alter bietet schließlich ausreichend Anlässe auch für eine neu auftretende depressive Verarbeitung des Menschen. Wenn der Körper hinfälliger wird, mögliche Einschränkungen schwerer werden und weitere körperliche Erkrankungen auftreten, die Pflegebedürftigkeit steigt und sich der Verlust von Arbeit und nahen Bezugspersonen niederschlägt, sind depressive Symptome eine häufige Reaktion alternder Menschen. Im Alter kommt es darüber hinaus gehäuft zu **Stoffwechselerkrankungen** (z. B. der Schilddrüse), welche die Entwicklung depressiver Symptome begünstigen. Frauen erleiden aufgrund der hormonellen Umstellung während der **Menopause** depressive Symptome, da antidepressiv wirkende Östrogene zunehmend fehlen. Der altersbedingte Abbau an ebenfalls antidepressiv wirkenden Neurotransmittern führt im Alter u. a. zu einer allgemeinen Antriebsschwäche und bei depressiv vorerkrankten Patienten zu einer Verstärkung der depressiven Symptomatik. Bestimmte Medikamente wie beispielsweise Betablocker, die zur Behandlung altersbedingter Herz-Kreislauf-Erkrankungen eingesetzt werden, führen oft zu depressiven Verstimmungen.

Eine depressive Störung (nach ICD-11) wird oft nicht richtig erkannt, weil alte Bewohnerinnen Bewohner einer Einrichtung sehr häufig über ihre körperlichen Beschwerden und die Mühen des Alltags sprechen. Die dahinterliegende depressive Symptomatik wird damit überdeckt. Angehörige und weitere Bezugspersonen interpretieren depressive Symptome fälschlicherweise als alterstypische Phänomene, die nicht weiter behandlungsbedürftig erscheinen. Dabei sollte man Menschen mit Depressionen im Alter die gleichen heilerziehungspflegerischen Haltungen entgegenbringen und ihnen die gleichen medizinischen Behandlungsmöglichkeiten aufzeigen wie depressiven Menschen in jüngeren Jahren (s. Seite 136 ff.).

10.3 Schizophrenie im Alter

Schizophrene und psychotische Störungen treten im Alter selten neu auf. Wahnhafte Störungen scheinen im Alter hingegen gehäuft aufzutreten, allerdings ist dies oft im Zusammenhang mit demenziellen Störungen zu beobachten. Da nur ein geringer Prozentsatz von Menschen mit einer schizophrenen Störung (s. Seite 110 ff.) geheilt werden kann, ist dieses Störungsbild auch im Alter noch vorherrschend. Alte Menschen, die schon lange von einer Schizophrenie-Erkrankung betroffen sind, haben in der Regel viel Erfahrung mit ihrer Erkrankung und verfügen bereits über einen guten Umgang mit dieser Störung. Allerdings kann die langfristige und oftmals schon im Jugendalter begonnene Einnahme antipsychotisch wirkender Medikamente einen vorzeitigen Alterungsprozess bewirken. Die Behandlung und der heilerziehungspflegerische Umgang mit Schizophrenie-erfahrenen alten Menschen ist nicht wesentlich anders als bei jüngeren Menschen (s. Seite 96 f.).

10.4 Weitere Störungen im Alter: Angst- und Schlafstörungen

Angststörungen im Alter zeigen sich eher selten in Panikattacken o. Ä. (s. Seite 182 ff.), sondern weit häufiger im sozialen Rückzug. Die reduzierte Teilhabe infolge erhöhter Ängstlichkeit führt im weiteren Verlauf zu immer mehr Alltagseinschränkungen. Zu diesen kommt es, wenn sich die Betroffenen nichts mehr zutrauen, soziale Kontakte meiden und nicht mehr aus dem Haus gehen.

Die Mehrzahl alter Menschen leidet unter **Schlafstörungen**. Dies bedeutet, dass der Schlaf als nicht mehr ausreichend und nicht erholsam betrachtet wird. Die notwendige Schlafmenge variiert in der Allgemeinbevölkerung beträchtlich, verändert sich aber mit zunehmenden Alter.

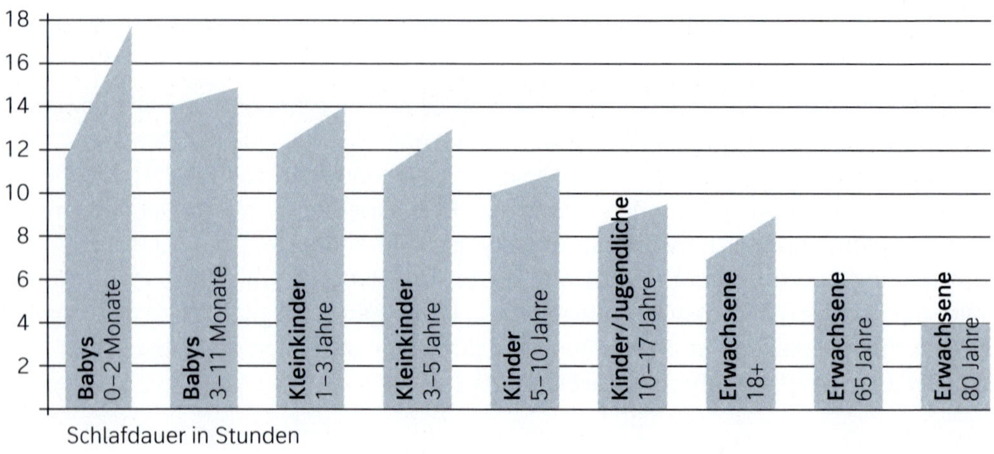

Sinkende Schlafdauer mit zunehmendem Alter

Aufgrund von körperlichen Erkrankungen im Alter kann es zu Schlafproblemen kommen. Bei ausgeprägten Einschlaf- und Durchschlafstörungen und entsprechendem Leidensdruck spricht man in der ICD_11 (7A00) von einer „Insomnie". Starkes Übergewicht und der teilweise Abbau von Lungenoberfläche kann zur Entstehung einer atmungsbezogenen Schlafstörung bzw. eines **„Schlaf-Apnoe-Syndroms"** führen. In der Nacht kommt es dann zu einem Aussetzen der Atemtätigkeit und einer mangelnden Sauerstoffzufuhr, was den Nachtschlaf erheblich beeinträchtigt. Aber auch Alkoholkonsum, weitere Lungen- und Herzerkrankungen sowie Erkrankungen der Nase und Nasennebenhöhlen führen im Alter zu Schlafstörungen. Unkomfortable Umgebungsfaktoren wie Lärm, Licht oder hohe Temperaturen wirken zusätzlich auf die Schlafqualität ein. Nicht ausreichender und nicht erholsamer Schlaf kann wiederum zu psychischen Beeinträchtigungen wie z. B. zu Verstimmung, Verwirrung oder Desorientierung führen.

Um ein- und durchschlafen zu können, werden von vielen Menschen Schlafmittel genommen. Diese können die Hirnphysiologie beeinträchtigen, sie können abhängig machen und dadurch mitunter paradoxe Wirkungen, z. B. Unruhezustände, erzeugen. Durch den sogenannten **„Hang-over"** oder **Überhangeffekt** können Schlafmittel am Folgetag zu Desorientierung, Stimmungsveränderungen oder Denkstörungen führen.

MERKEN

Schlafmedikamente haben in der Regel eine sedierende und beruhigende Wirkung, sie sollten keinesfalls regelmäßig und über einen längeren Zeitraum eingenommen werden.

ZUSAMMENFASSUNG

Der Körper des Menschen ist mit zunehmendem Alter Abbauprozessen unterworfen, die auch das Gehirn betreffen. Eine gute „Altersprophylaxe" kann den Alterungsprozess entschleunigen. Psychische Erkrankungen im Alter sind häufig, insbesondere bei Menschen mit Vorschädigung wie beispielsweise einer Intelligenzminderung. Besonders häufig ist die Alzheimer-Erkrankung, die zu den neurokognitiven Störungen oder Demenzerkrankungen gehört. Die Alzheimer-Erkrankung beginnt bei Menschen mit einer Intelligenzentwicklungsstörung oft viel früher, die krankhaften Veränderungen beginnen schleichend und sind mitunter schwer zu erkennen und von anderen Symptomen und Störungen wie beispielsweise einer Depression zu unterscheiden. Depressive Störungen sind im Alter ebenfalls oft zu beobachten. Das häufige Klagen der Betroffenen über körperliche Symptome täuscht manchmal über die eigentliche depressive Erkrankung hinweg. Schizophrenie, Angststörungen und Schlafstörungen finden sich als weitere psychische Störungen im Alter auch bei Menschen mit intellektuellen Beeinträchtigungen.

Literaturverzeichnis

Adam, Albert/Breithaupt-Peters, Monique: Persönlichkeitsentwicklungsstörungen bei Kindern und Jugendlichen, 2. Aufl., Stuttgart: Kohlhammer, 2010

Albornoz, Moritz Gomez: Geistig behinderte Menschen mit Zwangsstörungen, Berlin: Wissenschaftlicher Verlag Berlin (WVB), 2014

Bandelow, Borwin u. a.: Diagnostik und Therapieempfehlung bei Angststörungen, in: Deutsches Ärzteblatt, 2014, 111 (S. 27–28)

Bauer, Joachim: Prinzip Menschlichkeit. Warum wir von Natur aus kooperieren, Hamburg: Hoffmann und Campe, 2006

Beck, Aaron T.: Kognitive Therapie der Depression, Weinheim: Beltz, 2010

Bergmann, Felicitas: Verhaltenstherapie bei jungen Menschen mit kognitiven Einschränkungen, Weinheim: Beltz, 2019

Bienstein, Pia/Weber, Peter (Hrsg.): Psychische Störungen im Arbeitsgebiet der Heilerziehungspflege, Köln: Bildungsverlag EINS/Psychiatrie Verlag, 2014

Bjerg, Bov: Auerhaus, 7. Aufl., Berlin: Aufbau Verlag, 2016

Bock, Thomas/Kluge, Ulrike: Der sich und Anderen helfende Mensch, in: Irren ist menschlich. Lehrbuch der Psychiatrie und Psychotherapie, hrsg. von Klaus Dörner u. a., 25. Aufl., Bonn: Psychiatrie Verlag, 2019, S. 31–90

Borcsa, Maria/Broda, Michael (Hrsg.): Psychotherapie im Dialog, Stuttgart: Georg Thieme Verlag, 2014

Brentrup, Martin/Geupel, Brigitte: Selbstwert, Selbstfürsorge und Achtsamkeit. Verfahrensübergreifendes Übungsbuch für zentrale Variablen psychotherapeutischer Prozesse, 2. Aufl., Dortmund: Borgmann Media, 2016

Brisch, Karl Heinz: Bindungsstörungen, 14. Aufl., Stuttgart: Klett-Cotta, 2017

Bundesinstitut für Arzneimittel und Medizinprodukte (BfArM): ICD-11 in Deutsch - Entwurfsfassung, Zugriff am 27.11.2023 unter www.bfarm.de/DE/Kodiersysteme/Klassifikationen/ICD/ICD-11/uebersetzung/_node.html [04.02.2024]

Degenhardt, Stephan: Alkoholsucht bei geistig Behinderten: Ruf der Flasche, veröff. am 02.01.2014 unter www.spiegel.de/panorama/alkohol-risiko-bei-geistig-behinderten-steigt-in-offener-wohnform-a-938589.html

Deutsche Hauptstelle für Suchtfragen e. V.: DHS Jahrbuch Sucht 2023, Lengerich: Pabst Science Publishers, 2023

Deutsche Hauptstelle für Suchtfragen e. V.: DHS Jahrbuch Sucht 2023. Aktuelle Zahlen & Fakten, Pressemitteilung vom 26.04. und 17.05.2023 unter: www.dhs.de/fileadmin/user_upload/pdf/news/DHS_Jahrbuch_Sucht_2023_PM_korrigiert_.pdf

Deutsche Hauptstelle für Suchtfragen e. V.: Empfehlungen zum Umgang mit Alkohol, veröff. am 10.10.2023 unter www.dhs.de/fileadmin/user_upload/WK_der_DHS_-_Empfehlungen_zum_Umgang_mit_Alkohol.pdf

Doose, Stefan: „I want my dream“ – Persönliche Zukunftsplanung, 11. Aufl., Neu-Ulm: AG SPAK, 2020

Döpfner, Manfred u. a.: Ratgeber Tics. Informationen für Betroffene, Eltern, Lehrer und Erzieher, Göttingen: Hogrefe Verlag, 2010

Dörner, Klaus u. a. (Hrsg.): Irren ist menschlich. Lehrbuch der Psychiatrie und Psychotherapie, 25. Aufl., Bonn: Psychiatrie Verlag, 2019

Došen, Anton: Psychische Störungen und Verhaltensauffälligkeiten bei Menschen mit intellektueller Beeinträchtigung, 2. Aufl., Göttingen: Hogrefe, 2018

Došen, Anton: Psychische Störungen, Verhaltensprobleme und intellektuelle Behinderung, übersetzt von Klaus Hennicke und Michael Seidel, Göttingen: Hogrefe, 2010

Erretkamps, Anna u. a.: Therapie-Tools. Depression bei Menschen mit geistiger Behinderung, Weinheim/Basel: Psychologie Verlags Union in der Verlagsgruppe Beltz, 2017

Fegert, Jörg M./Eggers, Christian/Resch, Franz (Hrsg.): Psychiatrie und Psychotherapie des Kindes- und Jugendalters, 2. Aufl., Heidelberg: Springer Verlag, 2012

Fiedler, Peter: Persönlichkeitsstörungen, 6. neu bearb. Aufl., Weinheim/Basel: Beltz, 2007

Freud, Ernst L./Freud, Lucie (Hrsg.): Sigmund Freud, Briefe 1873–1939, Frankfurt a. M.: Fischer Verlag, 1968

Gallardo, Miguel/Gallardo, Maria: Maria und ich, übersetzt von Isa Marin Arrizabalaga, Berlin: Reprodukt, 2010

Glasenapp, Jan: Dialektisch-Behaviorale Therapie für Menschen mit kognitiver Beeinträchtigung und Schwierigkeiten der Emotionsregulierung, Zeitschrift Teilhabe, 3/2022, S. 122–128

Grawe, Klaus: Neuropsychotherapie, Göttingen: Hogrefe Verlag, 2004

Hambrecht, Martin: Unser Sohn hat sich so verändert; in: Familiendynamik, 4/2009, S. 325

Häußler, Anne (Hrsg.): Der TEACCH Ansatz zur Förderung von Menschen mit Autismus. Einführung in Theorie und Praxis, 6. Aufl., Dortmund: Verlag modernes lernen, 2022

Häußler, Anne u. a.: SOKO Autismus, Gruppenangebote zur Förderung sozialer Kompetenzen bei Menschen mit Autismus. Erfahrungsbericht und Praxishilfen, 5. Aufl., Dortmund: Verlag modernes lernen, 2023

Hautzinger, Martin/Meyer, Thomas D.: Bipolar affektive Störungen, Göttingen: Hogrefe Verlag, 2011

Hennicke, Klaus: Der verstellte Blick, Stuttgart: Kohlhammer, 2021

Hennicke, Klaus: Schizophrene Psychosen bei Menschen mit geistiger Behinderung; in: Forum der Kinder- und Jugendpsychiatrie und Psychotherapie, Heft 4, 2002, S. 2–29

Hennicke, Klaus: Seelische Gesundheit bei Kindern und Jugendlichen mit intellektueller Beeinträchtigung, in: Zeitschrift Teilhabe, 2/2017, S. 50–55

Hensel, Thomas: Traumatherapie bei Kindern und Jugendlichen, in: Traumatherapie bei Kindern und Jugendlichen mit geistiger Behinderung, hrsg. von Klaus Hennicke, Marburg: Lebenshilfe-Verlag, 2012

Hoffmann, Sven/Hochapfel, Gerd: Einführung in die Neurosenlehre, Stuttgart: Schattauer Verlag, 2019

Hofmann, Arne u. a.: Depressionen behandeln mit EMDR, Stuttgart: Klett-Cotta, 2020

Huppert, Rainer/Kienzle, Norbert: Schizophrenie, Göttingen: Hogrefe Verlag, 2010

Hüther, Gerald: Biologie der Angst. Wie aus Stress Gefühle werden, 3. Aufl., Göttingen: Vandenhoeck & Ruprecht, 1999

Ihle, Wolfgang/Groen, Gunter u. a.: Depression, Göttingen: Hogrefe Verlag, 2012

Jachertz, Norbert: Psychische Erkrankungen: Hohes Aufkommen, niedrige Behandlungsrate, in: Deutsches Ärzteblatt, PP, Heft 2, Februar 2013, S. 61 f.

Kanner, Leo: Autistic disturbance of effective contact, in: Nervous Child 2, 1943, S. 217–250

Kretschmann-Weelink, Marja: Prävalenz von Suchtmittelkonsum bei Menschen mit geistiger Behinderung in Nordrhein-Westfalen. Ergebnisse einer Vollerhebung in Einrichtungen der Behinderten- und Suchthilfe, hrsg. von AWO Unterbezirk Ennepe-Ruhr, Gevelsberg, 2013

Krüger, Andreas: Powerbook. Erste Hilfe für die Seele, Hamburg: Elbe und Krueger Verlag, 2011

Kuhles, Heike: Autismus bei Kindern und Jugendlichen. Wege aus der Isolation, Oldenburg: Paulo Freire Verlag, 2007

Külz, Anne-Kathrin: Zwangsstörungen, Basel: Beltz, 2020

Kusch, Michael/Petermann, Franz: Entwicklung autistischer Störungen, 4. Aufl., Göttingen: Hogrefe Verlag, 2014

Lind, Sven: Demenzspezifische Normalität als Leitkonzept in der Versorgung Demenzkranker im Heimbereich, in: Theorie und Praxis der sozialen Arbeit, Vol. 53, Nr. 1, 2002, S. 45–50

Lütz, Manfed: Der Wunsch nach Gesundheit wird krankhaft, in: veröff. am 23.01.2012 unter www.focus.de/gesundheit/ratgeber/psychologie/krankheitenstoerungen/tid-25044/eine-warnung-von-manfred-luetz-der-wunsch-nach-gesundheit-wird-krankhaft_aid_705717.html

Meyer, Thomas D.: Mal himmelhoch, mal abgrundtief. Bipolare Störungen – Hilfen für Betroffene und Angehörige, Basel/Weinheim: Beltz, 2014

Moritz, Steffen/Hauschildt, Marit: Erfolgreich gegen Zwangsstörungen, 2. Aufl., Berlin: Springer Verlag, 2011

Oerter, Rolf/Montada, Leo (Hrsg.): Entwicklungspsychologie, Weinheim/Basel: Beltz, 2002

Piontkowski, Corinna u. a.: Was ist denn schon normal. Kinder- und Jugendpsychiatrie, Universität Ulm, 2010

Preißmann, Christine: Neuropsychologische Hintergründe – Persönliche Erfahrungen, in: Behinderte Menschen, Heft 4, 2009, S. 27–39

Rahn, Ewald/Mahnkopf, Angela: Lehrbuch Psychiatrie, 3. Aufl., Bonn: Psychiatrie Verlag, 2005

Rathmann, Katharina u. a.: Substanzkonsum bei Menschen mit geistiger Behinderung, Stand der Forschung, Angebote und Herausforderung für Hilfesysteme und Prävention, veröff. am 02.11.2022 unter https://link.springer.com/article/10.1007/s11553-022-00987-5

Remschmidt, Helmut/Kamp-Becker, Inge: Asperger-Syndrom, Heidelberg: Springer Verlag, 2006

Resch, Franz u. a.: Entwicklungspsychopathologie des Kindes- und Jugendalters, Weinheim/Basel: Beltz, 1996

Rödler, Peter: Autismus, in: Kompendium der Heilpädagogik, Bd. 1, hrsg. von Heinrich Greving, Troisdorf: Bildungsverlag EINS, 2007, S. 73–82

Rösner, Manuela: 1, 2, 3 – das ist Fexerei! Psychomotorische Förderung exekutiver Funktionen, in: Zeitschrift Praxis der Psychomotorik, Heft 3/2022, S. 130–139

Roy, Mandy/Strate, Peter: Autismus-Spektrum-Störungen im Erwachsenenalter. Symptomatik, Diagnostik und Therapie, in: Deutsches Ärzteblatt International, 120/2023, S. 87–93; DOI: 10.3238/arztebl.m2022.0379

Sachse, Rainer: Persönlichkeitsstörungen verstehen. Zum Umgang mit schwierigen Klienten, 11. Auflage, Bonn: Psychiatrie Verlag, 2020

Sappok, Tanja/Zepperitz, Sabine: Das Alter der Gefühle. Über die Bedeutung der emotionalen Entwicklung bei geistiger Behinderung, 2. Aufl., Bern: Hogrefe Verlag, 2019

Schneider, Silvia: Angststörungen bei Kindern und Jugendlichen, Heidelberg: Springer Verlag, 2004

Schneider, Silvia/Borer, Susanne: Nur keine Panik. Was Kids über Angst wissen sollten, Basel: Karger Verlag, 2007

Schneider, Silvia/Margraf, Jürgen: Agoraphobie und Panikstörung, Göttingen: Hogrefe Verlag, 1998

Schneider, Wolfgang/Lindenberger, Ulman: Entwicklungspsychologie, 8. Aufl., Weinheim/Basel: Beltz, 2018

Schulte-Markwort, Michael: Burnout Kids. Wie das Prinzip Leistung unsere Kinder überfordert, München: Droemer-Knaur Verlag, 2015

Schwarzer, Wolfgang (Hrsg.): Medizinische Grundlagen für soziale Berufe, Dortmund: Verlag modernes Lernen, 2016

Schweitzer, Jochen/Schlippe, Arist von: Lehrbuch der systemischen Therapie und Beratung 2, 6. Aufl., Göttingen: Vandenhoek & Ruprecht, 2015

Seidel, Michael/Wilking, E: Bipolare Störungen bei Menschen mit geistiger Behinderung. Besonderheiten der Erkennung, Diagnostik und Behandlung, in: Leben mit Manie und Depression, 4. Jahrestagung der Deutschen Gesellschaft für Bipolare Störungen e. V., Hamburg, 2004, Zugriff am 05.02.2018 unter www.dgbs.de/fileadmin/user_upload/PDFs/Archiv_Jahrestagungen/DGBS_JT2004_Abstracts.pdf

Seiffge-Krenke, Inge: Psychodynamische Psychotherapie mit jungen Erwachsenen, Stuttgart: Kohlhammer Verlag, 2023

Seligman, Martin: Erlernte Hilflosigkeit, 5. Aufl., Weinheim: Beltz, 2010

Senckel, Barbara: Wunden, die die Zeit nicht heilt, in: Geistige Behinderung, 3/2008, Marburg: Lebenshilfe Verlag, S. 246–256

Senckel, Barbara/Luxen, Ulrike: Der entwicklungsfreundliche Blick, Weinheim/Basel: Beltz, 2017

Seybold, Franziska: Leben mit einer Angststörung. Kontrolle, Kontrolle, Kontrolle, in: TAZ, 13./14.08.2016, S. 17 ff.

Spitz, René A.: Die anaklitische Depression. Eine Untersuchung der Genese psychischer Störungen in der frühen Kindheit, in: Erziehung in früher Kindheit, hrsg. von Günther Bittner und Edda Harms, München: Piper, 1985, S. 123–161

Statistisches Bundesamt (Destatis): Todesursachen, veröff. am 15.11.2023 unter www.destatis.de/DE/Themen/Gesellschaft-Umwelt/Gesundheit/Todesursachen/suizid.html

Steinhausen, Hans-Christoph: Psychische Störungen bei Kindern und Jugendlichen. Lehrbuch der Kinder- und Jugendpsychiatrie und -psychotherapie, 6. Aufl., München: Urban & Fischer Verlag, 2006

Stricker-Jannan, Dagmar: Psychiatrie für Pflegeberufe, 4. Aufl., Köln: Bildungsverlag EINS, 2015

Tebartz van Elst, Ludger: Autismus, ADHS und Tics, 3. Aufl., Stuttgart: Kohlhammer Verlag, 2023

Theunissen, Georg: Alte Menschen mit geistiger Behinderung und Demenz, in: Persönlichkeit und Hilfe im Alter, Marburg: Lebenshilfe-Verlag, 2000, S. 55 ff.

Theunissen, Georg: Depression und geistige Behinderung, in: Heilpädagogik online 1/05, Zugriff am 05.02.2018 unter www.sonderpaedagoge.de/hpo/2005/heilpaedagogik_online_0105.pdf

Theunissen, Georg: Persönlichkeitsstörungen bei Menschen mit geistiger Behinderung als soziales Problem, in: Soziale Probleme von Menschen mit geistiger Behinderung, hrsg. von Ernst Wüllenweber, Stuttgart: Kohlhammer Verlag, 2004, S. 263 ff.

Theunissen, Georg: Positive Verhaltensunterstützung. Eine Arbeitshilfe für den pädagogischen Umgang mit herausforderndem Verhalten bei Kindern, Jugendlichen und Erwachsenen mit Lernschwierigkeiten, sogenannter geistiger oder mehrfacher Behinderung, 7. Aufl., Marburg: Bundesvereinigung Lebenshilfe, 2023

Tölle, Rainer/Windgassen, Klaus: Psychiatrie, 17. Aufl., Heidelberg: Springer Verlag, 2014

Trost, Alexander/Schwarzer, Wolfgang (Hrsg.): Psychiatrie, Psychosomatik und Psychotherapie, 5. Aufl., Dortmund: Borgmann Verlag, 2013

Voigt, Friedrich: Frühdiagnostik und Frühtherapie bei Autismus-Spektrum-Störungen, München: Reinhardt Verlag, 2020

Werner, Emmy E./Schmidt, Ruth S.: Overcoming the odds. High risk children from birth to adulthood. Ithaca: Cornell University Press, 1992

Wewetzer, Gunilla und Christoph: Zwangsstörungen bei Kindern und Jugendlichen, Göttingen: Hogrefe Verlag, 2012

WHO: Verfassung der Weltgesundheitsorganisation (Übersetzung) von 1946, unter https://beatebahner.de/lib.medien/Verfassung%20WHO%20v.%2022.7.1946.pdf [04.04.2024]

Winterhoff, Michael: Warum unsere Kinder Tyrannen werden. Oder: Die Abschaffung der Kindheit, Gütersloh: Gütersloher Verlagshaus, 2008

www.dimdi.de, DIMDI, Deutsches Institut für Medizinische Dokumentation und Information, Köln, www.dimdi.de/static/de/klassifikationen/icd/icd-10-gm/kode-suche/htmlgm2018/index.htm (Stand: 16.08.2018)

Bildquellenverzeichnis

Bunk, Ulrich, Havixbeck: 200.1.
fotolia.com, New York: Kaulitzki, Sebastian 74.1.
Hogrefe AG, Bern: mit freundlicher Genehmigung der Hogrefe AG Bern 95.1, 95.2.
Hubbe, Phil, Magdeburg: 84.1.
Hubbe, Philipp (RV), Magdeburg: 16.1, 164.1, 172.1, 181.1, 227.1, 263.1.
iStockphoto.com, Calgary: franckreporter 234.1; nevarpp Titel; SanderStock 145.1; swissmediavision 13.1.
Kurtz, Cornelia, Boppard: 174.1, 174.2.
Reprodukt, Berlin: 98.1.
Shutterstock.com, New York: alexkoral 124.1; Guillem, Antonio 162.1; melitas 25.1; nito 108.1; Safronov, Ev. 245.1.
stock.adobe.com, Dublin: bilderstoeckchen 277.1; Edler von Rabenstein 281.1; fizkes 45.1; ginae014 215.1; joshya 188.1; kristall 29.1; Maridav 136.1; Photographee.eu 19.1, 239.1, 258.1, 285.1; photophonie 224.1; ralwel 64.1; Vera Kuttelvaserova 249.1; Yannis Ntousiopoulos 43.1.
WHO World Health Organization, Genf 27: 55.1.
YPS - York Publishing Solutions Pvt. Ltd.: 81.1, 94.1.
ZEIT ONLINE, Hamburg: 243.1.

Sachwortverzeichnis

H

I

J

K

L

M

N

O

P

R

S

T

U

V

W

Z